스태미나
약선 음식과
사랑의 기술

김민서 최재용
공저

미디어북

머리말

스태미나 약선(藥膳) 음식이란?

인류가 시작되면서부터 음식의 약성은 효능이 인정되었으며 상고 시대부터 약식동원(藥食同源) 또는 의식동원(醫食同源)이라 하여 음식으로 질병을 치유 한다고 하여 식료(食療), 식치(食治)라고도 불렸다. 약과 음식이 같다는 생각으로 약선과 의학은 동시에 발전하였으며 오랫동안 쌓인 경험을 바탕으로 수많은 세월이 흐르면서 거듭 거듭 발전하여 왔다.

또한 동양의학이론을 기초로 인체의 건강상태와 체질을 구분하고 계절과 생활환경, 식습관까지도 활용하고 참고하면서 약선 음식은 전해졌다.

스태미나 약선 음식이란 식물의 성질, 색, 맛, 향, 형태, 효능, 배합 금기 등을 근거로 하여 선택하고 동양의학에 근거한 변증(辨證)과 산야초의 방제원리에 의한 배합, 과학적인 조리방법을 응용하여 약선 음식을 조리하고 성질과 맛을 유지하면서도 약성의 효능이 발휘될 수 있도록 만드는 기능성 요리를 말한다.

약선 음식은 다양한 산야초와 식재료를 활용하여 약성의 기능을 높이는 음식으로 잘못된 서구형 식습관과 다양한 스트레스를 받으며 살아가는 현대인들이 자신의 몸을 잘 돌볼 수 있도록 도와주는 효과적인 음식이다.

질병을 예방하고 건강하고 아름다운 삶을 유지하며 균형 있는 일상생활을 영위할 수 있도록 도와주는 합리적인 방법이다.

인체의 생리적 특징이나 병리적인 현상을 한방학적 이론으로 접근하여 체크하고 100세 시대를 맞이하여 우리 몸의 균형을 유지하고 치유하는 보건작용에 적합한 약선 음식을 만들어 제공함을 목적으로 한다.

식품의 색상과 오장(五臟)의 관계 (오행학설)

- **적색**은 화(火)에 속하고 심장(心藏)을 의미하며 주로순환기계통에 작용하여 심혈관질환, 간장(肝臟)질환에 많이 쓰인다. 즉 빨간색 토마토는 혈지방을 낮추고 고혈압, 비만, 당뇨에 효과가 있으며 심장(心藏)과 신장(腎臟), 간장(肝臟) 질환에 좋은 효과가 있다.
- **백색**은 금(金)에 속하고 폐장(肺臟)을 의미하며 기관지의 공기흐름을 원활하게 하고 호흡을 편안케 하며 기침·가래를 없애주고 피부를 윤택하게 한다. 즉 흰색의 배는 津液(진액)을 만들어 갈증해소, 마른기침을 멈추게 하며 가래를 삭히는 효과가 있다.
- **황색**은 토(土)에 속하고 비장(脾臟)을 의미하며 비위를 튼튼하게 하고 각종 영양물질을 제공하여 허약한 체질에 효과가 있다. 즉 노란색의 옥수수는 비위(脾胃)를 튼튼하게 하고 심혈관질환, 비만에 효과가 있다.
- **청색**은 목(木)에 속하고 간장(肝臟)을 의미하며 성질이 차서 열을 식혀주고 기운을 소통시켜 준다. 내부의 기운이 울결 되어 위로 올라와서 새기는 두통이나 어지러움증을 해소하고 탁한 것을 맑게 해주는 효과가 있다. 즉 초록색의 미나리는 청열해독(清熱解毒) 작용이 강하고 간열을 내려 기운을 소통시켜 고혈압, 고혈지방 등에 많이 사용하며 숙취에도 좋다.
- **검은색**은 수(水)에 속하고 신장(腎臟)을 의미하며 시장의 정기를 보하여 노화방지, 어린이 성장 촉진시킨다. 간의 혈을 보하여 신장의 정기가 소모되지 않도록 하며 생식능력을 향상시킨다. 즉 검은색인 검정콩은 신장(腎臟)이 약해 허리가 아프거나 귀 울림 현상, 식은땀이 나고, 잠을 잘 때 땀이 나거나, 여성들의 냉, 대하, 산후중풍, 부종에 좋다.

식재료와 산야초를 활용한 약선 음식은 스태미나를 증대시키며 만수무강에 도움이 되면 좋겠다.

칠정내상(七情內傷)이 각 장부(臟腑)에 병을 유발
- 장부를 보호하는 방법

• 희(喜)는 기쁨을 표현한다.
기(氣)를 느슨하게 하고 심하면 심장(心藏)이 상한다.

• 노(怒)는 화를 내는 것을 표현한다.
기(氣)가 위로 올라가서 심하면 간장(肝臟)을 상하게 한다.

• 우(憂)는 근심을 표현한다.
기(氣)를 뭉치게 하는 것으로 정서적으로 가라앉고 우울해지는 것을 말하며 심하면 폐장(肺臟)이 상한다.

• 사(思)는 생각을 표현한다.
기(氣)가 뭉치는 것은 우와 비슷하지만, 다른 점은 정서적인 것이 아니고 사유 활동이 늦어지는 것을 말하며 비장(脾臟)이 상한다.

• 비(悲)는 슬픔을 표현한다.
기(氣)가 소실되며 심하면 폐장(肺臟)이 상한다.

• 공(恐)은 공포를 표현한다.
놀란 것을 말하는데 이것은 외부의 어떤 원인제공이 있어 놀란 것으로 기(氣)가 아래로 내려가며 심하면 신장(腎臟)이 상한다.

• 경(驚)은 놀란 것은 공(恐)을 같이 표현 하지만.
경(驚)은 외부의 원인 없이 혼자 스스로 무서워하는 것으로 기(氣)가 문란해지며 심하면 심장(心藏)과 신장(腎臟)이 상한다.

마음을 잘 다스리면서 약선 음식을 적절히 섭취한다면 스테미나 약선 음식은 큰 효과를 볼 수 있을 것으로 기대한다.

2019년 3월 연구실에서
약선 음식전문가 김민서

사랑의 기술

요즘은 30대 후반부터 결혼 후에 각방을 쓰는 경우가 많다고 한다. 결혼후 바로 이혼하는 이혼율도 증가했다고 한다. 이혼사유의 다수가 성격차이라고 하는데 마음도 안 맞지만 몸도 안맞아서 성생활의 차이가 나서 그런것 같다.

미국이나 유럽에서는 부부간에 또는 커플간에 성적인 문제가 생기면 근처에 있는 섹스 카운슬러에게 상담 받으러 간다. 그러나 오랜 유교전통이 남아 있는 한국에는 성생활에 문제가 생겨도 상담 할 곳이 없다. 남자끼리는 자존심 상해서 못 물어보고 비아그라나 보양식 등을 탐닉하다가 건강을 해치기도 한다. 반면 여자들은 부끄러워 누구에게 말도 못하고 끙끙 앓다가 잠자리를 피하게 되고 남편을 사랑하는 사람이 아닌 웬수로 여기게 된다.

Dr. Alex Comfort가 쓴 「The Joy of Sex」는 출간 이후 12,00만부가 팔렸다. 서양사람들은 책으로도 공부하고 상담도 받는다. 반면 Sex 하는 방법을 야한 비디오로 배우고 여성과 남성의 생식기에 대해 무지하고 단조로운 성생활을 하는 대한민국의 성인남녀에게 이 책을 바친다. 부부나 커플들이 공부하고 탐구해서 성생활을 즐겁고 행복하게 즐기기 위해….

2019년 3월 연구실에서

닥터남성상담소 최재용 소장 쓰다

CONTENTS

PART 1

스테미나에 좋은
산야초의 효능과 약선 음식

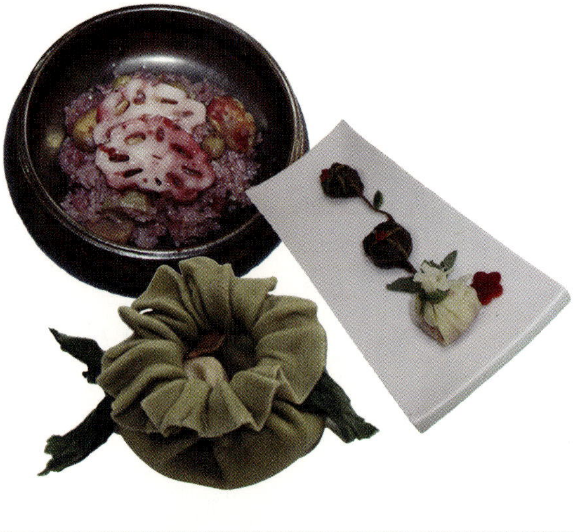

1. 구기자

2. 골담초

3. 가시복분자

4. 가시오가피

5. 검은콩

6. 노 니

7. 녹 용

8. 대임둥굴레

9. 밤

10. 붉은 동충하초

11. 백작약

12. 백자인

13. 백하수오

14. 산수유

15. 사상자

16. 새 삼

17. 산양산삼

18. 생지황

19. 오가피

20. 오미자

21. 영 실

22. 연자육

23. 저실자

24. 지 치

25. 참 깨

26. 천 마

27. 천문동

28. 호 두

29. 해동피

30. 홍 화

PART 2

뜨거운 사랑의 기술

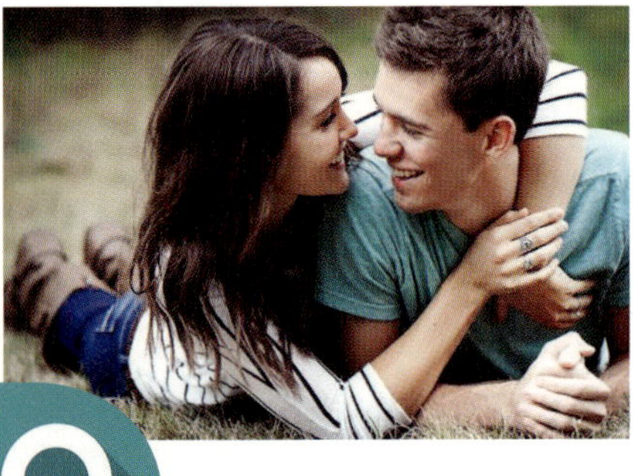

스태미나에 좋은
산야초의 효능과 약선 음식

1

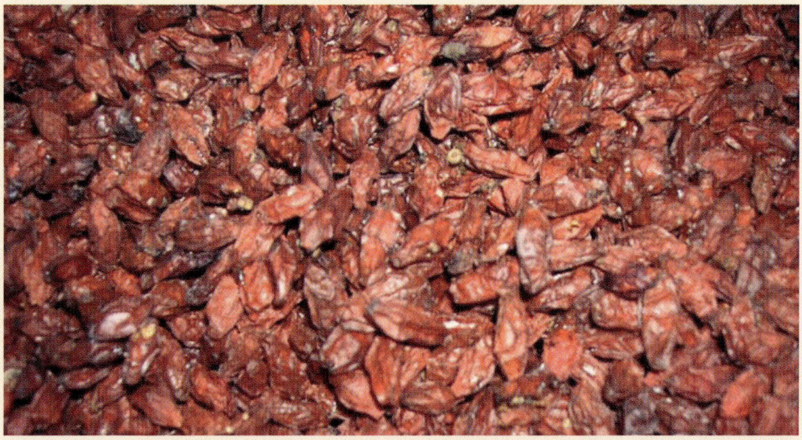

열매 - 구기자

구 기 자

·**성 질** : 평하고 맛은 달며 간경, 신경, 폐경으로 들어간다.

·**효 능** : 자보간신(滋補肝腎), 익정명목(益精明目), 보혈(補血), 간, 신장과 혈이 허하여 어지럽고 기운이 없을 때나 눈이 침침하고 야맹증, 백내장, 요통, 이명, 건망증 등에 효과, 암, 당뇨에 적합, 고혈압, 고지혈증, 동맥경화, 만성간염, 지방간에 좋다. 노년기에 노화를 방지하고 수명을 연장시키는 작용도 있다.

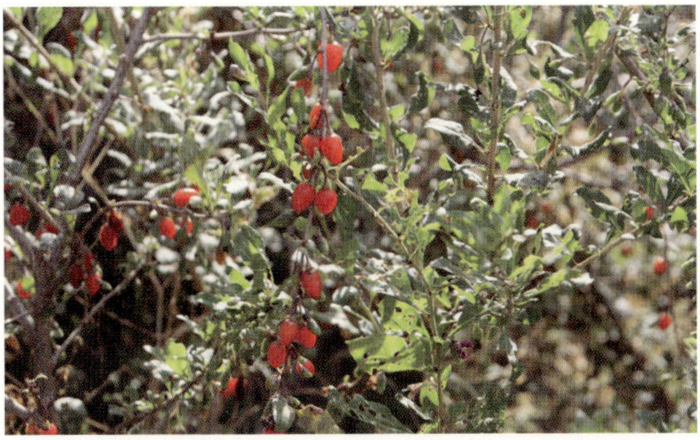

[구기자 열매와 잎]

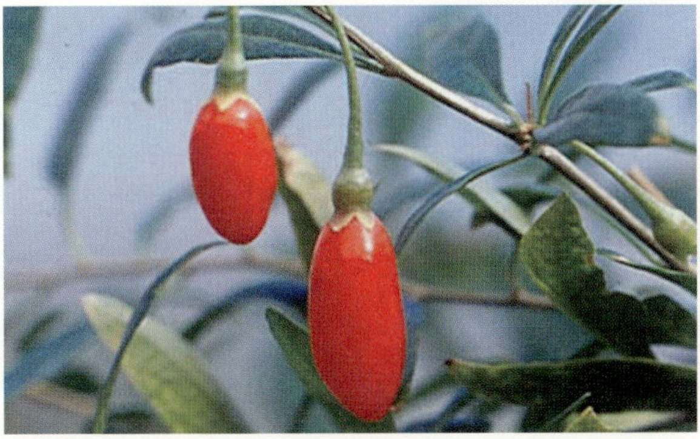

[구기자 열매]

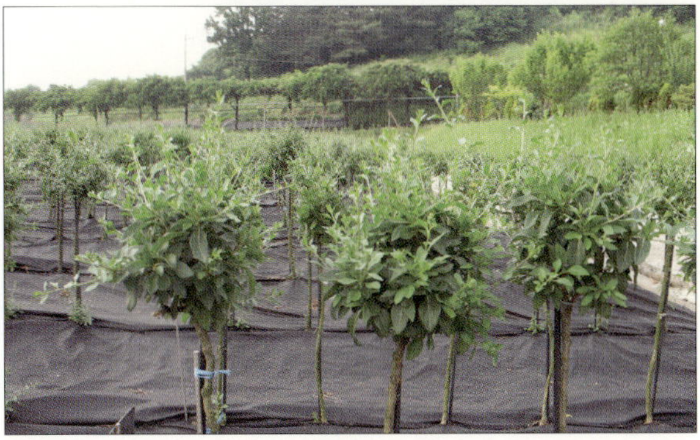

[구기자 나무]

약선 음식 레시피

구기자 곰취 쌈밥

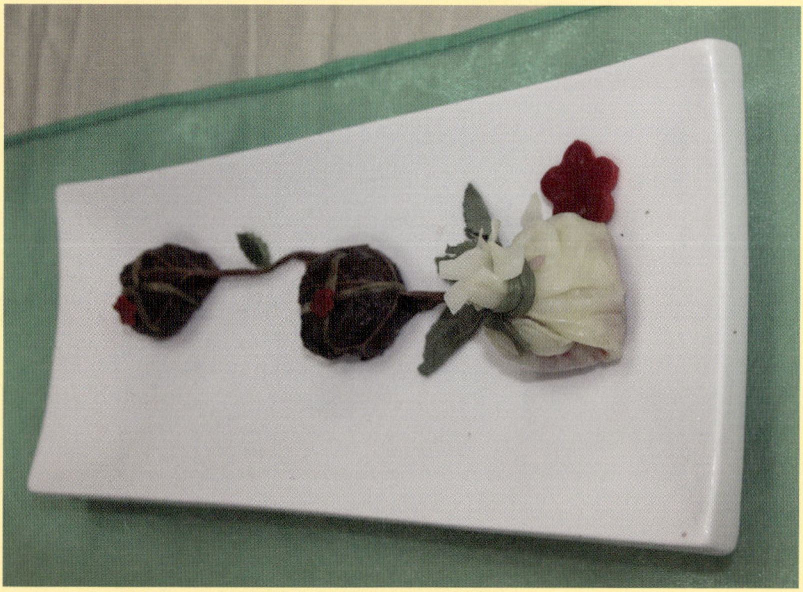

| 재 료 |

- **약재료 :** 구기자 20g, 우엉 10g
- **주재료 :** 찹쌀 100g, 멥쌀 50g
- **부재료 :** 곰취 장아찌 2장, 양배추 1장, 미나리 10g, 참나물 10g, 호두 10g, 밤 10g, 대추 5g, 참기름 1작은 술, 간장 약간

만드는 방법

(1) 구기자는 씻어서 20분간 불린 다음 껍질 벗긴 우엉을 넣고 끓여서 약물을 준비한 다음 구기자와 우엉은 건져서 다져 놓는다.

(2) 찹쌀, 멥쌀은 씻어서 30분간 불린 후 소쿠리에 건져 물기를 뺀다.

(3) 곰취 장아찌는 꺼내서 살짝 건조시킨다.

(4) 양배추와 미나리는 살짝 데친다.

(5) 참나물은 살짝 데쳐서 곱게 썰어 놓는다.

(6) 대추는 씨를 빼고 껍질을 동그랗게 말아 채를 친다.

(7) 호두, 밤은 잘게 자른다.

(8) 1번의 약물에 불린 찹쌀, 멥쌀, 다진 구기자, 다진 우엉, 호두, 밤, 참기름, 간장을 넣고 밥을 짓는다.

(9) 밥에 뜸을 들일 때 자른 참나물, 참기름, 대추를 넣고 뜸을 들인 후 식혀서 곰취 장아찌와 양배추로 싸서 예쁘게 모양을 만든 다음 미나리로 묶어준다.

약선 재료의 효능

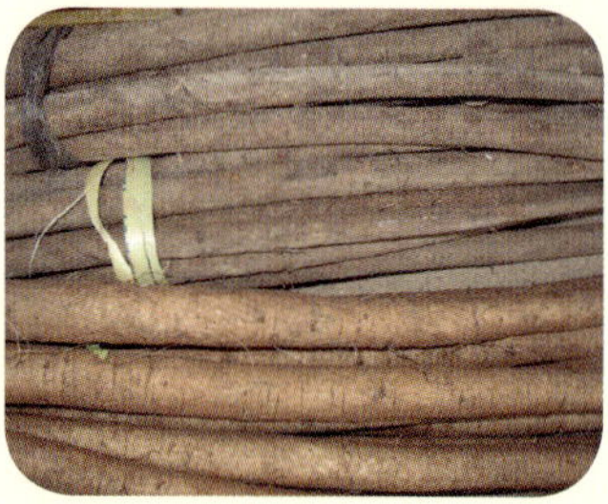

(1) 우 엉

- 성 질 - 차고 맛은 약간 쓰며 폐경, 위경으로 들어간다.
- 효 능 - 해독, 인후종통, 종기, 기침, 홍역, 풍 제거, 소갈증, 가려움증, 풍열감기, 강장, 이뇨, 중풍, 소염진통, 신진대사촉진, 피부염, 혈액순환.

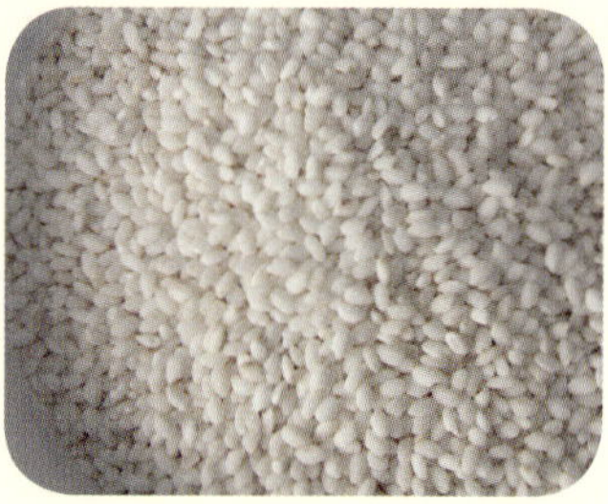

(2) 찹 쌀

- 성 질 - 따뜻하고 달며 비경, 위경, 폐경으로 들어간다.
- 효 능 - 보중익기(補中益氣), 건비지사(建脾止瀉), 비위가 허약해 설사를 오래하거나 체질이 허약하여 식은땀이 자주 나는 사람.

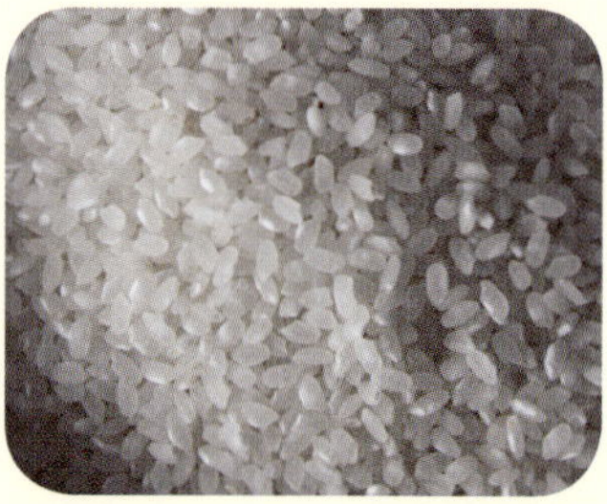

(3) 멥 쌀

- 성 질 - 평하고 맛은 달며 비경, 위경으로 들어간다.
- 효 능 - 보중익기(補中益氣), 건비양위(建脾養胃), 비위가 허약한 사람, 노인, 산모, 어린이 등 소화기능이 약한 사람.

(4) 곰 취

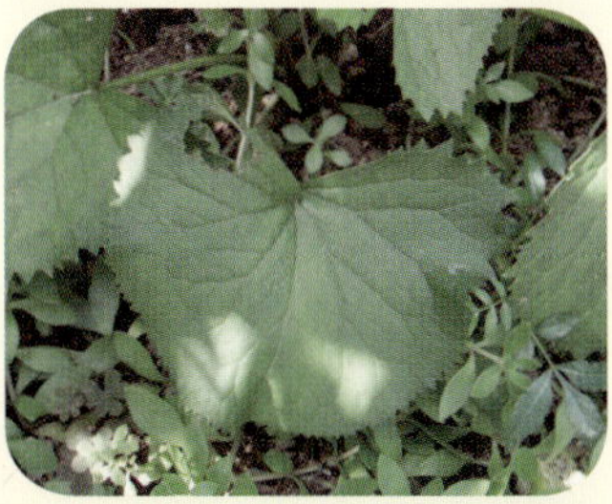

- 성 질 - 맛은 달고 매우며 성질은 따뜻하다.
- 효 능 - 기 순환, 혈액순환, 지통, 가래, 타박상, 노상, 요퇴통, 해수기천, 백일해, 폐옹, 객혈.

(5) 밤

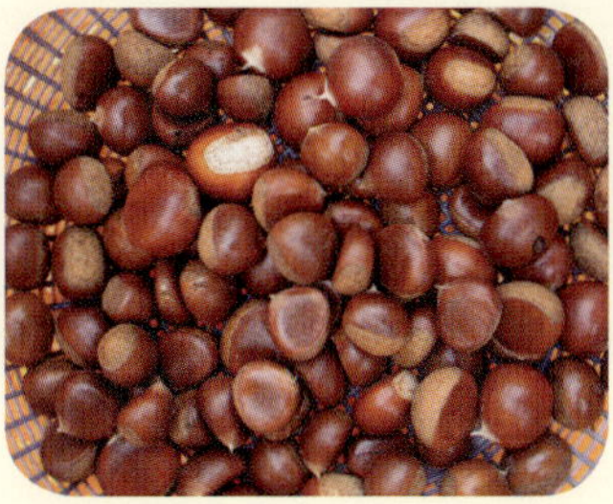

- 성 질 - 따뜻하고 맛은 달며 위경, 신장경으로 들어간다.
- 효 능 - 양위건비, 보신강근, 활혈지혈, 혈토, 뉵혈, 혈변, 골절동통.

2

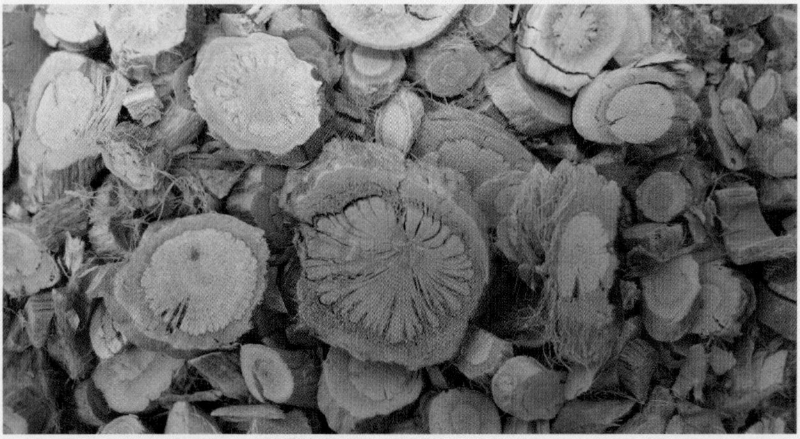

골담초 뿌리

골 담 초

· 성 질: 약간 따뜻하고 평하며 맛은 달고 쓰다. 폐경, 비경으로 들어간다.

· 효 능: 관절염, 신경통, 고혈압, 풍을 없애고 통증을 가라앉히며 혈압을 떨어뜨리는 작용, 폐 기능을 보호, 비, 위장, 소화를 강하게 한다. 강장, 이뇨, 류마티스관절염, 류마티스성근골통, 골담, 각기, 두통, 수면장애, 척수신경염, 유방염, 자음, 화혈, 건비, 급성유선염, 이명, 감기, 위장질환, 백대하, 무월경, 생리불순, 통풍, 어지럼증, 요통, 관절염, 신경통특효약, 뼈가 쑤시고 아플 때, 삔데, 타박상, 청폐익비, 화열통맥 효능이 있다.

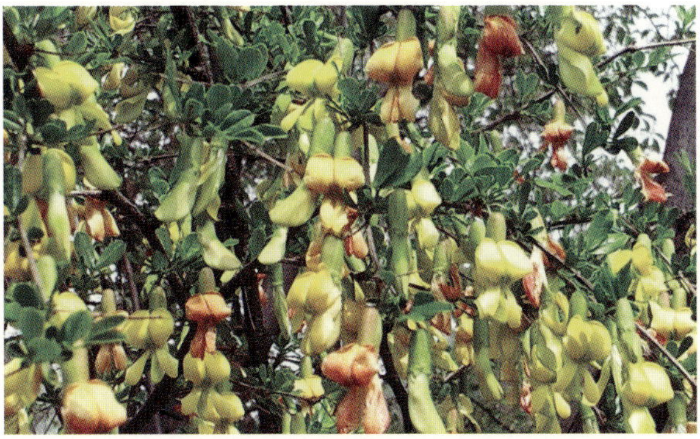

[골담초 꽃]

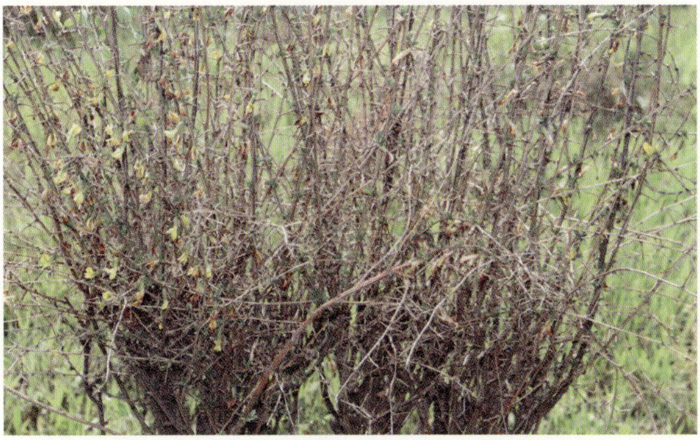

[골담초 가시]

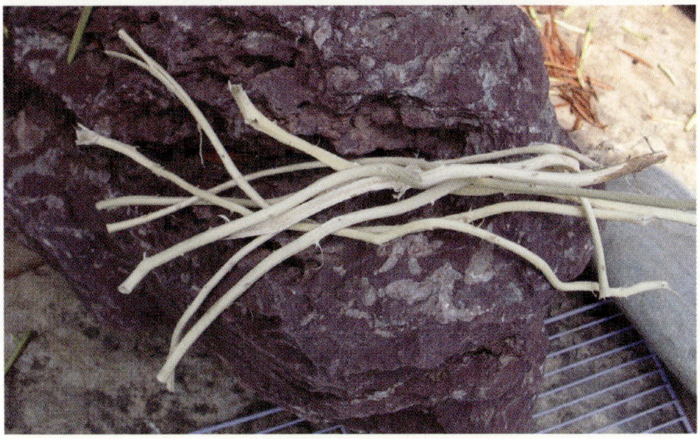

[골담초 뿌리]

약선 음식 레시피

골담초 미삼 두부찜

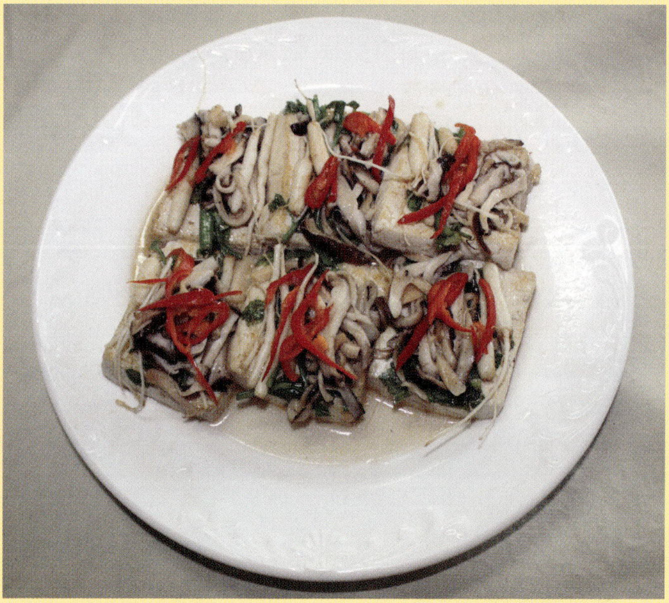

| 재 료 |

- **약재료 :** 골담초 20g
- **주재료 :** 두부 반 모, 생 표고버섯 1장, 느타리버섯 10g, 미삼 20g
- **부재료 :** 미나리 10g, 홍고추 1개, 집간장 1큰 술, 후추 약간,
  참기름 1큰 술, 통깨 1큰 술

만드는 방법

(1) 골담초는 깨끗이 씻어서 30분간 물에 불린 후 삶아서 약물을 만든다.

(2) 두부는 넓적하게 썰어 소금을 뿌린 다음 후라이팬에 노릇하게 지진다.

(3) 표고버섯은 포를 떠서 채를 치고 간장, 후추, 참기름으로 양념을 한 후 참기름에 볶는다.

(4) 느타리버섯은 잘게 찢어준다.

(5) 미삼은 씻은 후 채 썬다.

(6) 미나리는 잎사귀를 제거하고 씻어서 두부 크기로 자른다.

(7) 홍고추는 씻은 후 어슷썰기를 한다.

(8) 표고버섯, 느타리버섯, 미삼, 미나리, 홍고추를 넣고 간장으로 버무린다.

(9) 냄비를 달구고 집간장을 두른 후 두부를 올리고 8번에 준비한 재료를 두부 위에 올리고 살짝 찐다.

(10) 마지막으로 참기름과 통깨를 올린다.

약선 재료의 효능

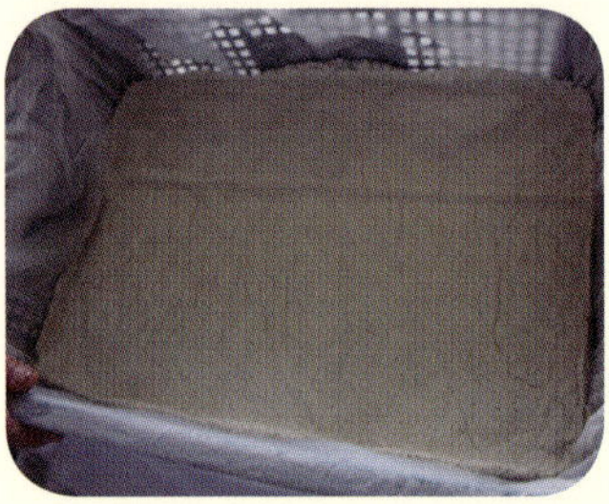

(1) 두 부

- 성 질 - 시원하고 맛은 달며 비경, 위경, 대장경으로 들어간다.
- 효 능 - 익기관중(益氣寬中), 생진지갈(生津止渴), 청열해독(淸熱解毒), 신체허약, 기혈양허, 영양불량인 사람, 혈 지방 낮춤, 혈관강화, 당뇨, 비만예방, 기관지, 산후유즙분비가 적거나 청소년 발육, 간장 해독작용.

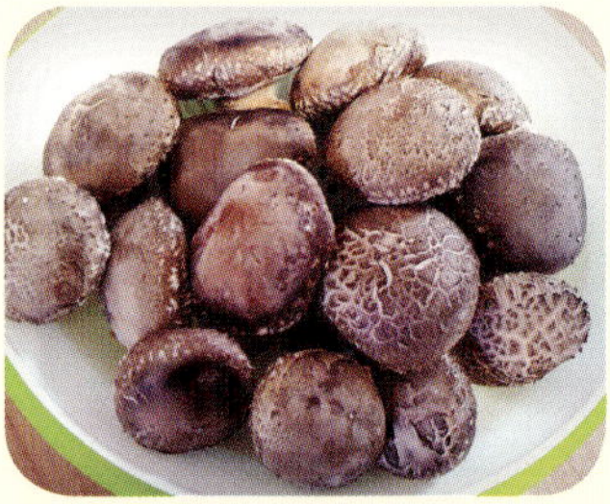

(2) 표고버섯

- 성 질 - 평하고 맛은 달며 간경, 위경으로 들어간다.
- 효 능 - 거비개위(建脾開胃), 거풍투진(祛風透疹), 항암(抗癌)작용, 빈혈, 화담이기(化痰理氣), 해독(解毒), 구루병, 수종, 급·만성간염, 기운 없어 피로하고 소화불량, 신장염, 고혈압, 고혈지방, 당뇨, 비만, 피부병효과, 항암작용.

(3) 미 삼

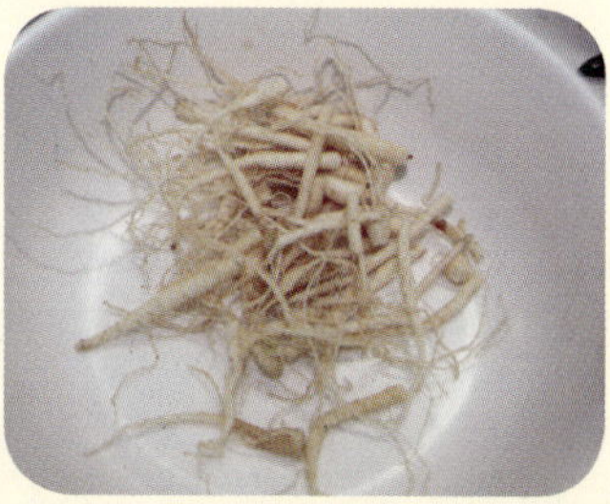

- 성 질 - 따뜻하고 맛은 달고 약간 쓰며 폐경, 비경, 심장경으로 들어감.
- 효 능 - 대보원기(大補元氣), 고탈생진(固脫生津), 식욕부진, 진액생성, 식은땀, 안신증지(安神增智), 일체의 기혈진액 부족병, 건망증, 어지럼증, 비뇨기계통, 정신안정, 신경쇠약, 불면증, 성기능감퇴, 건망증, 허약체질로 식욕 없고 신트림나고 힘없는 증상, 보비익폐, 심장강화, 지력도움, 영양불량자, 신체허약, 말랐거나 비장이 허약해 배가 자주 아프고 설사, 심폐기능부전으로 인한 심황, 암으로 인해 몸이 허약, 방사선 치료 후 백세포가 감소한 사람.

3

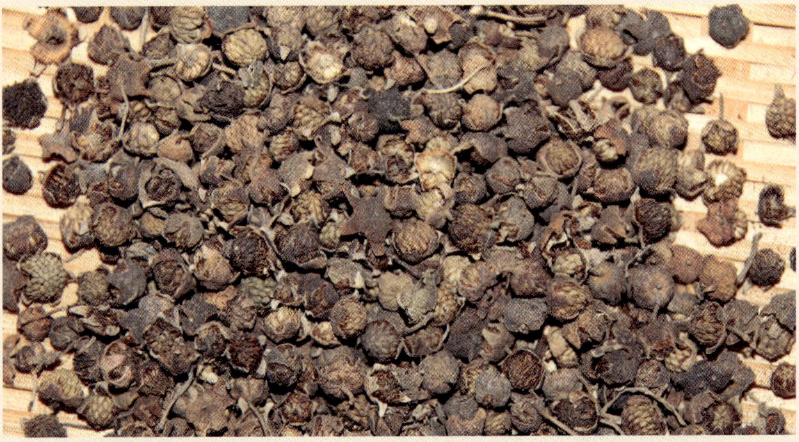

복금자 딸기, 곰의 딸

가시복분자

- **성 질**: 맛은 달고 시다. 간경, 신장경으로 들어간다.
- **효 능**: 소변축척, 정을 고정시킨다, 양위, 유뇨, 조설, 대하, 간 보호, 소변 빈수, 야간다뇨, 시력감퇴.
- **신기허약자**: 유정, 몽정, 빈뇨, 양기, 간, 신허약자 - 시력 약
- **한 방**: 보간신(補肝腎), 축뇨(縮尿), 명목(明目) 정력감퇴, 유정, 빈뇨
- **덜 익은 열매 - 복분자** : 이뇨, 생식기계통, 보 간신, 축뇨, 명목, 정력감퇴, 유정, 빈뇨.

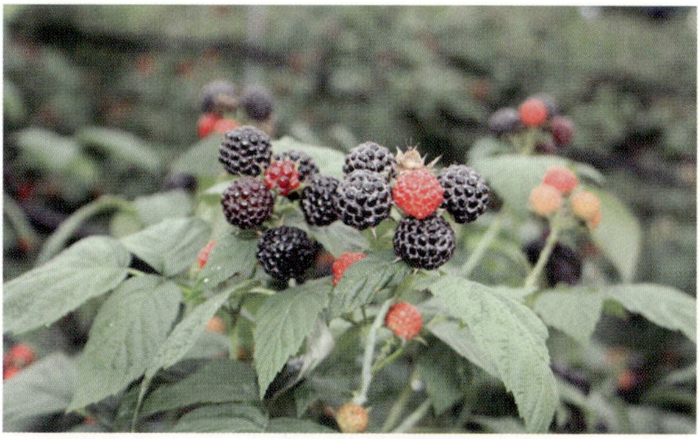

[가시복분자]

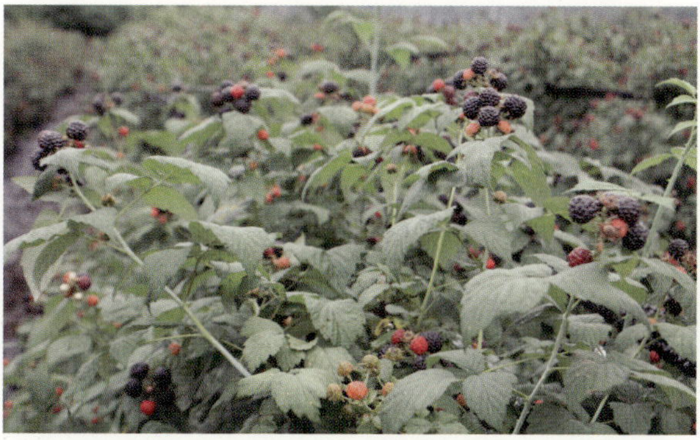

[가시복분자 밭]

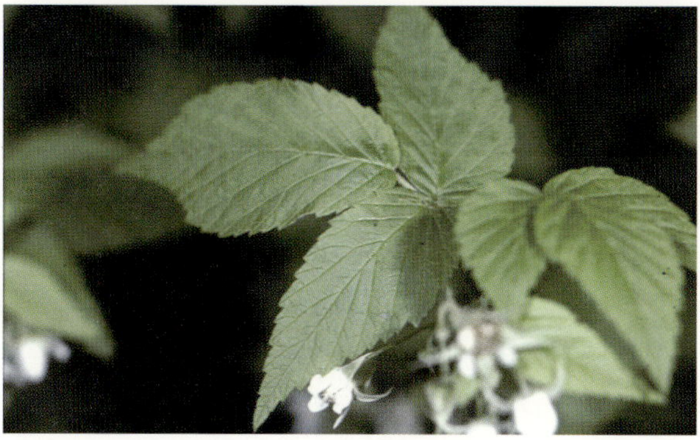

[가시복분자 꽃]

약선 음식 레시피

가시복분자 추어탕

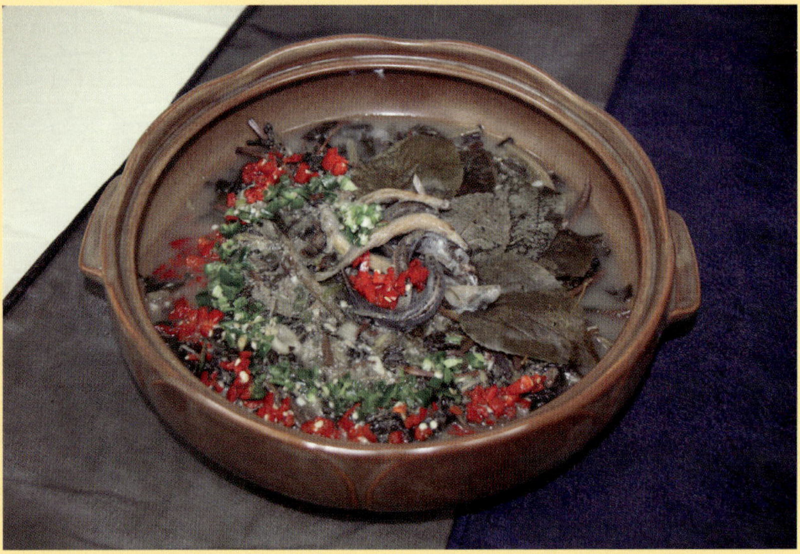

| 재 료 |

- **약재료 :** 가시복분자 20g, 음양곽 5g
- **주재료 :** 미꾸라지 80g, 무청 20g, 콩가루 10g, 달래 10g, 고사리 10g
- **부재료 :** 생강 5g, 대파 5g, 마늘 5g, 홍고추 5g, 청고추 5g,
  된장 1큰 술, 새우젓 1큰 술, 소금 1작은 술,
  참기름 1작은 술, 후추 1/4작은 술

만드는 방법

(1) 가시복분자는 씻어서 따뜻한 물에 30분간 불린다.

(2) 음양곽은 씻어서 따뜻한 물에 30분간 불린 후 가시복분자와 같이 끓여 약물을 만든다.

(3) 미꾸라지는 소금을 뿌리고 뚜껑을 닫아 거품을 낸 후 씻은 다음 끓여서 익으면 식혀서 믹서기에 간다.

(4) 무청은 삶아서 30분간 불린 다음 껍질을 제거한 후 씻어서 물기를 꼭 짠 후 잘게 썰어 콩가루, 된장, 참기름을 넣고 간이 베게 잘 무친다.

(5) 달래는 잘 씻어서 물기를 제거하고 잘라놓는다.

(6) 고사리는 삶아서 물에 불린 후 씻어서 물기를 제거한 다음 잘라놓는다.

(7) 생강은 껍질째 씻어서 물기를 제거한 다음 어슷썰기 한다.

(8) 대파는 씻어서 물기를 제거한 다음 어슷썰기를 한다.

(9) 마늘은 씻어서 물기를 제거한 다음 어슷썰기를 한다.

(10) 홍고추, 청고추는 씻어서 물기를 제거한 다음 어슷썰기를 한다.

(11) 냄비에 약물을 넣고 무청을 깐 다음 미꾸라지를 올리고 생강, 마늘을 넣고 살짝 끓인 후 달래, 고사리, 대파를 넣고 끓인 후 홍고추, 청고추, 새우젓, 소금, 후추로 간을 맞춘다.

약선 재료의 효능

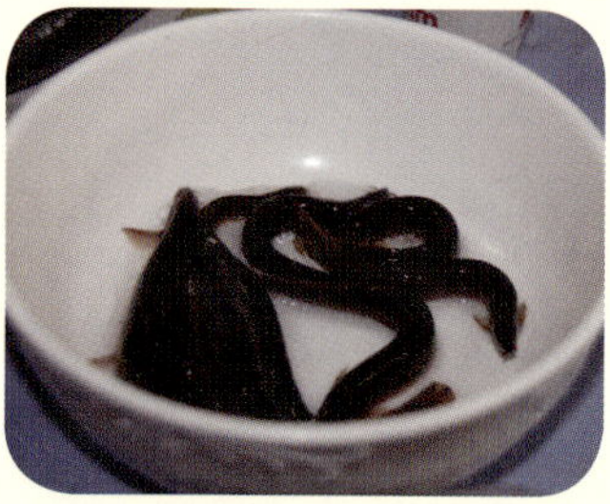

(1) 미꾸라지

- 성 질 - 평하고 맛은 달다. 비경, 간경, 신장경으로 들어간다.
- 효 능 - 습사제거, 치질, 해독, 도한, 당뇨, 양위, 심혈관질환, 피부가려움.

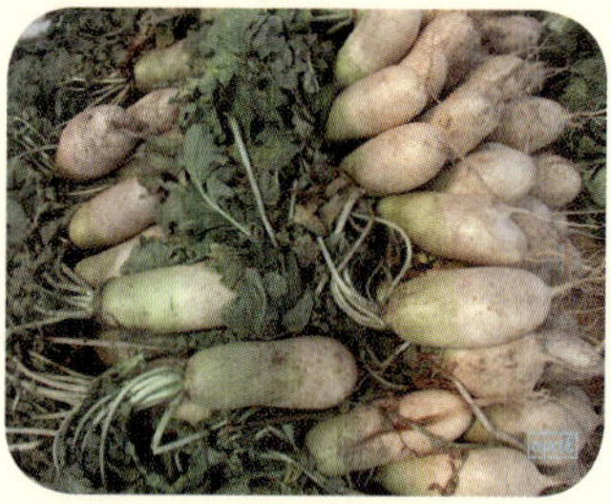

(2) 무

- 성 질 - 차고 달며 맵고 폐경, 위경으로 들어간다.
- 효 능 - 소식화담(消食化痰), 하기관중(下氣寬中)작용, 갈증해소, 해독, 소화를 돕고 담을 삭히며 기침을 멈추게 한다. 항암작용, 진액을 만들어 피부를 윤택하게 하고 대소변을 잘 보게 한다.

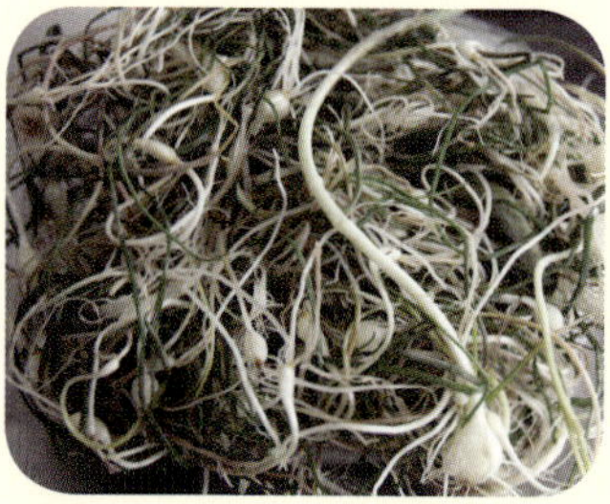

(3) 달 래

- 효 능 - 토사곽란과 명치부터 배까지 더부룩하고 아픈데 쓴다. 협심통에 쓰기도 한다. 혈관을 튼튼하게 해준다.

(4) 고사리

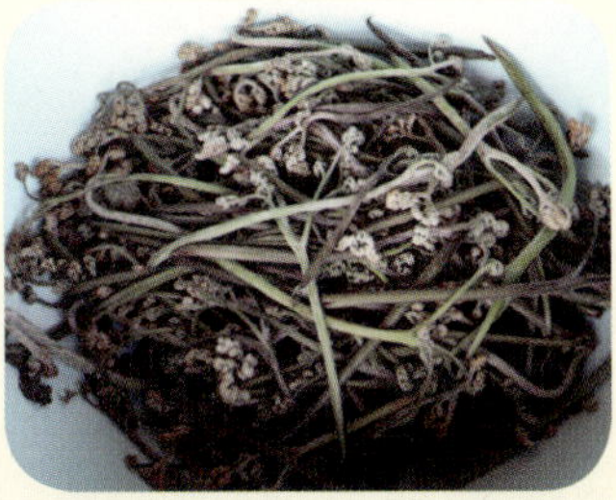

- 성 질 - 차고 맛은 달며 간경, 위경, 대장경으로 들어간다.
- 효 능 - 폐결핵, 지혈(止血), 황달, 이질, 강기화담(降氣化痰), 대하, 혈변.

(5) 대 파

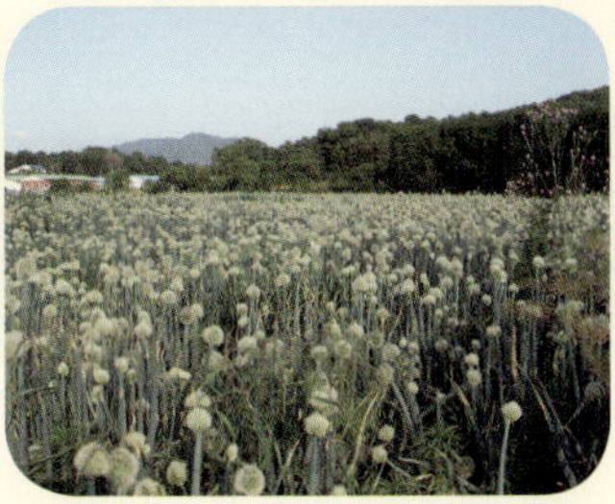

- 성 질 - 맛은 따뜻하고 맵다. 폐경, 위경으로 들어간다.
- 효 능 - 발한(發汗), 이질, 통양(通陽), 해독(解毒), 살충(殺蟲), 풍한, 감기, 음한복통.

(6) 마 늘

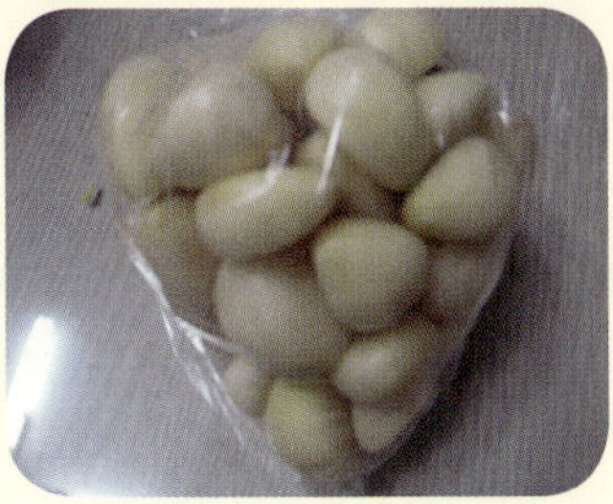

- 성 질 - 맛은 따뜻하고 매우며 비경, 위경, 폐경, 대장경으로 들어간다.
- 효 능 - 해독살충(解毒殺蟲), 설사, 백일해, 거담지해(祛痰止咳), 이질, 선규통폐(宣竅通閉), 감기, 장용, 기생충병, 냉 대하, 수종.

4

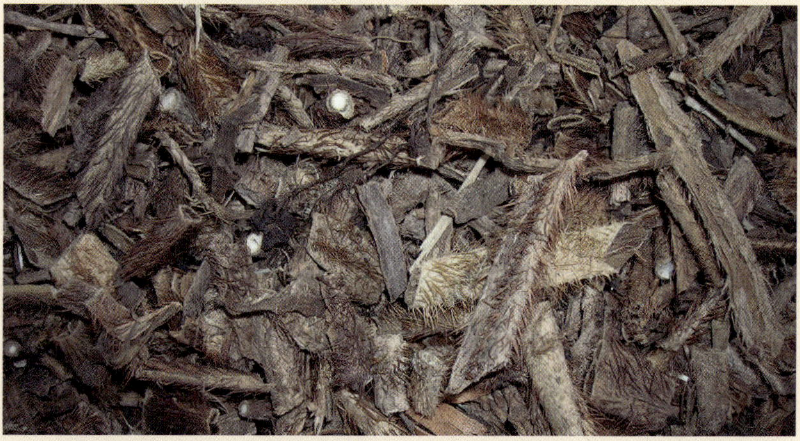

오갈피, 번오가, 자괴봉, 가시오가피, 자오가(刺五加)뿌리껍질

가시오가피

- **성 질**: 따뜻하고 맛은 달고 약간 쓰며 비경, 폐경, 심장경, 신장경으로 들어간다.
- **효 능**: 비장, 면연력 강화, 관절염, 신경쇠약, 항방사능, 항스트레스, 식욕부진, 소아발육부진, 풍습병, 정신안정, 건망증, 의지 강함, 신장양기보호, 기운 만듦, 비장 튼튼, 근골 튼튼, 기력 없는 증상, 폐, 비장 기운이 약해 나타나는 가래, 천식기, 양위, 약한근골.
- **한 방**: 거 풍습, 장근 골, 요통, 활혈, 보 간신, 거어, 음위, 풍한 습비, 관절류머티즘.

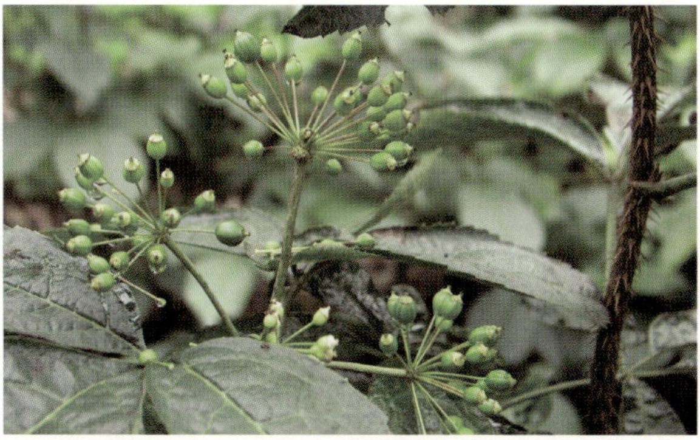

[가시오가피 열매]

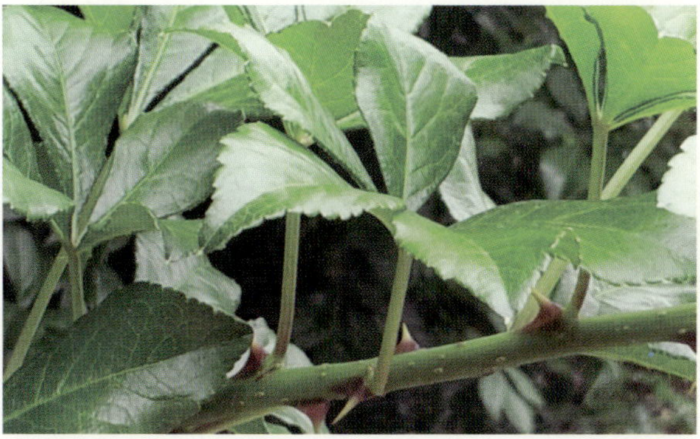

[가시오가피 새싹]

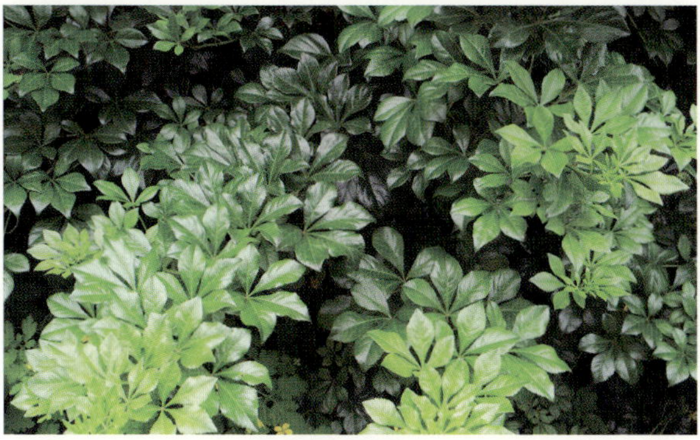

[가시오가피 새순]

약선 음식 레시피

가시오가피 삼색 왕만두

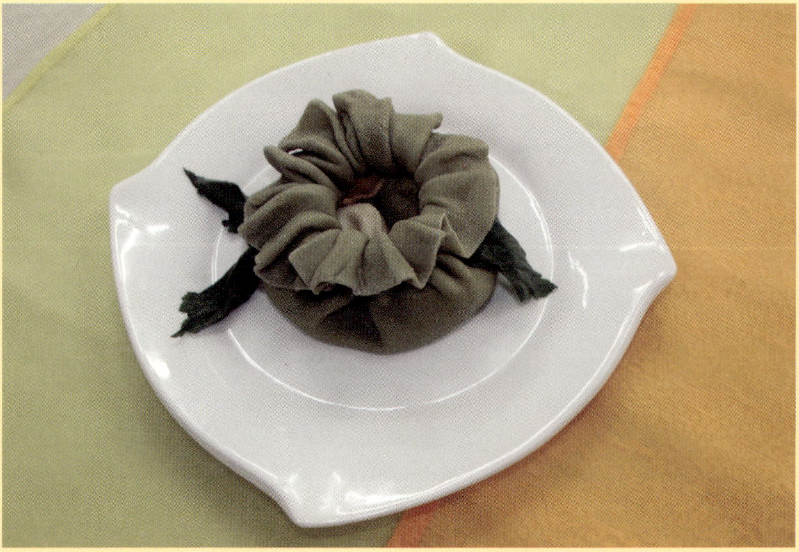

| 재 료 |

- **약재료 :** 가시오가피 10g, 강황가루 5g, 백년초가루 5g, 상엽가루 5g
- **주재료 :** 닭가슴살 80g, 당면 30g, 밀가루 90g, 계란 3개
- **부재료 :** 묵은지 20g, 표고버섯 1개, 양파 1개, 다진 파 1작은 술, 참기름 1작은 술, 다진 생강 1작은 술, 깨소금 1작은 술, 소금 1작은 술

만드는 방법

(1) 가시오가피는 베보자기에 넣고 20분간 불린 다음 끓여서 약물을 만든다.

(2) 강황가루, 백년초가루, 상엽가루는 각각의 그릇에 채를 쳐서 담는다.

(3) 닭가슴살은 기름을 제거하고 살짝 익힌 후 살을 잘게 찢어서 만두소로 만든다.

(4) 당면은 뜨거운 물에 담가서 불린 후 잘게 자른 다음 만두소에 넣는다.

(5) 밀가루도 채로 쳐서 3등분으로 나누고 강황가루, 백년초가루, 상엽가루을 각각 넣은 다음 계란 1개씩, 소금을 넣고 반죽해서 냉장고에서 30분간 숙성시킨다.

(6) 묵은지는 속을 털어 내고 씻은 후 물기를 짠 다음 잘게 자른 후 참기름에 무친다.

(7) 표고버섯은 밑동을 떼어내고 잘게 찢고 갓은 잘게 채를 친 다음 참기름, 소금을 넣고 살짝 볶는다.

(8) 양파는 껍질을 까고 씻은 후 잘게 채를 친 다음 참기름, 소금을 넣고 살짝 볶는다.

(9) 3, 4, 6, 7, 8번에 다진 파, 다진 생강, 깨소금, 참기름을 넣고 잘 버무린 다음 만두소를 만든다.

(10) 각각의 색상별로 작은 만두에 만두소를 넣고 만든다.

(11) 왕만두피를 만들어서 작은 만두 3가지를 색상별로 왕만두 속에 넣고 왕만두를 완성한 다음 찜통에 넣고 30분간 익힌다.

약선 재료의 효능

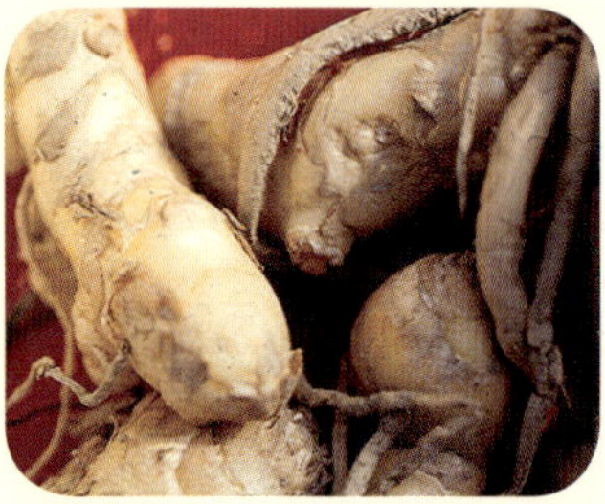

(1) 강 황

- 성 질 - 따뜻하며 맛은 맵고 쓰며 달다. 간경, 비경으로 들어간다.
- 효 능 - 혈액순환, 기체 잘 풀어줌, 생리통증 완화, 건위작용, 방향성, 여성어혈로 인한 생리불통, 어혈 뭉친 단단한 덩어리, 산후복통, 배가 장만한 통증, 어깨, 등이 아프고 다쳐서 멍 있을 때 효과.

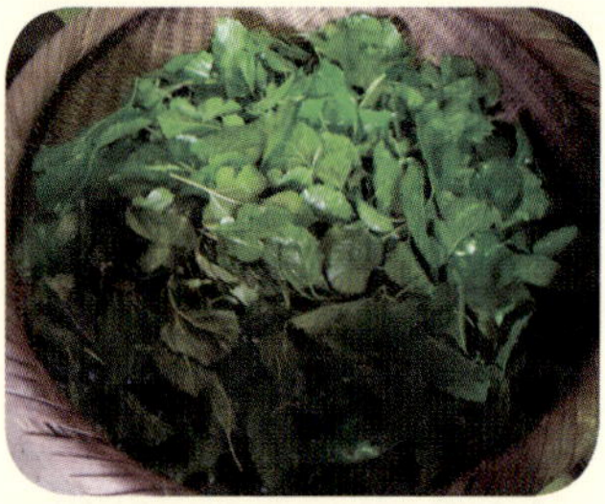

(2) 상 엽

- 성 질 - 차고 맛은 쓰고 달며 폐경, 간경으로 들어간다.
- 효 능 - 풍열감기, 눈 밝게, 열나는 두통, 기침, 가슴통증, 땀나는 악풍, 폐 건조한 마른기침, 가래는 없고 인후가 붓는 통증, 갈증, 풍열, 간열로 인해 간양상항, 눈 충혈, 부기, 통증이 있을 때.

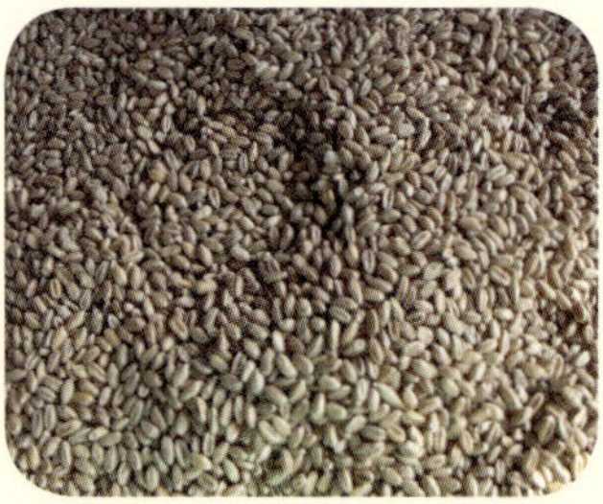

(3) 밀가루

- 성 질 - 시원하고 달며 비경, 신장경으로 들어간다.
- 효 능 - 심장을 튼튼하게, 열 제거, 갈증.

(4) 닭고기

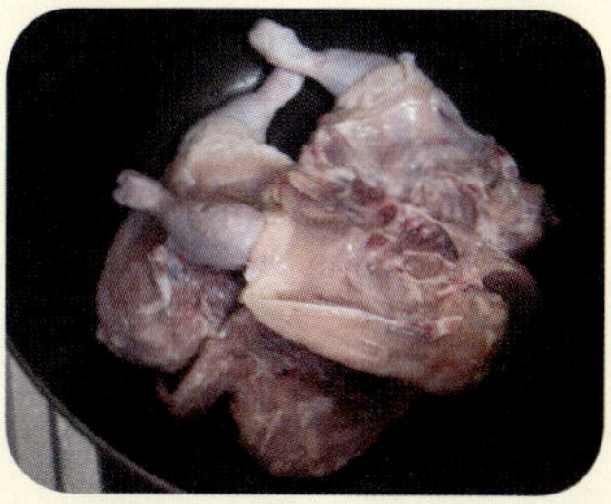

- 성 질 - 따뜻하며 맛은 달고 쓰며 간경, 신장경, 비경으로 들어간다.
- 효 능 - 익오장(益五臟), 보허손(補虛損), 건비위(建脾胃), 냉대하, 강근골(强筋骨), 생리불순, 산후회복, 수술 후 상처 회복, 과로로 인해 힘이 없거나 몸이 허약한 사람, 체질 허약한 여성들.

(5) 표고버섯

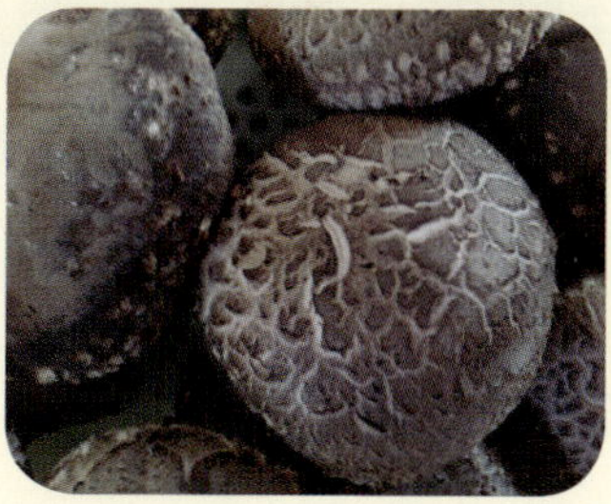

- 성 질 - 평하고 맛은 달며 간경, 위경으로 들어간다.
- 효 능 - 거비개위(建脾開胃), 빈혈, 항암(抗癌), 거풍투진(祛風透疹), 해독, 화담이기(化痰理氣), 수종, 소화불량, 구루병, 간염, 신장염.

5

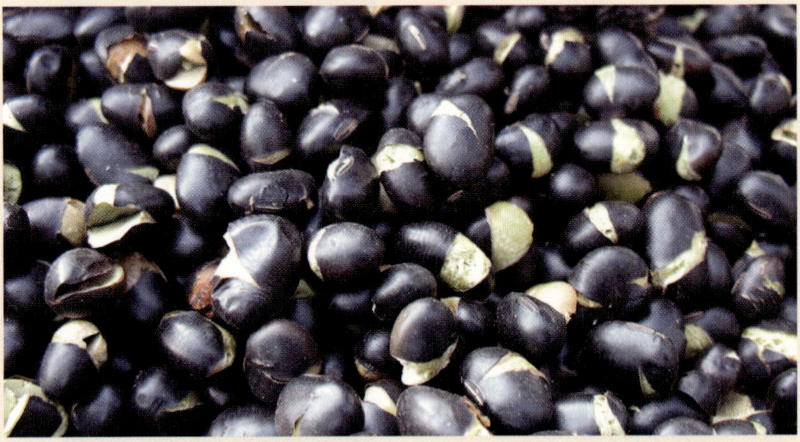

종 자 - 서리태

검 은 콩

- **성 질**: 평하고 맛은 달며 비경, 위경으로 들어간다.
- **효 능**: 활혈(活血), 이수(利水), 거풍(祛風), 해독(解毒), 안신(安神), 각기, 자음보혈(滋陰補血), 명목(明目), 보간신(補肝腎), 수종장만, 이뇨, 풍습병, 황달부종, 산후통, 신허용통, 종기, 약물중독, 식물중독, 노화억제, 콜레스테롤저하, 신장, 간장기능 강화, 고혈압, 동맥경화.

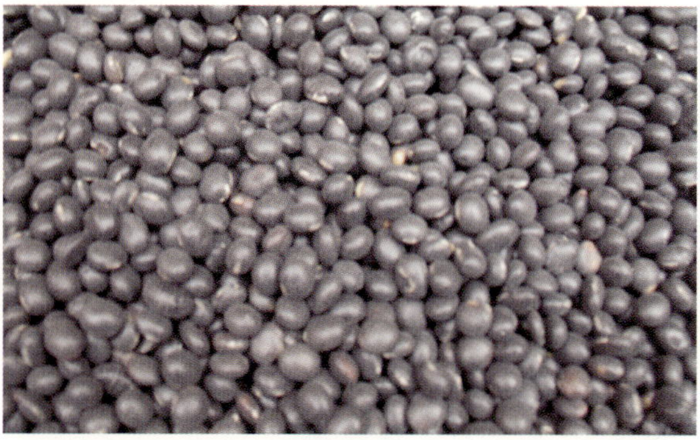

[검정콩 1]

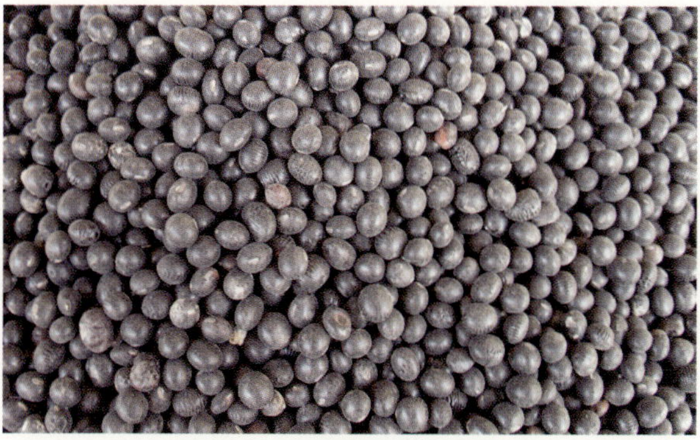

[검정콩 2]

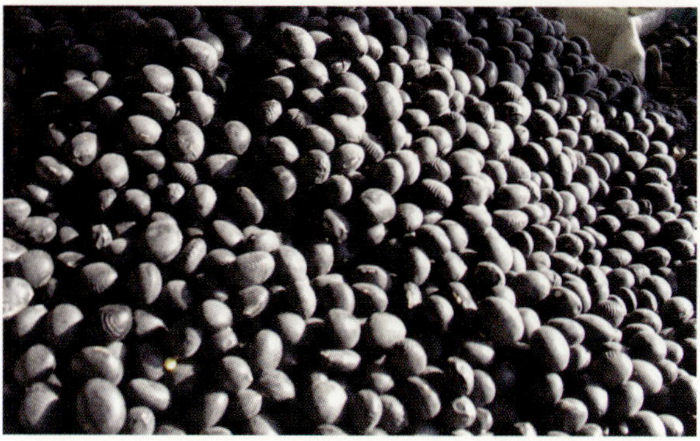

[검정콩 3]

약선 음식 레시피

검은콩 방풍영양쌈밥

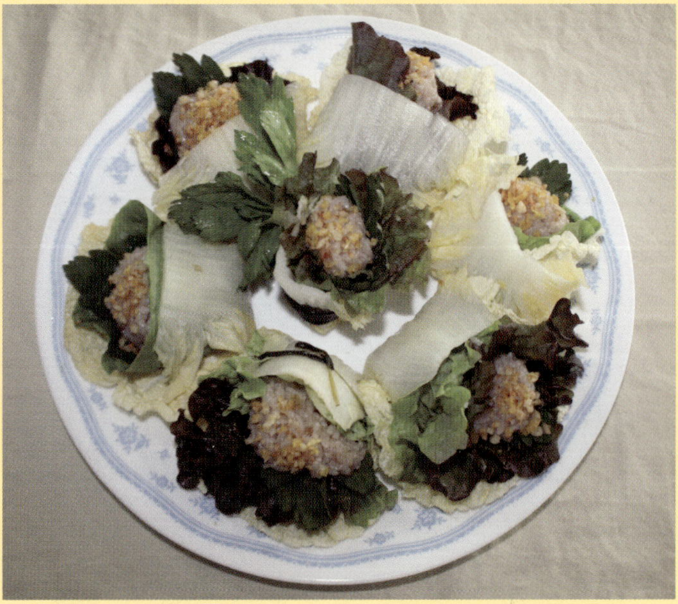

| 재 료 |

- **약재료 :** 표고분말 1작은 술, 하수오 분말 1작은 술
- **주재료 :** 멥쌀 100g, 검은콩 20g
- **부재료 :** 방풍잎 10g, 배추속잎 10g, 상춧잎 10g, 호두 10g, 잣 10g, 은행 10g, 소금 1/2작은 술, 깨소금 1작은 술, 참기름 1작은 술

만드는 방법

(1) 표고는 잘게 자른 후 건조를 시켜서 분말기로 갈아서 분말을 만든다.

(2) 하수오는 잘게 자른 후 건조를 시켜서 분말기로 갈아서 분말을 만든다.

(3) 멥쌀은 씻어서 물에 30분간 불린 다음 건져서 물기를 제거한다.

(4) 검은콩은 물에 30분간 불려서 30분간 삶아 익힌 다음 껍질을 제거한 후 식혀서 다져준다.

(5) 방풍잎은 깨끗하게 씻어 물기를 뺀다.

(6) 배추속잎은 깨끗하게 씻은 후 끓는 물에 두꺼운 밑동을 살짝 데친다.

(7) 상춧잎은 깨끗하게 씻어 물기를 뺀다.

(8) 호두는 물에 씻은 후 물기를 제거하고 후라이팬에 볶아서 다진다.

(9) 잣은 물에 씻은 후 물기를 제거하고 후라이팬에 볶아서 다진다.

(10) 은행은 기름을 넣고 후라이팬에 볶아서 꺼낸 다음 껍질을 벗긴다.

(11) 씻어서 건져 놓은 멥쌀에 표고분말, 하수오분말을 넣고 밥을 한다.

(12) 밥이 다 되면 소금, 깨소금, 참기름으로 간을 해서 주먹밥을 만든다.

(13) 방풍잎, 배추속잎, 상춧잎에 주먹밥을 올리고 모양이 예쁘게 싼다.

(14) 다진 견과류와 다진 검은콩을 고명으로 올린다.

약선 재료의 효능

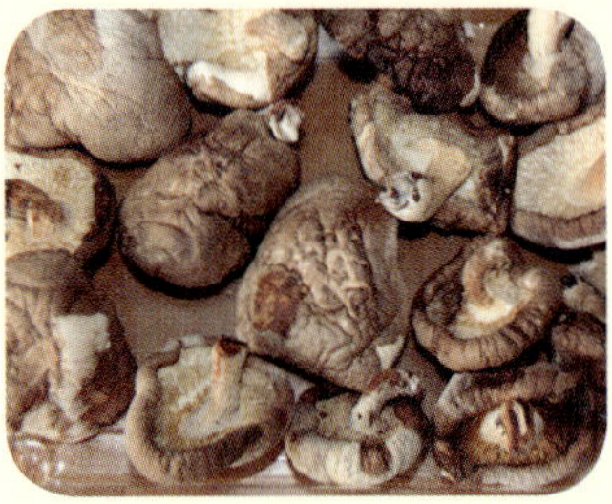

(1) 표고버섯

- 성 질 - 평하고 맛은 달며 간경, 위경으로 들어간다.
- 효 능 - 해독(解毒), 항암(抗癌), 기운이 없어 피로하고 소화불량, 빈혈, 구루병, 수종, 급·만성간염, 신장염, 고혈압, 고혈지방, 비만, 당뇨, 피부병.

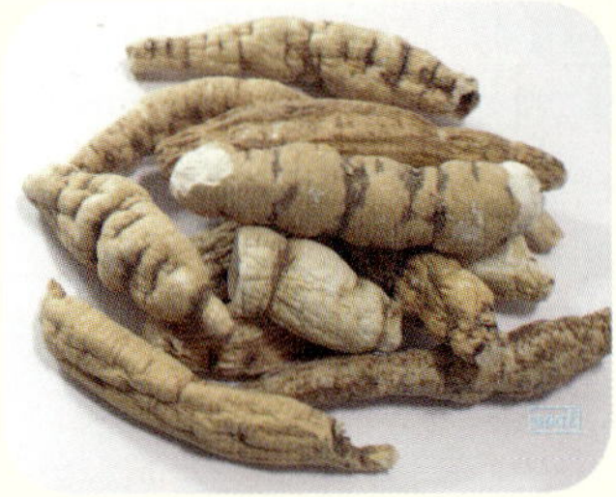

(2) 하수오

- 성 질 - 약간 따뜻하고 맛은 달고 쓰며 약간 떫다. 간경, 신장경으로 들어간다.
- 효 능 - 보간신(補肝腎), 익정혈(益精血), 섭정지유(攝精止遺), 심계, 실면, 해창독(解瘡毒), 통대변(通大便), 혈이 허해 나타나는 어지럼증, 간, 신음 허해 머리 빨리 희어지거나 요통, 이명, 건조증, 조로, 불임, 유정, 냉, 대하, 변비, 창상 심혈관질환, 만성간염, 당뇨.

(3) 방 풍

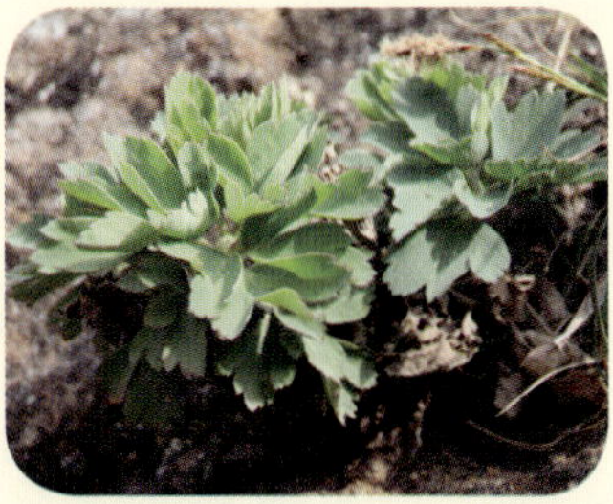

- 성 질 - 약간 따뜻하고 맛은 맵고 달며 방광, 간경, 비경으로 들어간다.
- 효 능 - 풍 제거, 해표, 습 제거 통증완화, 경련, 두드러기, 풍습관절염, 풍독 파상풍, 피부가려움증, 습을 말려 비허 습성 설사, 습진, 풍한, 풍열, 풍습으로 인한 감기, 맑은 기운을 위로 올려줌, 외풍, 내풍이 경락을 침범해 사지 떨리고 몸 구부러지는 증상.

(4) 상 추

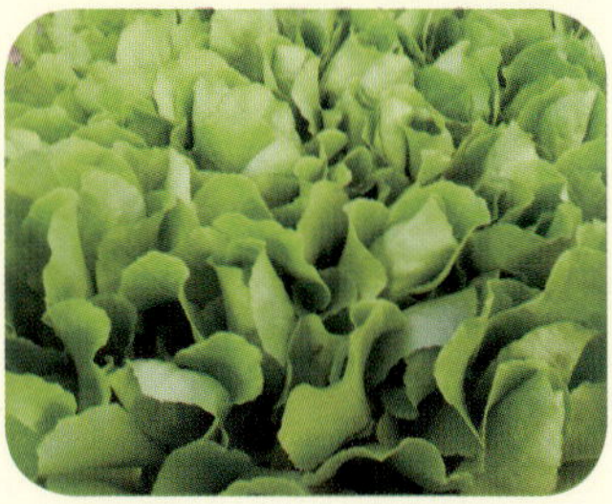

- 성 질 - 차고 맛은 달고 쓰며 위경, 소장경으로 들어간다.
- 효 능 - 이뇨작용, 발육 돕고 열림, 해독, 성장발육, 수종, 당뇨, 고혈압, 심장병 부정맥, 암, 비만, 성인병, 치아를 갈 때 먹으면 좋다. 소변이 잘 안 나오거나 피가 섞여 나오는 증상, 숙취해독, 출산 후 모유가 잘 안 나올 때.

6

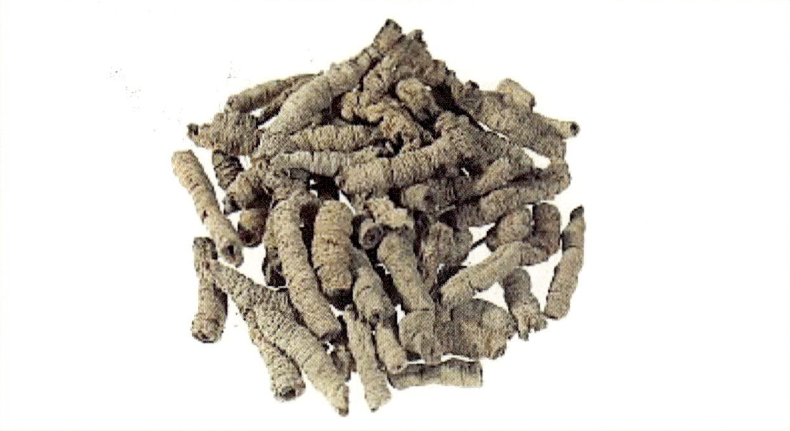

노니

노 니

- **성 질**: 따뜻하며 불쾌한 맛을 내고 썩은 치즈와 고약한 냄새가 난다.
- **효 능**: 염증개선, 소화계통, 당뇨개선, 노화방지, 피부미용, 주름개선, 항암, 간기능개선, 면역력강화, 해독작용제, 몸속독소배출, 고혈압, 관절염개선, 만성염증, 해열, 천식, 두통, 외상치료제, 황산화, 폐암, 항염성분, 혈액순환, 구통해소, 소염, 진통, 지혈, 전립선암, 우울증, 천식증상감소, 기억력, 뇌졸중 예방, 불면증, 혈중지질, 중성지방감소, 당뇨병, 통증, 숙취로 어지럼증, 눈의 염증, 종양의 성장과 복제를 막아준다.

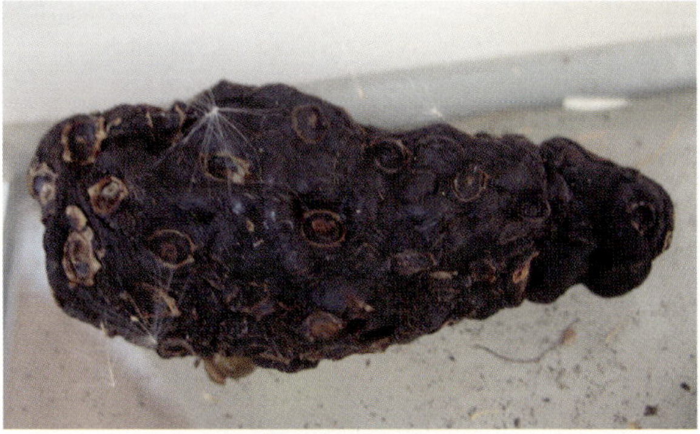

[Morinda citrifolia L]

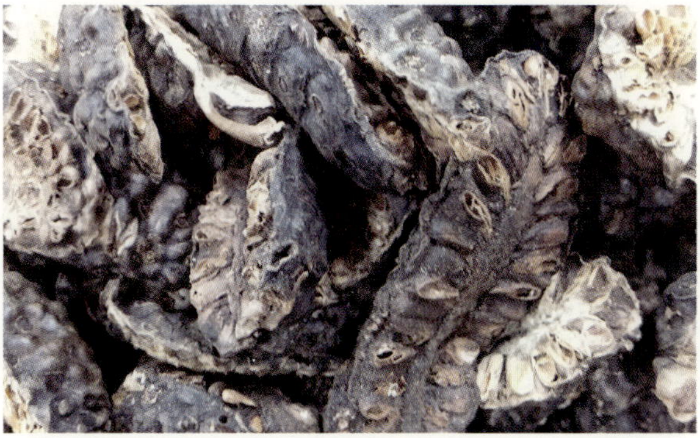

[노 니]

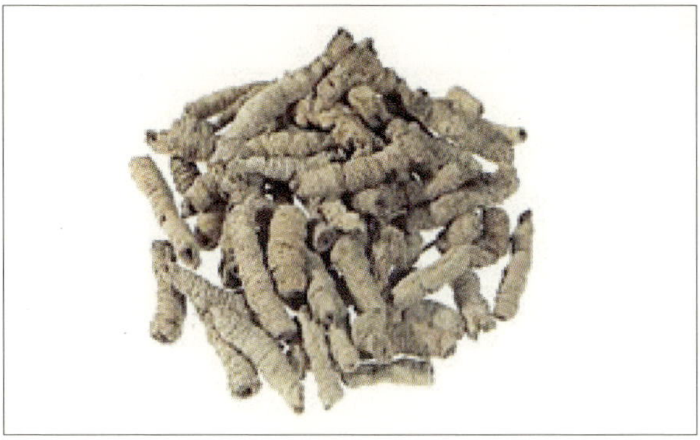

[파극천]

약선 음식 레시피

노니 오골계 탕

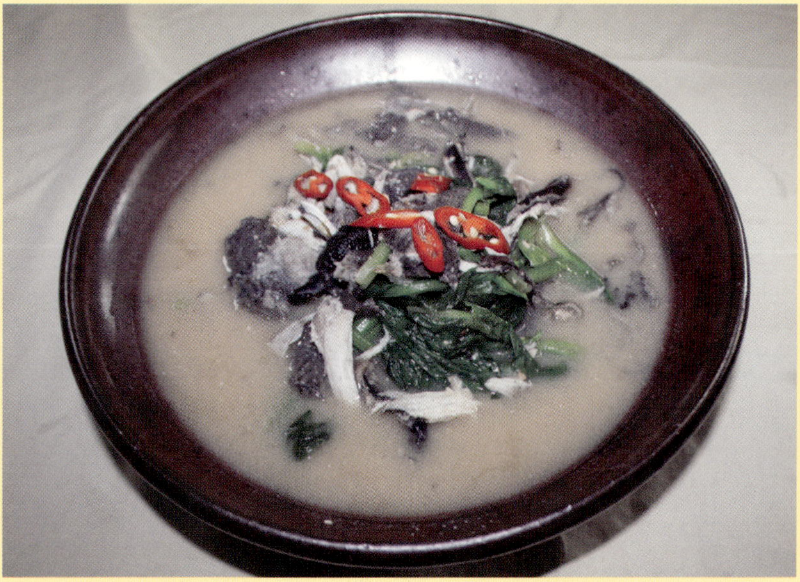

| 재 료 |

- **약재료 :** 노니 20g
- **주재료 :** 오골계 반 마리
- **부재료 :** 시금치 20g, 소금 1작은 술, 된장 2큰 술, 홍고추 1개

만드는 방법

(1) 노니는 깨끗이 씻어 30분간 물에 담가서 30분간 끓여서 약물을 만든다.

(2) 오골계는 속에 지저분한 것을 깨끗이 정리하고 씻어서 쌀뜨물에 20분간 담근 후 씻어내고 소금을 넣고 20분간 삶아서 오골계 살을 분리해둔다.

(3) 시금치는 손질을 하고 끝을 자른 다음 깨끗이 씻어 물기를 뺀다.

(4) 노니 약물에 된장을 풀고 발라놓은 오골계 살을 넣고 살짝 끓인 다음 먹기 직전에 시금치를 넣고 소금 간을 한다.

(5) 홍고추는 어슷썰기를 해서 올린다.

약선 재료의 효능

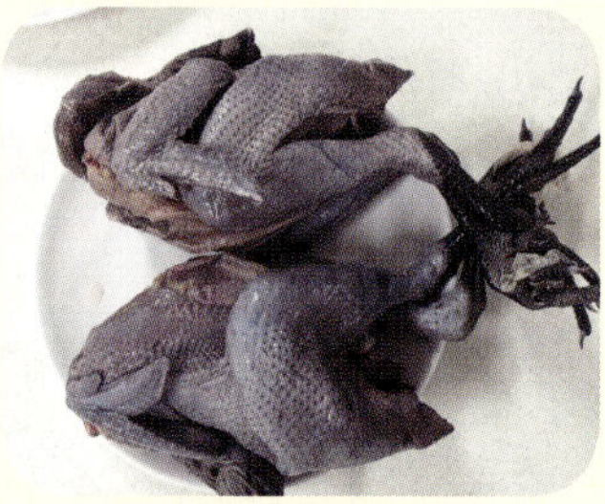

(1) 오골계

- 성 질 - 평하고 맛은 달며 간경, 신장경으로 들어간다.
- 효 능 - 보간신(補肝腎), 익기혈(益氣血), 퇴허열(退虛熱), 기혈부족, 조월경(調月經), 병후, 산후등 허약한 사람들, 영양불량자, 당뇨, 생리불순, 요산통, 건조종합증, 암, 홍반성낭창, 갱년기종합증, 결핵, 부인병, 하혈, 냉, 대하, 음허화왕(陰虛火旺), 허열 내림, 비장허해 설사를 오래거나 당뇨병(자음퇴열작용), 암환자가 자주 먹으면 면역기능, 암세포성장, 발전, 전이 억제.

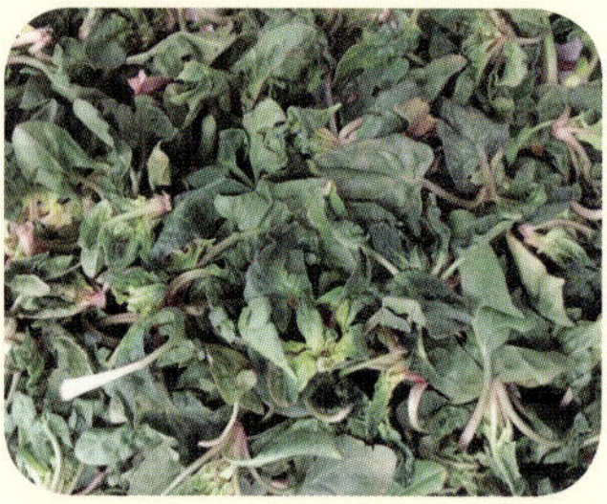

(2) 시금치

- 성 질 - 시원하고 맛은 달며 간경, 위경, 대장경, 소장경으로 들어간다.
- 효 능 - 양혈(養血), 지혈(止血), 평간(平肝), 윤조(潤燥), 코피, 혈변, 어지럽고, 두통, 야맹증, 변비, 치질, 주독을 풀고 숙취해소.

(3) 홍고추

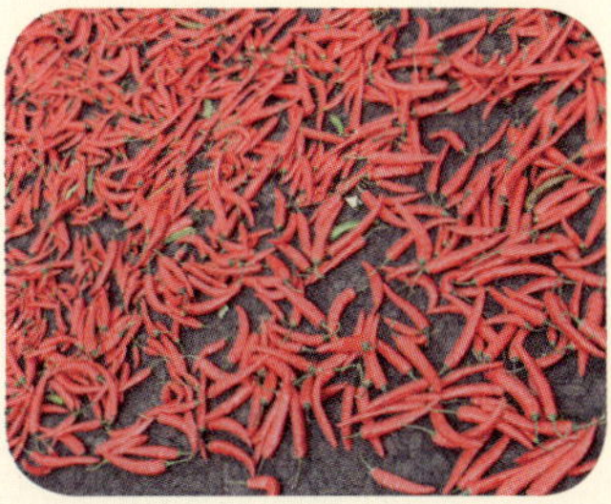

- 성 질 - 뜨겁고 매우며 심장경, 비경으로 들어간다.
- 효 능 - 온중산한(溫中散寒), 개위진식(開胃進食), 위가 차서 생긴 위통, 복통, 식욕부진, 여성들의 손발이 차면서 생리통이 심한 사람, 찬 기운으로 인한 감기, 산통에 효과.

7

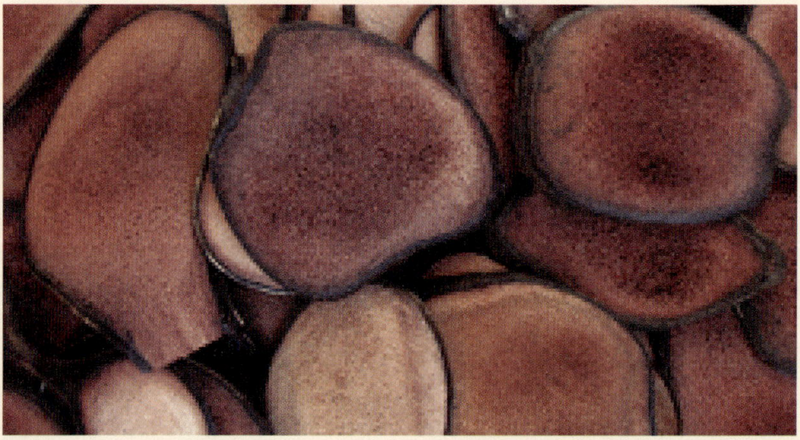

대각 - 자라기 시작한 사슴의 어린 뿔 - 녹용

녹 용

- **성 질**: 온하고 맛은 달며 신장경, 간경, 심장경, 심포에 들어간다.
- **효 능**: 익혈, 조양, 강근골, 남자허로정식, 요슬위약, 부녀붕루, 불면증, 식욕부진, 대하, 저항력증진, 흥분장양작용, 정신피로, 사지냉감, 요퇴 냉통, 자양강장, 원기회복, 간과신장보호, 스태미나강화, 만성피로회복, 뼈건강, 골다공증예방, 무릎통증, 허리통증완화, 노화, 항산화, 주름개선, 피부, 어린이성장, 면역력증강, 항염, 독소배출, 집중력향상, 소화력흡수, 인체양기, 모든 장기를 튼튼, 보양, 생정 보수, 양혈, 익수, 안태, 장양 효능

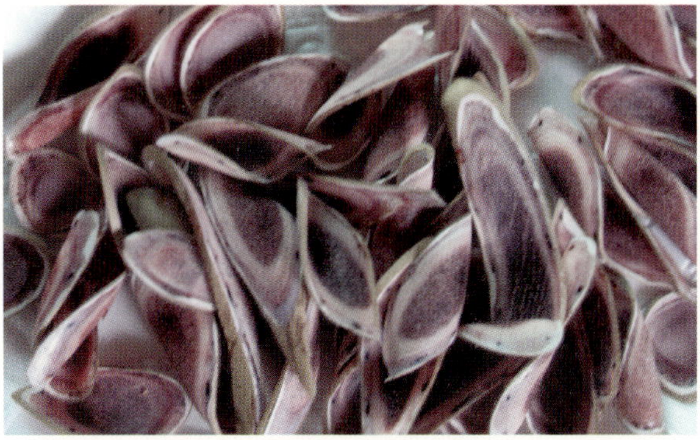

[생녹용]

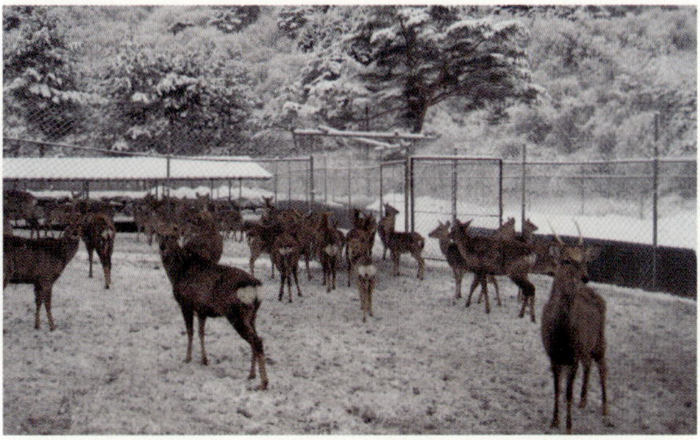

[화록 사슴농장]

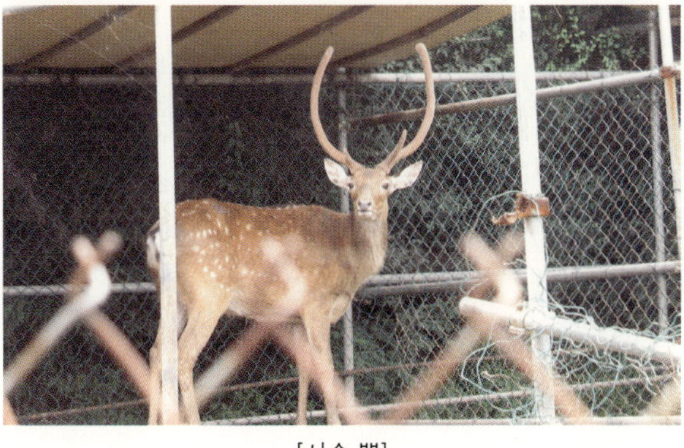

[사슴 뿔]

약선 음식 레시피

녹용 사슴고기

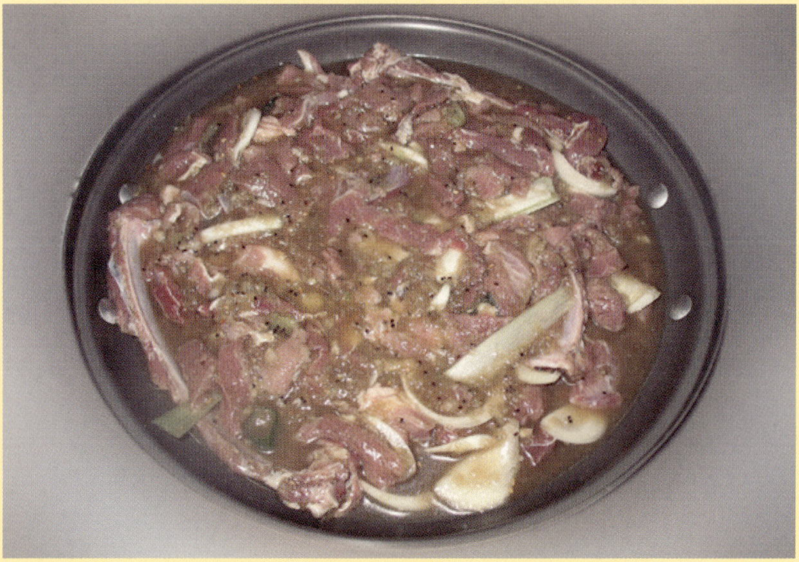

| 재 료 |

- **약재료 :** 녹용 20g
- **주재료 :** 사슴 뒷다리살 100g, 사슴 갈비살 100g
- **부재료 :** 키위 1개, 양파 반개, 파 20g, 마늘 10g, 생강 10g, 된장 1큰 술, 깨소금 1작은 술, 소금 1작은 술, 후추 1/2작은 술, 참기름 1작은 술

만드는 방법

(1) 녹용을 물에 씻은 후 물을 넣고 끓여준다.

(2) 사슴 뒷다리는 먹기 좋은 크기로 자르고 사슴 갈비살도 같이 준비해서 물에 담가 핏물을 뺀 다음 팔팔 끓는 물에 한번 데쳐서 냉수로 헹군 후 데친 물은 버린다.

(3) 키위는 갈아서 준비한다.

(4) 양파는 잘라서 준비한다.

(5) 파는 큼직하게 잘라준다.

(6) 마늘, 생강은 갈아서 준비한다.

(7) 된장, 깨소금, 소금, 후추, 참기름을 2, 3, 4, 5, 6번에 혼합한다.

(8) 7번에 녹용 끓인 물을 붓고 끓여서 익혀준다.

약선 재료의 효능

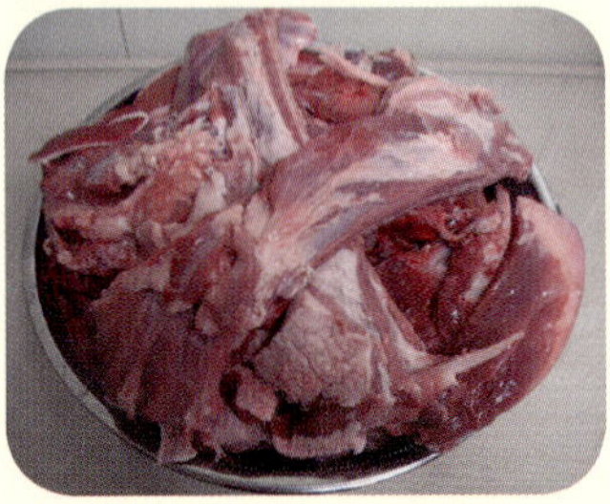

(1) 사슴고기

- 성 질 - 따뜻하고 맛은 달며 심장, 위경으로 들어간다.
- 효 능 - 혈액순환강화, 면역력증진, 기억력강화, 단백질풍부, 강장제, 빈혈, 스태미나강화제, 고지혈증, 비만, 혈액순환, 체력저하방지, 고혈압, 조혈작용, 체내나트륨성분배출, 정력보강, 어린이성장, 노인기력보호, 동맥경화증, 성인병예방, 노화방지, 기력 올린다.

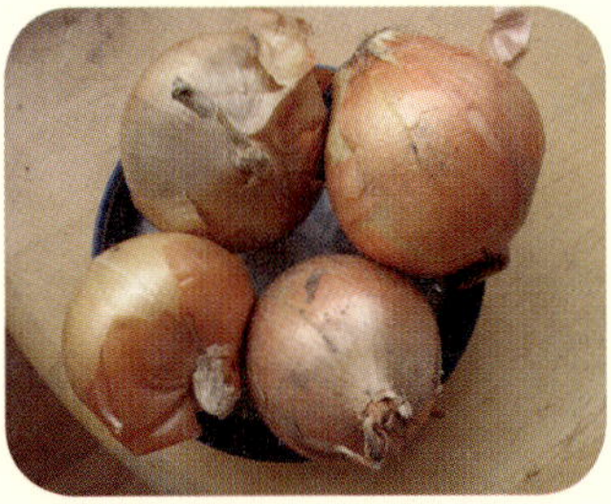

(2) 양 파

- 성 질 - 따뜻하고 맛은 달고 매우며 폐경으로 들어간다.
- 효 능 - 건위리기(建胃理氣), 해독살충(解毒殺蟲), 거풍발한(祛風發汗), 강혈압(降血壓), 강혈지(降血脂), 강혈당(降血糖), 항암(抗癌), 이질, 고혈압, 고지혈증, 동맥경화, 심혈관질환, 당뇨, 항암, 소화불량, 위산부족, 장염, 감기에도 사용한다.

(3) 키 위

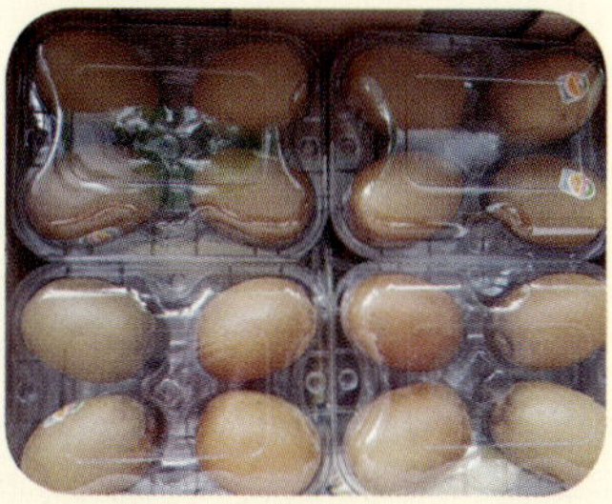

- 성 질 - 맛은 단맛과 신맛이 난다.
- 효 능 - 황산화, 면역력강화, 모발건강, 불면증, 빈혈예방, 숙면, 성인병, 항암, 호흡기질환, 조혈, 당뇨, 변비, 주근깨, 연육, 피부미용, 기미, 피로회복, 황반예방, 백내장, 녹내장, 안구질환, 심신안정, 심혈관질환, 면역력증강, 장운동, 단백질분해, 임산부 빈혈예방, 위 운동, 콜레스테롤, 대장내독소조절, 대장 및 전립선암예방, 혈당조절, 탈모예방, 고혈압억제, 나트륨배출, 다이어트, 뇌 및 폐 기능향상, 눈에 좋다, 태아의 기형아율 떨어뜨린다.

8

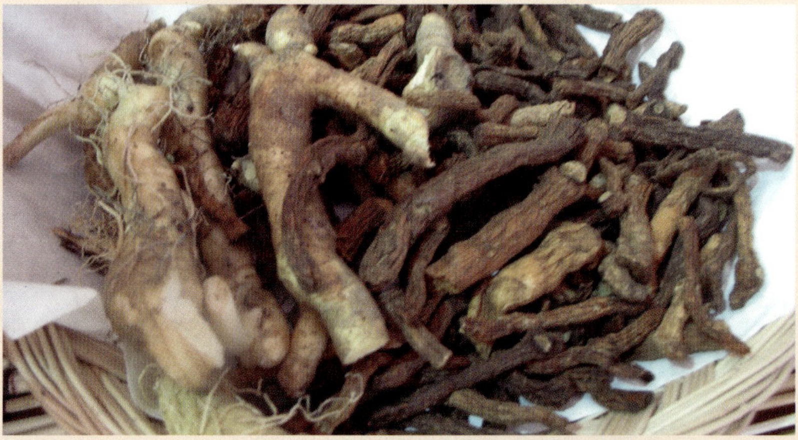

층층둥굴레, 진황정, 층층갈고리둥굴레, 뿌리줄기 - 황정

대임둥굴레

- **성 질**: 약간 차고 맛은 달며 폐경, 위경으로 들어간다.
- **효 능**: 양음윤조(養陰潤燥), 생진지갈(生津止渴), 자양강정, 폐염, 당뇨, 보중익기, 윤심폐, 강근골, 허손한열, 폐로해열, 풍습동통, 각혈, 폐결핵, 고열 후 갈증, 폐의 음이 약한 인후, 마른기침, 쉰목, 목소리 잘 안 나오는 사람, 위장 음이 허한 식욕부진, 금방 배고픈 자.

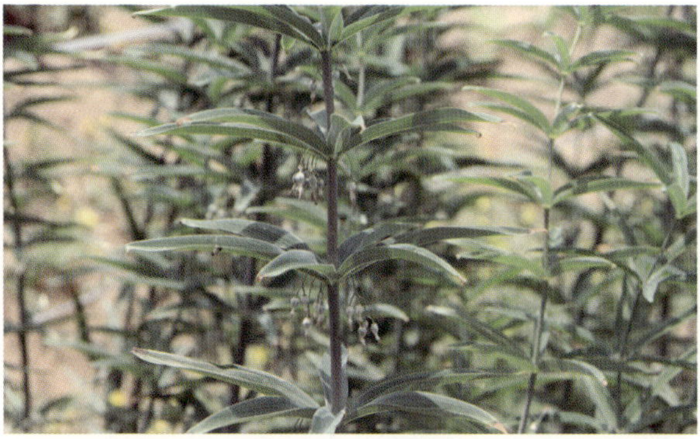

[층층둥굴레 잎사귀]

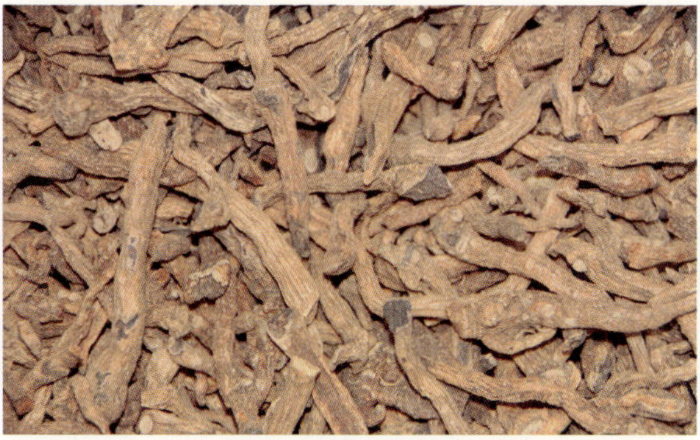

[층층둥굴레 약재]

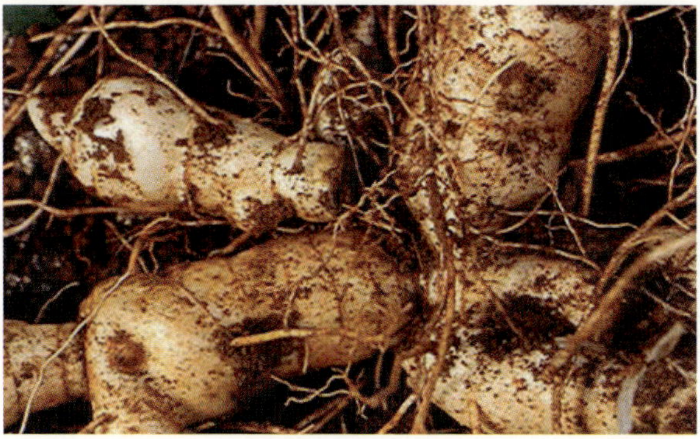

[층층둥굴레 뿌리]

약선 음식 레시피

대임둥굴레 백김치

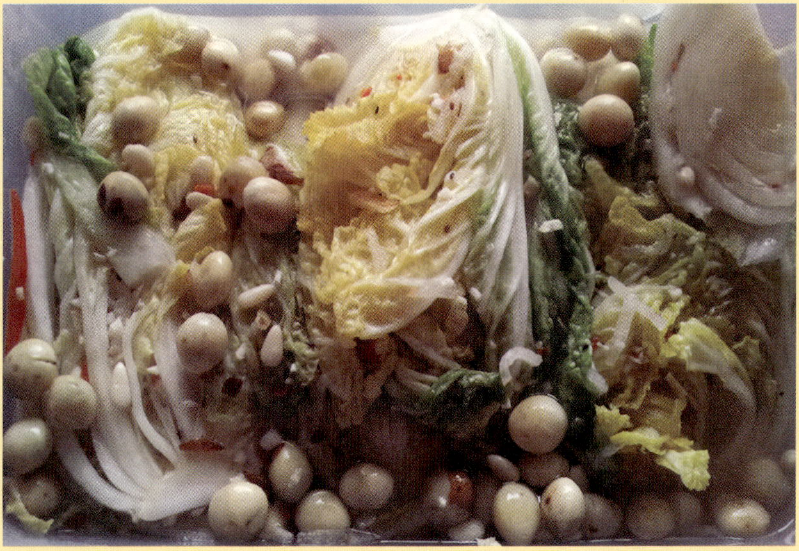

| 재 료 |

- **약재료 :** 대임둥굴레 20g, 당귀 10g
- **주재료 :** 배추 1포기, 무 30g, 찹쌀 10g, 계피분말 2큰 술
- **부재료 :** 소금 50g, 생강 10g, 마늘 10g, 잣 10g, 은행 10g

만드는 방법

(1) 대임둥굴레, 당귀는 30분간 물에 담근 후 30분간 끓여서 약물을 만든다.

(2) 배추는 속 부분만 솎아서 소금에 절인 후 씻어서 소쿠리에 올려 물기를 빼준다.

(3) 무는 곱게 채를 친다.

(4) 찹쌀은 20분간 불린 후 믹서기에 갈아서 찹쌀 풀을 만든다.

(5) 계피분말은 채를 쳐서 곱게 만든다.

(6) 생강, 마늘은 잘게 다진다.

(7) 잣, 은행은 씻어서 물기를 제거한다.

(8) 대임둥굴레, 당귀약물에 계피분말, 찹쌀 풀을 넣고 소금으로 간을 한다.

(9) 절인배추에 무채, 생강, 마늘, 잣, 은행으로 속을 넣어준다.

(10) 9의 재료위에 8번의 약물을 부어준다.

약선 재료의 효능

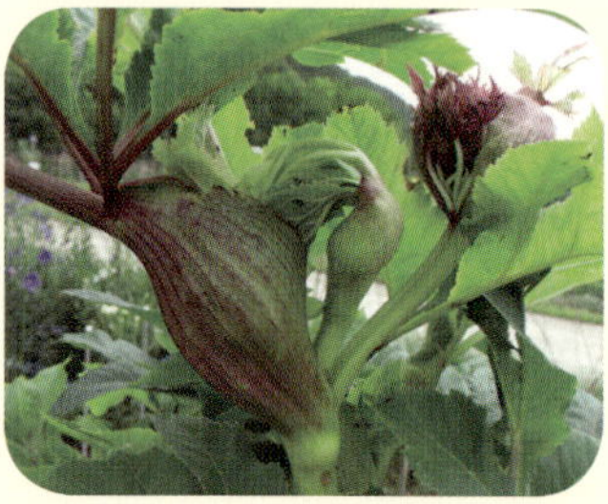

(1) 당 귀

- 성 질 - 따뜻하고 맛은 달고 매우며 심경, 간경, 비장경으로 들어간다.
- 효 능 - 액을 보호, 생리조절, 통증완화, 장 윤택, 변을 잘 통하는 효능.

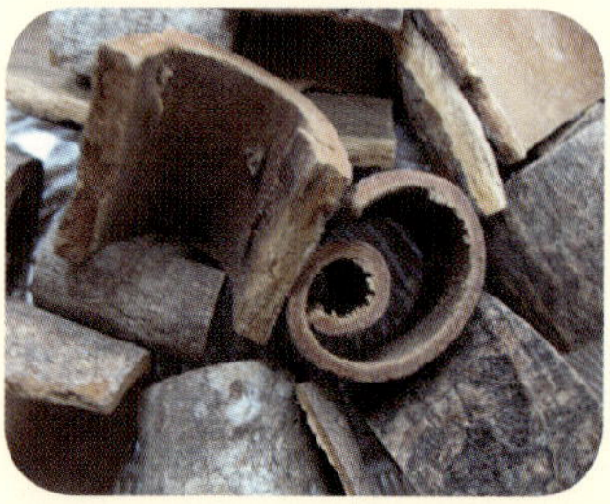

(2) 계 피

- 성 질 - 뜨겁고 맛은 맵고 달며 신장, 비장, 심장, 간경으로 들어간다.
- 효 능 - 전신을 따뜻, 통증완화, 어혈, 부종, 요슬산통, 야뇨빈다, 심계.

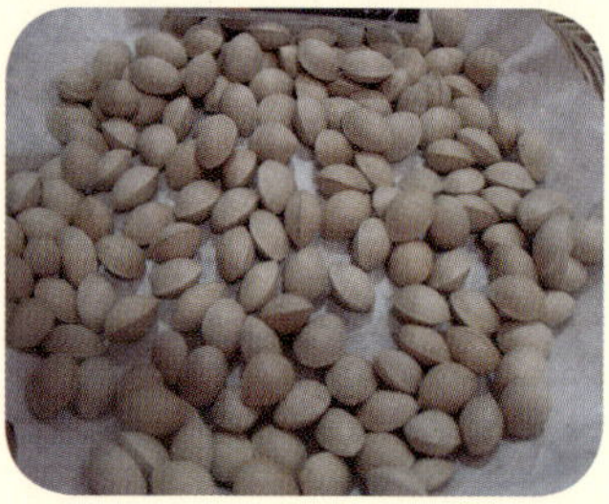

(3) 은 행

- 성 질 - 평하며 맛은 달고 쓰며 떫고 폐경, 신장경으로 들어간다. 약간 독이 있다.
- 효 능 - 염폐정천(斂肺定喘), 섭정(攝精), 축뇨(縮尿), 지대(止帶), 폐결핵, 천식, 기침, 폐기종, 폐 기운 허해 나타난 만성기관지염, 소변이 쌀뜨물증상, 여성들의 냉, 대하, 소변이 자주 마려운 증상.

(4) 배 추

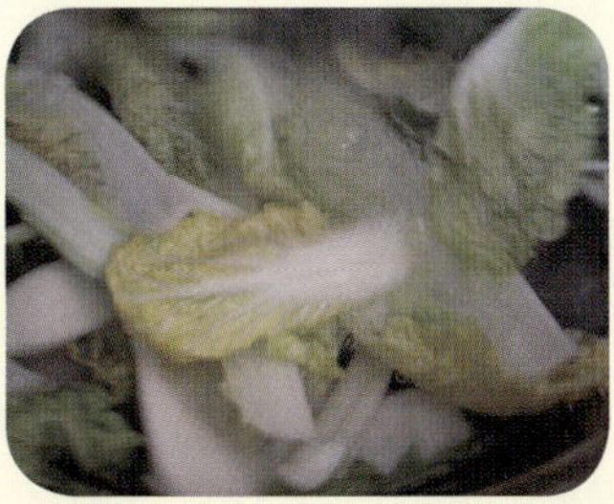

- 성 질 - 평하고 맛은 달며 위장경, 간경, 신경, 방광경으로 들어간다.
- 효 능 - 청열제번(淸熱除煩), 통리장위(通利腸胃), 이뇨(利尿), 소화불량, 위궤양, 대변 건조증, 소변불리, 고혈압, 고지혈증, 심혈관질환, 비만, 당뇨, 암, 중초편한, 소변, 대변, 숙취제거, 갈증을 풀어줌, 대소변을 잘나오게 함, 열을 내림, 혈 지방 낮추고 열 내림.

(5) 생 강

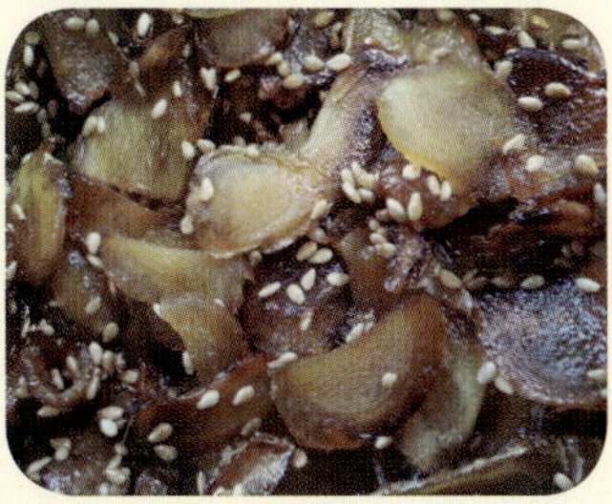

- 성 질 - 따뜻하고 매우며 비경, 위경, 폐경으로 들어간다.
- 효 능 - 산한해표(散寒解表), 강역지구(降逆止嘔), 화담지해(化痰止咳), 풍한감기로 두통, 코막힘, 오한, 구토, 설사, 생리불순, 하혈.

9

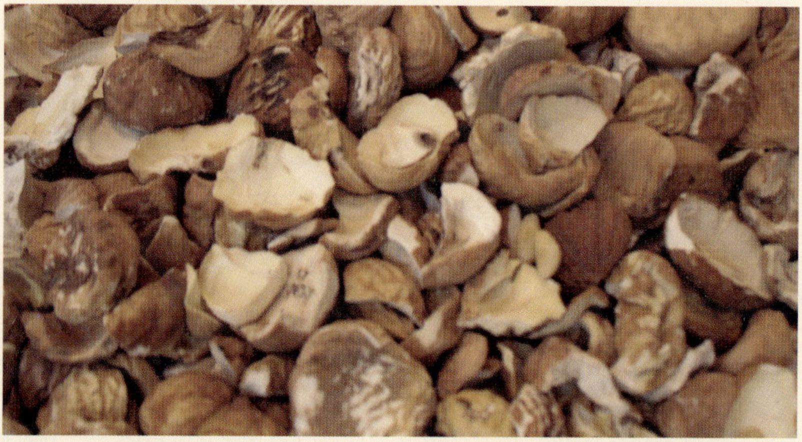

속 씨 - 율자, 깐 밤

밤

- **성 질**: 따뜻하고 맛은 달며 위경, 신장경으로 들어간다.
- **효 능**: 양위건비, 보신강근, 활혈지혈, 설사, 뉵혈, 혈변, 골절동통, 호혈, 상혈작용
- **한 방**: 양위, 건비, 보신, 활혈, 지혈 효능 번위(만성구토), 하리, 요각쇠약, 강 근골, 토기, 혈변, 나력

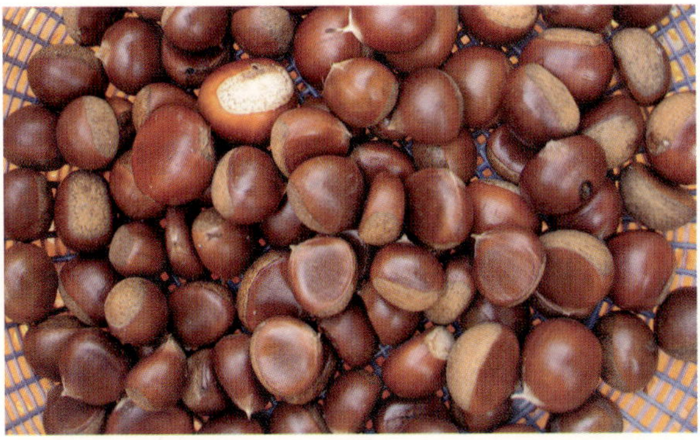

[생 밤]

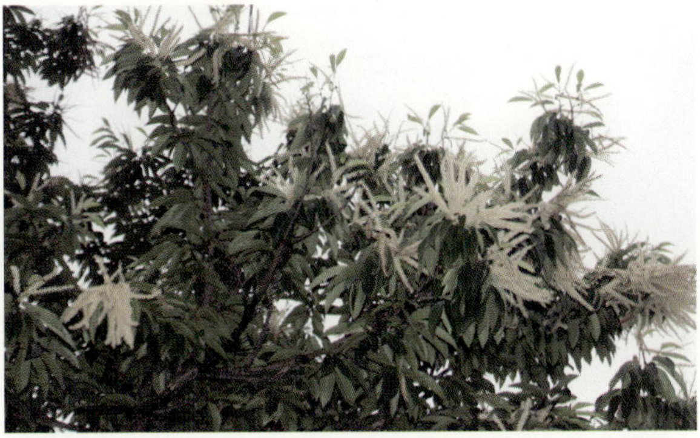

[밤나무 꽃]

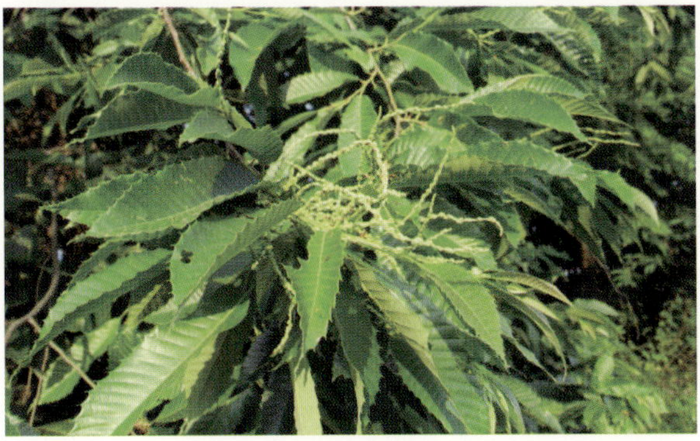

[밤나무 잎]

약선 음식 레시피

밤, 우엉찹쌀구이

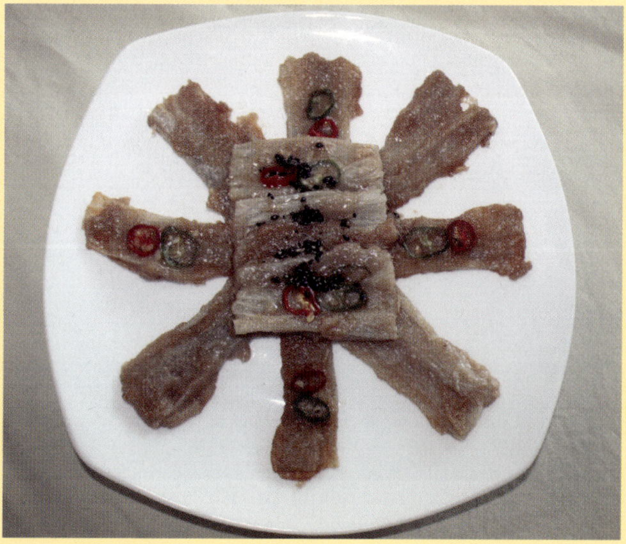

| 재 료 |

- **약재료 :** 밤 3개, 우엉 1대
- **주재료 :** 찹쌀가루 60g
- **부재료 :** 청고추 1/2개, 홍고추 1/2개, 흑임자 1작은 술,
  소금 1작은 술, 참기름 2큰 술

만드는 방법

(1) 밤은 껍질을 벗기고 찜 솥에 찐 다음 잘게 으깨 놓는다.

(2) 우엉을 깨끗이 씻어 5cm 길이로 잘라 반쪽으로 자른 다음 김이 오른 찜통에 넣고 살짝 쪄서 우엉을 두들겨 넓적하게 편다.

(3) 으깬 밤, 찹쌀가루에 소금을 넣고 밤, 우엉을 찐 따뜻한 물을 넣어 되직하게 반죽한다.

(4) 달궈진 팬에 참기름을 두르고 넓게 핀 우엉에 밤, 찹쌀반죽을 앞뒤로 묻혀 굽는다.

(5) 청고추, 홍고추는 동그랗게 썰어서 4번 위에 올린다.

(6) 흑임자를 그 위에 올린다.

약선 재료의 효능

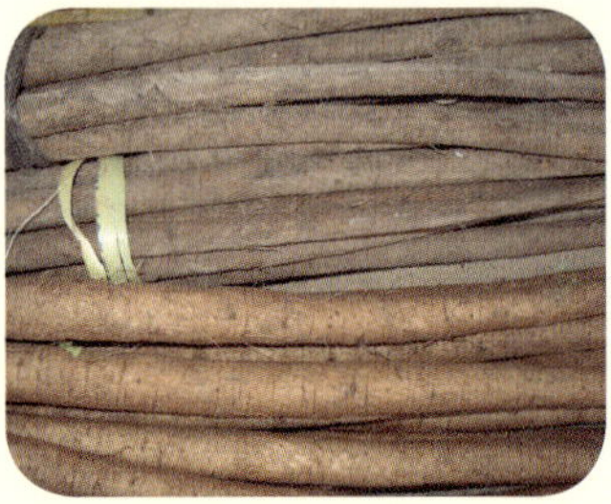

(1) 우 엉

- 성 질 - 차고 맛은 약간 쓰고 달며 폐경, 위경으로 들어간다.
- 효 능 - 풍열감기, 강장, 소염진통, 신진대사촉진, 혈액순환, 경락소통, 이뇨, 소갈증, 열 내리고 해독작용 있어 인후종통, 종기에 효과, 기침을 멈추게 하고 풍을 제거하고 가려움증, 대변을 잘 나옴.

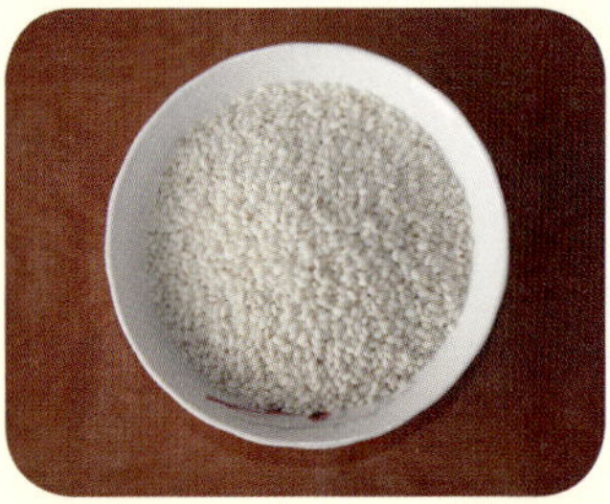

(2) 찹 쌀

- 성 질 - 따뜻하고 달며 비경, 위경, 폐경으로 들어간다.
- 효 능 - 보중익기(補中益氣), 건비지사(建脾止瀉), 비위가 허약해 설사를 오래하거나 체질이 허약하여 식은땀이 자주 나는 사람에게 적합하다.

(3) 고 추

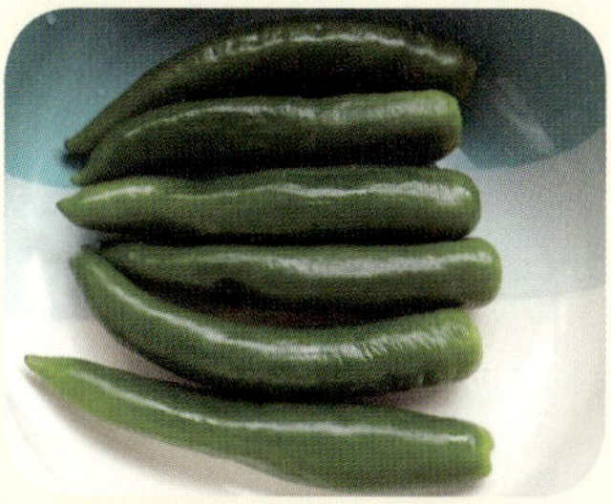

- 성 질 - 뜨겁고 매우며 심경, 비경으로 들어간다.
- 효 능 - 온중산한(溫中散寒), 개위진식(開胃進食), 위가 차서 생긴 위통, 복통, 식욕부진, 여성들의 손발이 차면서 생리통이 심한 사람, 찬 기운으로 인한 감기, 산통에 효과.

(4) 흑임자

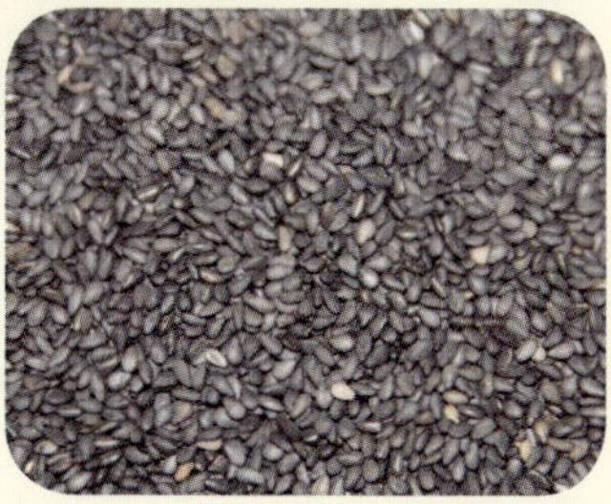

- 성 질 - 평하고 맛은 달며 간경, 비경, 신장경으로 들어간다.
- 효 능 - 간장, 신장, 정혈을 보하고 장을 윤택, 변을 잘 통하게 한다. 간신부족으로 인한 이명, 어지럼증, 허리와 무릎에 힘이 없고 머리가 빨리 하얗게 변한사람, 피부 건조한사람, 장이 건조해 변비 있는 증상, 산모의 모유 적을 때, 노인성 천식, 폐결핵, 성인병, 혈소판 감소로 인한 자반(紫癜), 말초신경마비, 피부두드러기에 효과.

10

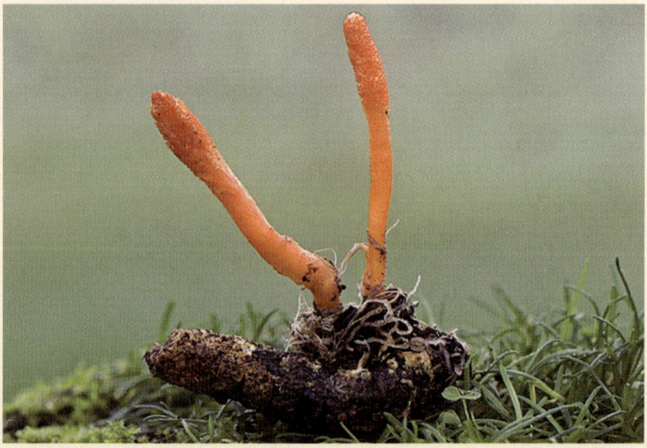

자연산 밀리타리스 동충하초

붉은 동충하초

• **성 질**: 따뜻하고 맛은 달며 폐경, 신장경으로 들어간다.

• **효 능**: 영양강장, 면역증강, 자연치유력, 항암, 염증억제, 항 피로, 폐와 신장 보호, 정기를 돕고, 가래, 담을 삭히고, 기침을 멈춤, 천식, 주리 튼튼, 신장의 정기와 양기보호, 노화방지, 양생식품, 당뇨, 암증, 폐 허증으로 인한 제반증상, 신허로 인한 증상, 노인 만성기관지염, 폐암, 폐기종, 폐결핵, 기관지천식, 석폐증, 폐기가 약해 짧은 기침, 허약한 천식, 각혈, 허약체질로 땀 많이 나고 자한, 도한, 감기 자주 걸리는 사람, 나이 들어 허약체질, 만성소모성질환, 신장기운 부족한 요통, 하지무력, 양위, 유정, 암증으로 방사선치료를 받은 사람, 당뇨환자, 만성신장염, 재생장애성 빈혈, 백세표 감소증에 효과가 좋다.

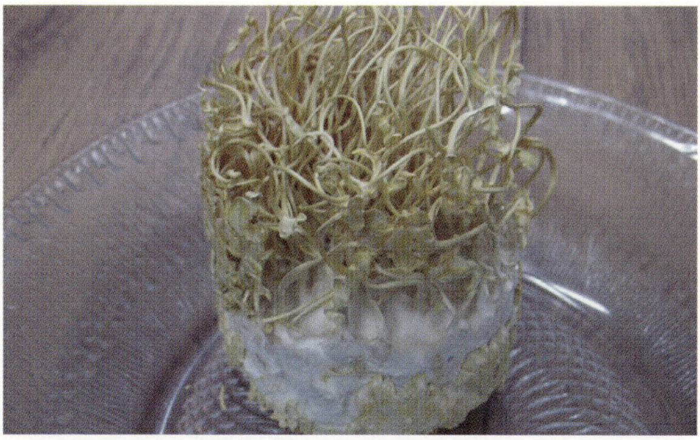

[재배한 밀리타리스 동충하초 1]

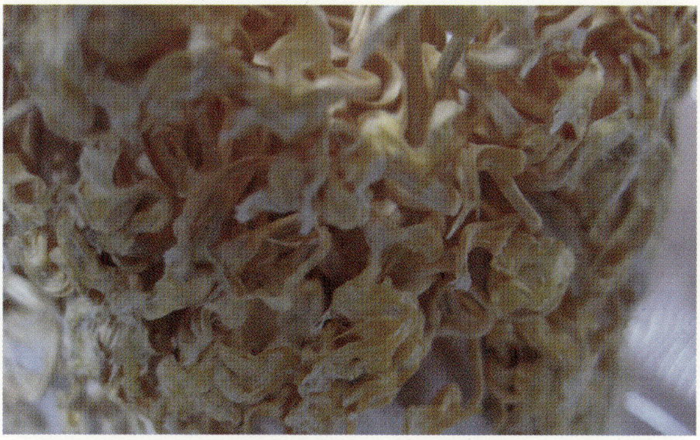

[건조된 밀리타리스 동충하초]

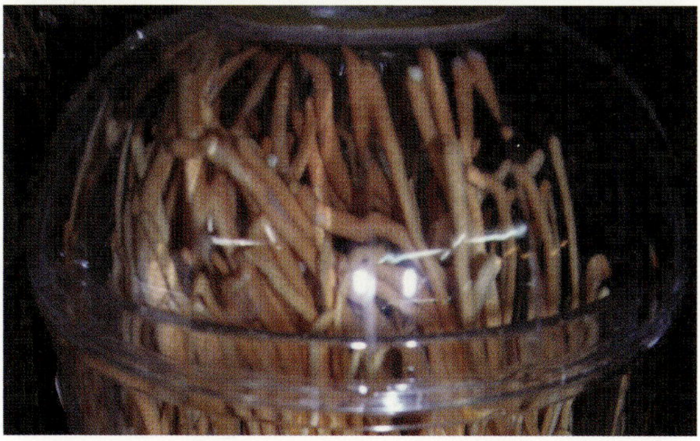

[재배한 밀리타리스 동충하초 2]

약선 음식 레시피

붉은 동충하초 소고기 탕

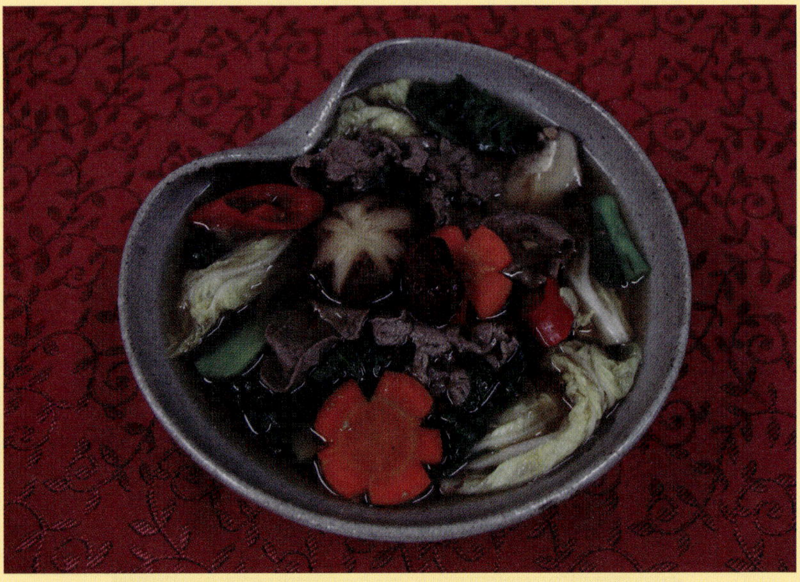

| 재 료 |

- **약재료 :** 동충하초 10g, 상기생 10g
- **주재료 :** 소고기 50g
- **부재료 :** 표고버섯 1개, 배추 10g, 시금치 10g, 당근 10g, 생강 5g, 파 10g, 홍고추 5g, 대추 5g, 된장 1작은 술, 국간장 1/2작은 술

(3) 당근

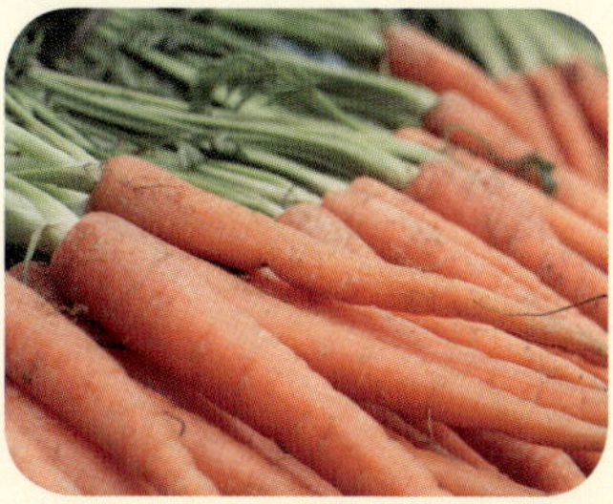

- 성 질 - 평하고 맛은 달고 매우며 비경, 간경, 폐경으로 들어간다.
- 효 능 - 건비조소화(建脾助消化), 보혈조발육(補血助發育), 빈혈, 고혈압, 영양불량, 발육부진, 어린이 두드러기, 수두, 콜레스테롤, 야맹증, 담결식이 있는 사람.

11

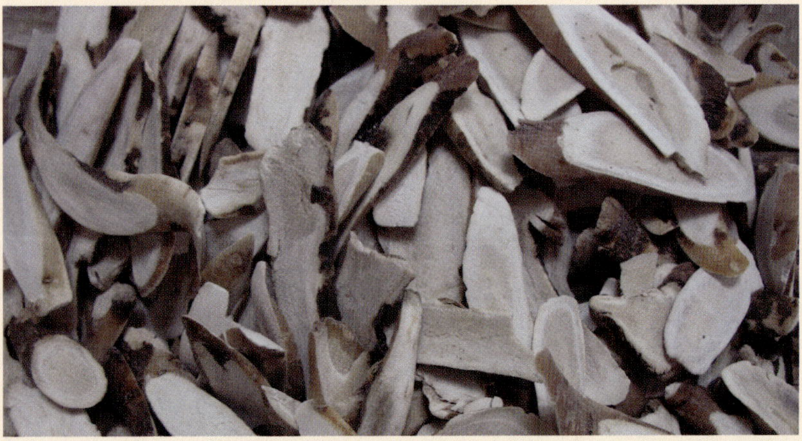

뿌리 - 백작약

백 작 약

- **성 질**: 약간 차고 맛은 쓰고 시며 간경, 비경으로 들어간다.
- **효 능**: 혈액을 키우고 음을 수렴, 간을 부드럽게 하고 통증완화, 두통, 건양억제, 간혈허약, 생리불순, 사지가 오그라들거나 급한 통증, 간과 비장의 불화로 인한 흉협완복 동통, 간양상항, 현훈, 음을 수렴하여 땀을 멈추게, 음허도한, 자음, 양혈조경, 두통, 월경통, 여성강장제
- **한 방**: 유간지통, 양혈렴음, 평간억양, 월경불순, 혈리, 복중경결, 협통, 흉복동통, 표허 자한, 현훈

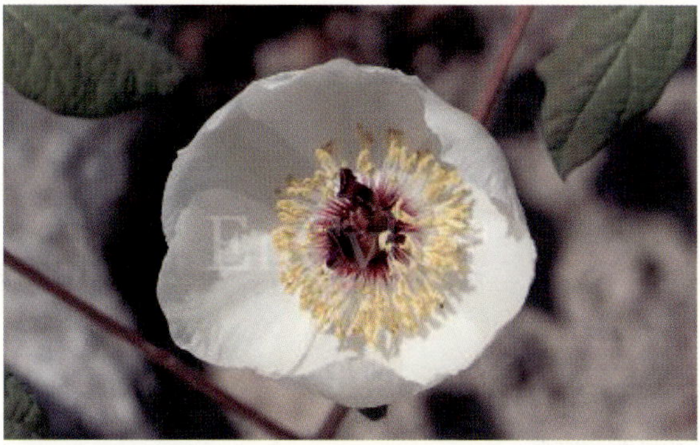

[산 작약 꽃 (산당화)]

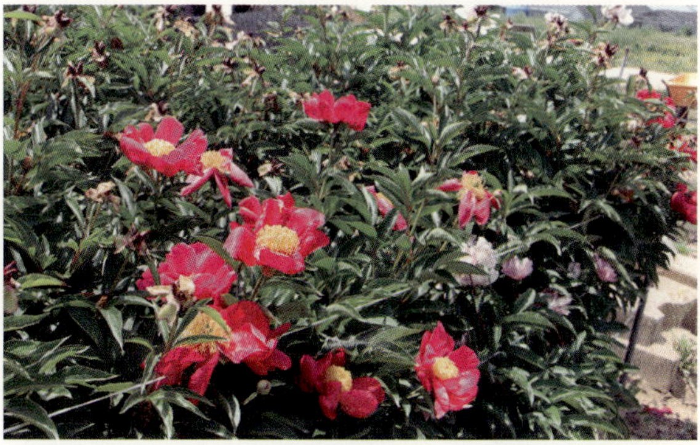

[작약 꽃]

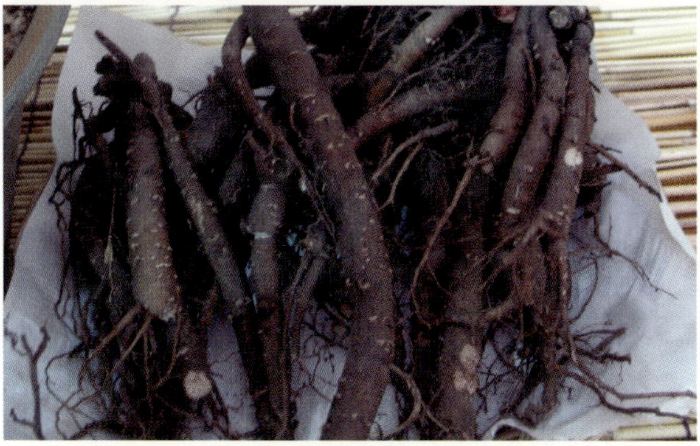

[작약 뿌리]

약선 음식 레시피

백작약 돼지고기 샐러드

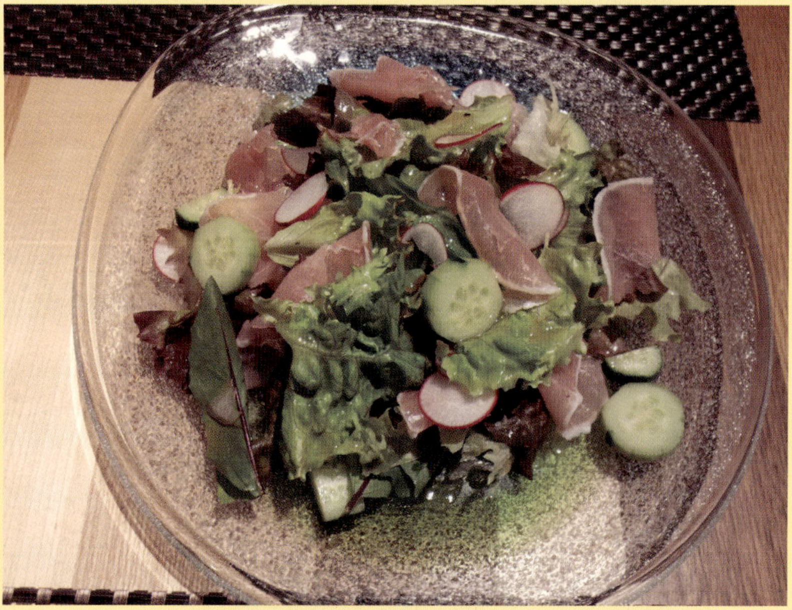

| 재 료 |

- **약재료 :** 백작약 20g
- **주재료 :** 돼지고기 50g, 베이컨 10g
- **부재료 :** 오이 10g, 상추 10g, 쌈채류 10g, 생강 1/2 작은 술, 참기름 1작은 술, 간장 1작은 술, 식초 1작은 술, 물 1작은 술

만드는 방법

(1) 백작약은 씻어서 30분간 담근 다음에 30분간 끓여서 약물을 만든다.

(2) 돼지고기는 싱싱한 것을 골라서 얇게 자른 다음 백작약 약물에 30분간 담근 후 꺼내서 물기를 제거한다.

(3) 베이컨은 먹기 좋은 크기로 자른 다음 뜨거운 물에 살짝 데친다.

(4) 오이는 소금으로 문질러서 깨끗이 씻은 후 동그랗게 썬다.

(5) 상추는 깨끗이 씻어 물기를 뺀 후 잘게 자른다.

(6) 쌈채류는 깨끗이 씻어 물기를 뺀 후 잘게 자른다.

(7) 생강은 갈아서 베보자기에 넣어서 짜준다.

(8) 생강액에 참기름, 간장, 생강, 식초, 물을 섞어서 샐러드소스를 만든다.

(9) 돼지고기, 베이컨, 오이, 상추, 쌈채류에 8번의 소스를 잘 버무려준다.

약선 재료의 효능

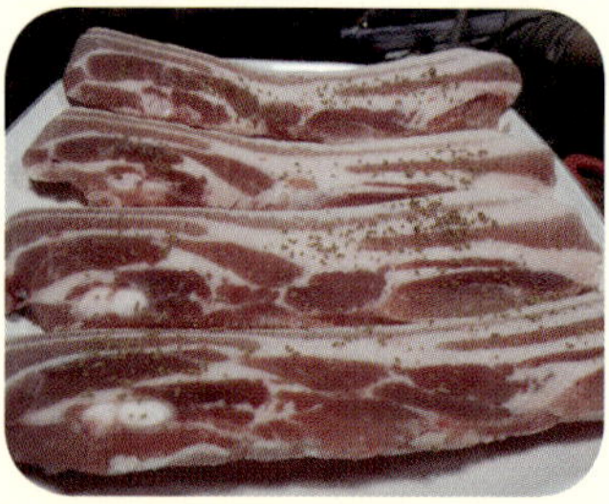

(1) 돼지고기

- 성 질 - 약간 차고 맛은 달고 짜며 비경, 위경, 신장경으로 들어간다.
- 효 능 - 보신자음(補腎滋陰), 윤조(潤燥), 익기양혈(益氣養血), 변비, 소종(消腫), 음허체질, 열병으로 진액 상한 사람, 피부건조, 마른기침.

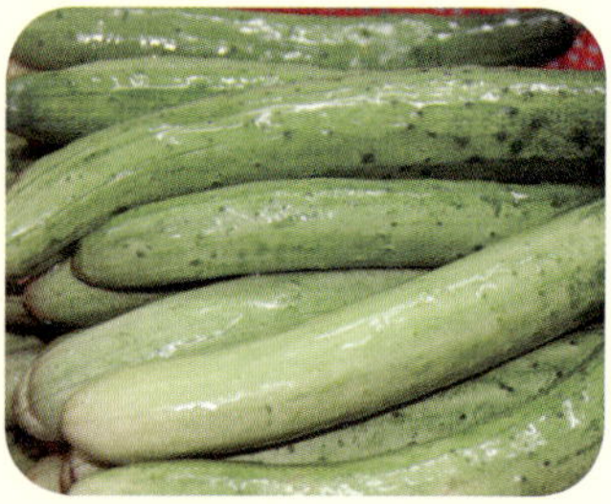

(2) 오 이

- 성 질 - 차고 서늘하며 맛은 달며 비경, 위경, 대장경으로 들어간다.
- 효 능 - 수분공급, 면역력향상, 소화개선, 암 예방, 손톱, 머리카락건강, 체중감량, 관절건강, 혈관질환예방, 피부미용, 입 냄새, 숙취, 이뇨, 부종제거, 갈증해소, 해갈, 변비예방, 숙변제거, 장내청소, 체온조절, 황산화작용, 숙취해소, 피로회복, 고혈압예방, 해독.

(3) 상 추

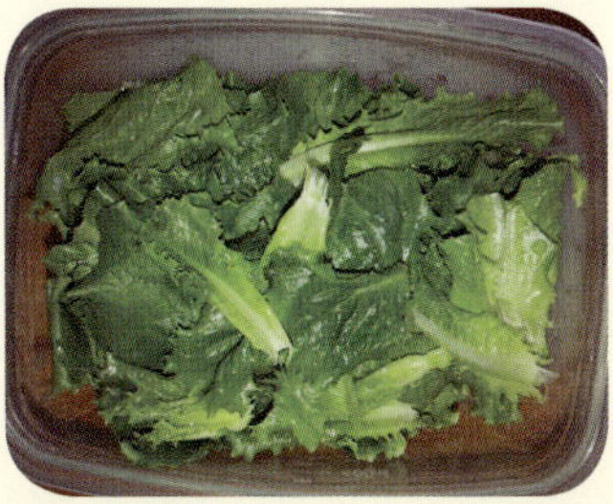

- 성 질 - 차고 쓴맛이 난다,
- 효 능 - 식욕증진, 긴장완화, 불면증, 변비, 눈건강, 빈혈예방, 정신안정, 여드름, 피부미백, 피로해소, 신경질통증완화, 독소배출, 숙취, 근육과 뼈를 보강하고 오장육부의 기운을 통하게 한다.

---

(4) 생 강

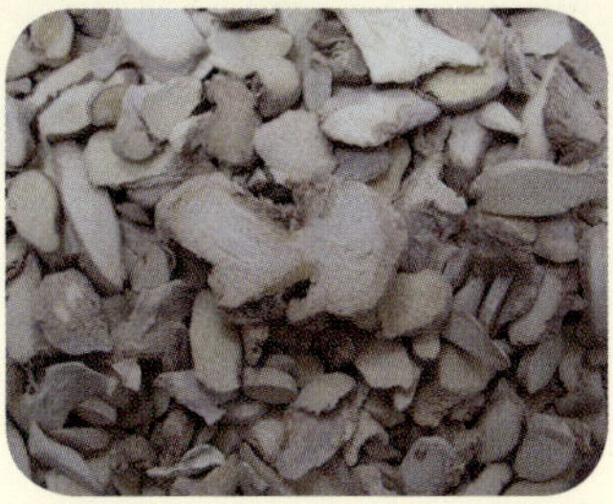

- 성 질 - 따뜻하고 맛은 매우며 비경, 위경, 폐경으로 들어간다.
- 효 능 - 찬 기운을 없애고 표증(表證) 치료, 구토 멈춤, 가래 삭힘, 멀미, 기침 멈추는 효능, 생선, 게, 육류, 버섯해독효능, 풍한(風寒), 감기몸살, 오한나면서 열 있는 증상, 코 막히고 두통, 구토, 가래기침, 만성위한(慢性胃寒)환자, 찬 음식을 먹고 위에 통증, 복부창만하고 설사하는 사람, 부인들 한성(寒性)생리통.

12

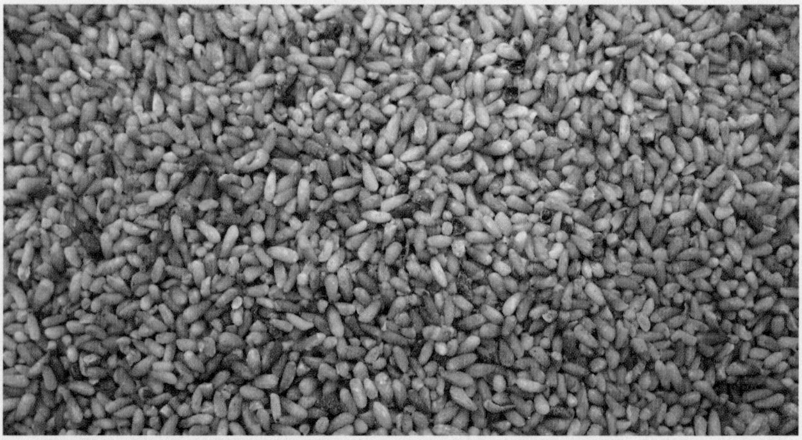

종자 - 백자인

백 자 인

- 성 질: 평하고 달며 심경, 신장경, 대장경으로 들어간다.
- 효 능: 양심산신, 윤장통변 작용, 심음이 부족해 심신불안, 두근거림, 꿈 많고 잠이 오고 어지러우면서 건망증이 심한 사람, 변비, 토혈, 녹혈, 장출혈, 소변출혈, 대하, 익기, 치 냉풍, 이질, 사지신경통
- 한 방: 자양강장, 진정, 불면증, 통변 효능

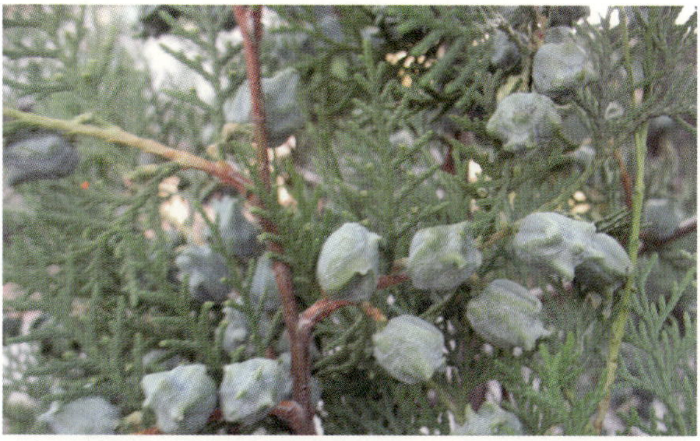

[측백나무 종자]

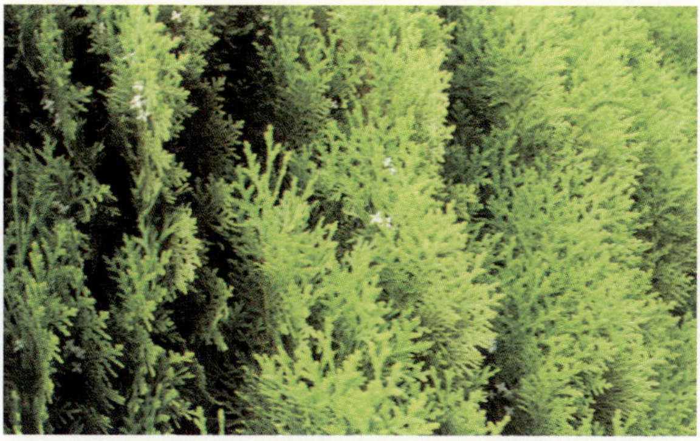

[측백나무 잎]

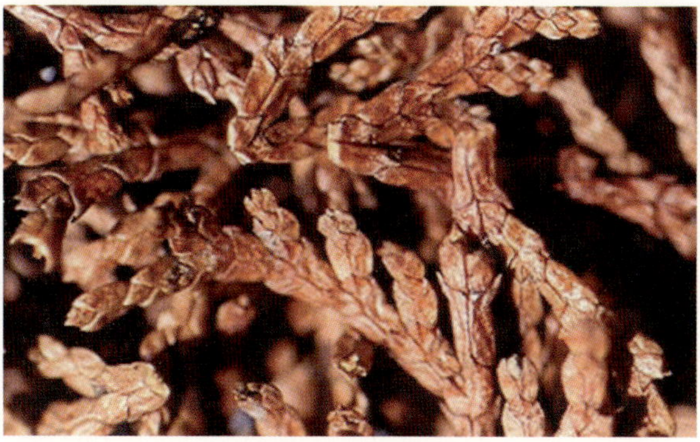

[측백나무 건조한 잎]

약선 음식 레시피

백자인 군만두

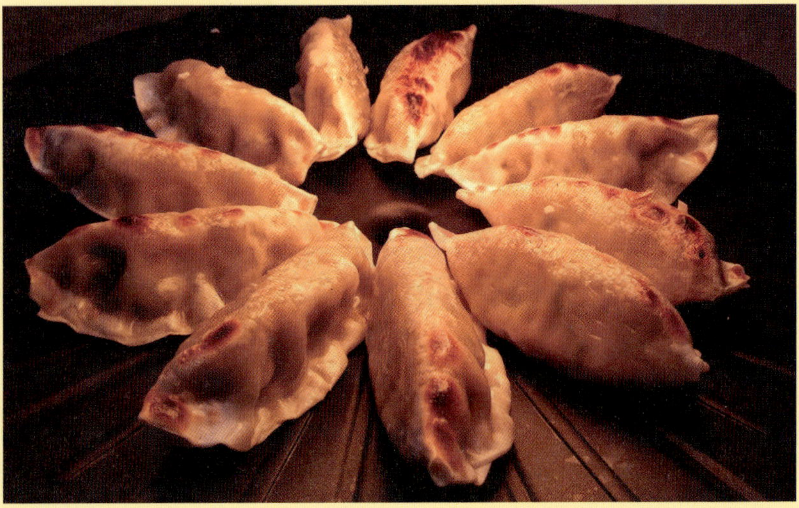

| 재 료 |

- **약재료 :** 백자인 분말 10g
- **주재료 :** 밀가루 100g, 계란 1개
- **부재료 :** 돼지고기 50g, 무말랭이 20g, 부추 20g, 양파 10g, 두부 10g, 생강 10g, 대파 10g, 소금 1/2작은 술, 후추 약간
- **양념장 :** 간장 2큰 술, 참기름 1작은 술, 다진 마늘 1큰 술, 다진 생강 1/2작은 술

만드는 방법

(1) 백자인은 씻어서 끓인 후 약물을 준비한다.

(2) 밀가루에 소금과 백자인 약물, 계란을 넣고 반죽을 해서 여러 번 치댄 후 젖은 행주로 덮어서 냉장고에서 30분 정도 숙성시킨다.

(3) 돼지고기는 씻어서 물기를 꼭 짜고 잘게 다진 다음 후추와 소금을 넣고 맞춘다.

(4) 무말랭이는 씻어서 불린 후 물기를 꼭 짜고 잘게 다진 다음 참기름과 소금을 넣어 부드럽게 볶아준다.

(5) 부추는 살짝 데쳐서 수분을 제거하고 잘게 다진다.

(6) 양파는 채쳐서 달군 팬에 살짝 볶아 놓는다.

(7) 두부는 칼등으로 으깨서 양념을 넣어 골고루 섞는다.

(8) 생강은 껍질째 씻어서 곱게 다져 놓는다.

(9) 대파는 씻어서 곱게 다져 놓는다.

(10) 돼지고기, 무말랭이, 부추, 양파, 두부, 생강, 대파 등을 넣고 골고루 섞어서 만두소를 완성한다.

(11) 반죽을 꺼내서 만두피를 만든다.

(12) 만두피에 만두소를 넣고 빚어서 팔팔 끓는 소금물에 삶는다. (동동 뜨면 익은 것).

(13) 혹은 열이 오른 찜통에서 10분간 센 불에 쪄서 완성한다.

(14) 후라이팬에 기름을 두르고 노릇노릇하게 굽는다.

약선 재료의 효능

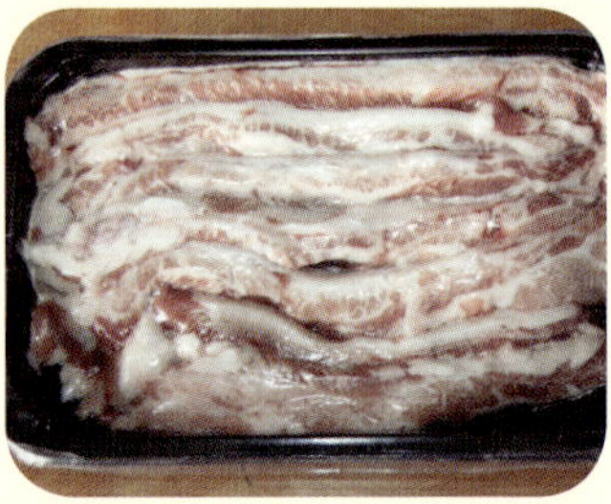

(1) 돼지고기

- 성 질 - 약간 차고 맛은 달고 짜며 비경, 위경, 신장경으로 들어간다.
- 효 능 - 보신자음(補腎滋陰), 윤조(潤燥), 익기양혈(益氣養血), 변비, 소종(消腫), 음허체질, 열병으로 진액 상한사람, 피부건조, 마른기침.

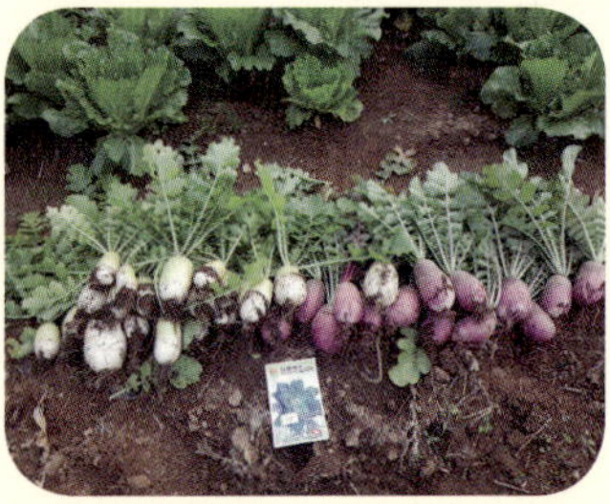

(2) 무

- 성 질 - 차고 달며 맵고 폐경, 위경으로 들어간다.
- 효 능 - 소식화담(消食化痰), 하기관중(下氣寬中)작용, 갈증해소, 해독, 소화를 돕고 담을 삭히며 기침을 멈추게 한다. 항암작용, 진액을 만들어 피부를 윤택하게 하고 대소변을 잘 보게 한다.

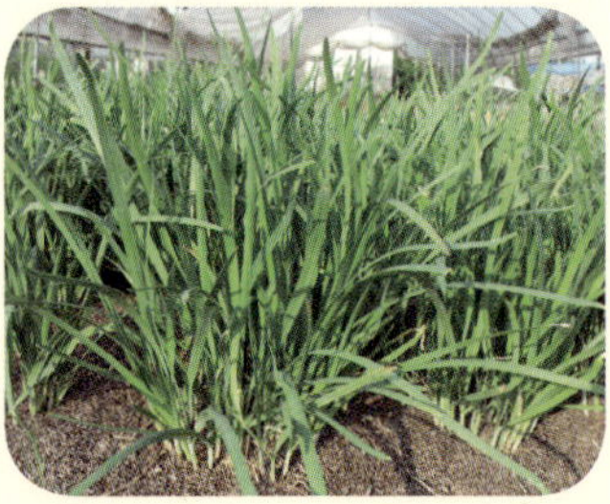

(3) 부 추

- 성 질 - 따듯하고 맛은 맵다. 신장경, 위경, 폐경, 간경으로 들어간다.
- 효 능 - 신장의 양기를 보하고 중초를 따뜻하게 하며 기운을 잘 통하게 하며 혈전을 풀어주고 해독작용이 있다.

(4) 두 부

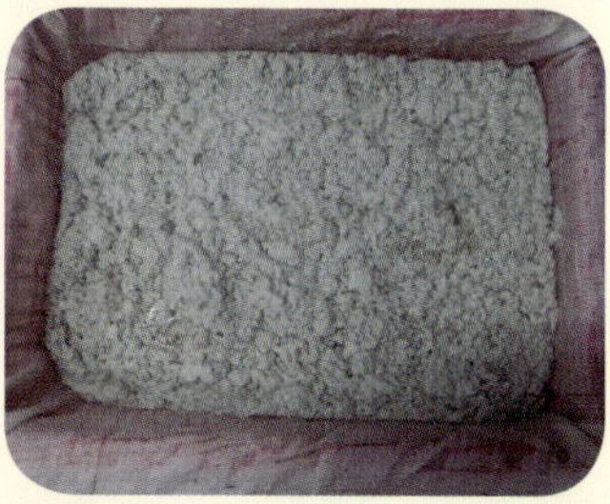

- 성 질 - 시원하고 맛은 달며 비경, 위경, 대장경으로 들어간다.
- 효 능 - 익기관중(益氣寬中), 생진지갈(生津止渴), 청열해독(淸熱解毒), 신체허약, 기혈양허, 영양불량인 사람, 혈지방 낮춤, 혈관강화, 당뇨, 비만예방, 기관지, 산후유즙분비가 적거나 청소년 발육, 간장 해독작용.

(5) 생 강

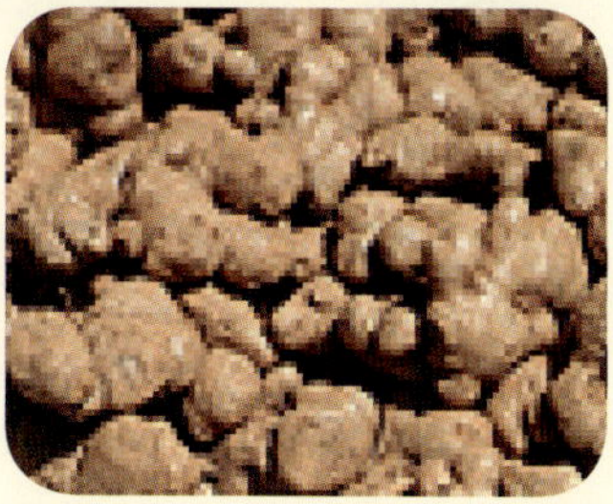

- 성 질 - 따뜻하고 매우며 비경, 위경, 폐경으로 들어간다.
- 효 능 - 산한해표(散寒解表), 강역지구(降逆止嘔), 화담지해(化痰止咳), 풍한감기로 두통, 코막힘, 오한이 들 때, 구토, 설사, 생리불순.

13

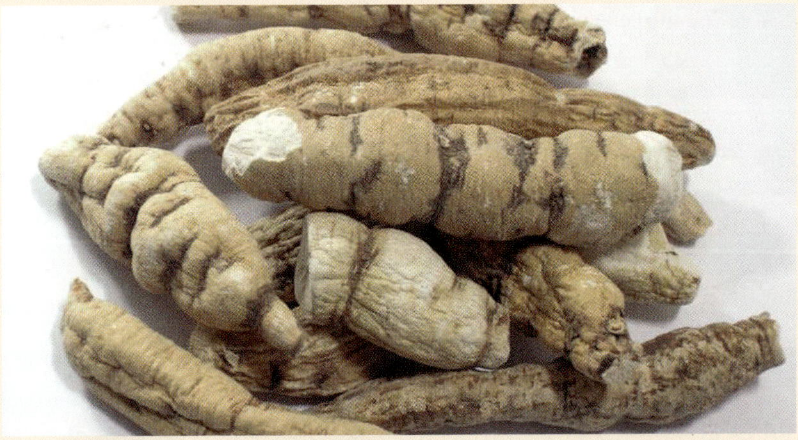

백하수오 뿌리, 곱 뿌리, 덩이줄기 말린 것 - 백하수오

백하수오

- **성 질**: 약간 따뜻, 맛은 달고 쓰며 약간 떫다. 간경, 신장경으로 들어감.
- **효 능**: 창독, 해독, 고혈압, 고지혈증, 변비해소, 심혈관질환, 당뇨, 보혈, 간장과 신장을 보호, 정혈을 돕고 정기가 세어나가지 않게 잡아주며 머리를 까맣게 하는 효능, 중, 노년에 간장과 신장부족으로 인해 눈이 어지럽고 허리 아프며 다리 힘이 없는 증상, 머리가 빨리 하얗게 되거나 빠지고 조로현상, 혈액이 허약하여 나타나는 심계, 실면, 여성불임증, 냉, 대하, 창상, 동맥경화, 만성간염, 자양강장, 신정, 병후사지허약, 관절무력동통
- **한 방**: 반혈, 만성풍비, 치질, 요슬산연, 신경쇠약, 장출혈

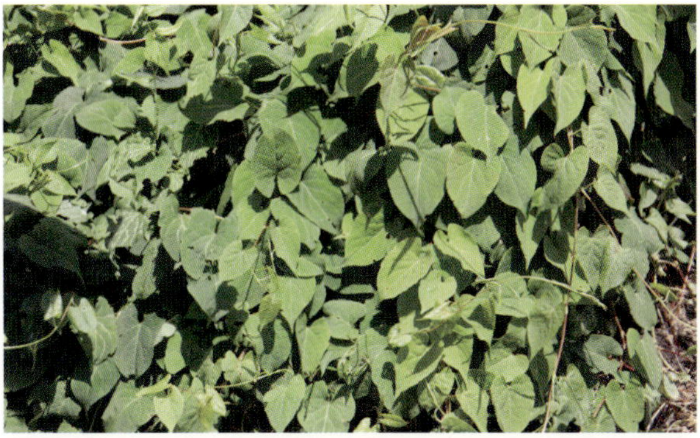

[백하수오 덩굴]

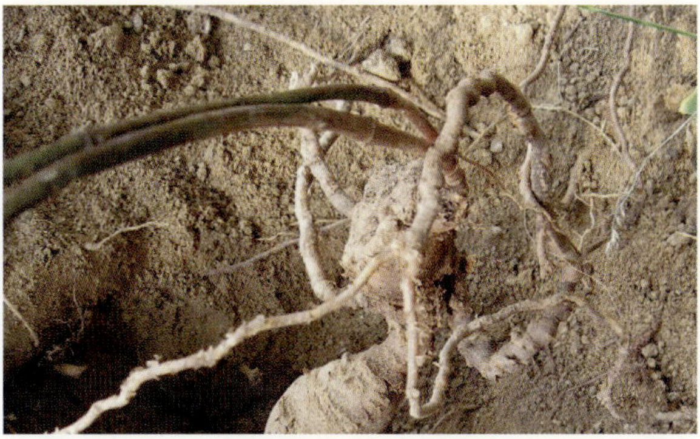

[자연산 백하수오 뿌리]

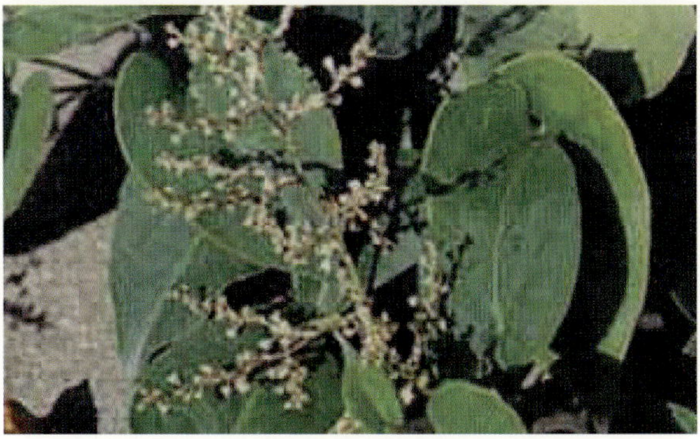

[백하수오 꽃]

약선 음식 레시피

백하수오 해삼도리뱅뱅이

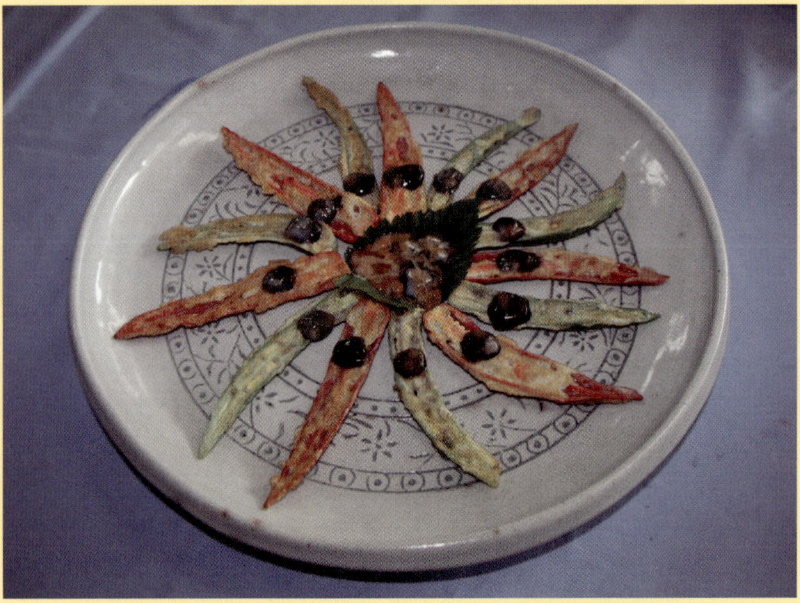

| 재 료 |

- **약재료 :** 백하수오 20g
- **주재료 :** 해삼 1마리, 홍고추 4개, 청고추 4개
- **부재료 :** 계란 1개, 참기름 5T, 통깨 1T

만드는 방법

(1) 백하수오 30분간 담가서 30분간 끓여 약물을 만든다.

(2) 해삼은 내장을 제거하고 동그랗게 잘라서 작게 자른다.

(3) 홍고추, 청고추는 씻어서 반을 자른 다음 씨를 제거한다.

(4) 계란은 흰자와 노른자를 분리한 다음 약물을 넣고 잘 풀어준다.

(5) 반을 자른 홍고추에 노른자를 입혀서 참기름을 두르고 노릇하게 지진다.

(6) 반을 자른 청고추에 흰자를 입혀서 참기름을 두르고 노릇하게 지진다.

(7) 접시에 홍고추와 청고추를 사이사이에 넣고 둥그렇게 돌린다.

(8) 홍고추와 청고추 위에 자른 해삼, 통깨를 올린다.

(9) 해삼 내장은 가운데 놓는다.

약선 재료의 효능

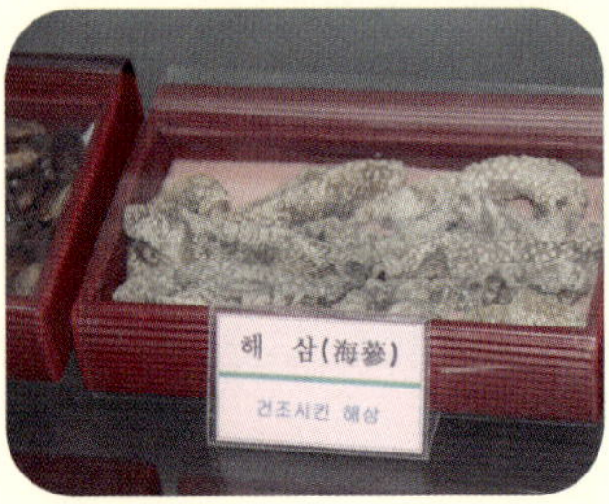

(1) 해 삼

- 성 질 - 따뜻하고 맛은 짜며 심장경, 신장경으로 들어간다.
- 효 능 - 보신(補腎), 자음(滋陰), 양혈(養血), 익정(益精), 온양(溫陽), 조경(調經), 양태(養胎), 항노쇠(抗老衰) 신체허약, 기혈양허, 고지혈증, 영양불량인 사람, 신장양기 부족으로 인한 양위, 유정, 소변이 자주 나오는 사람, 수술 후 몸이 허약한 사람, 고혈압, 노인들의 기력회복.

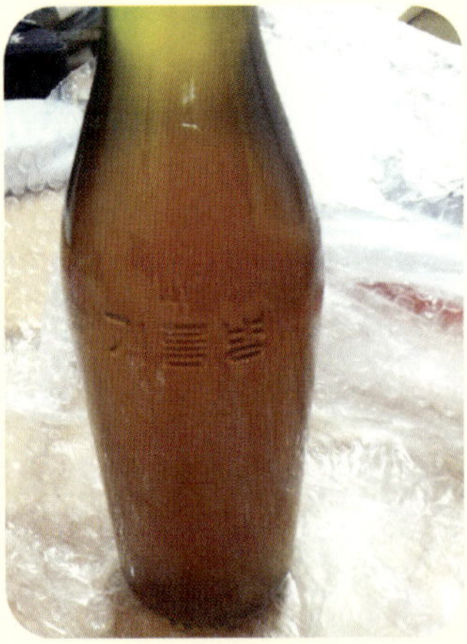

(2) 참기름

- 효 능 - 강한 살균력, 식중독, 장염, 이질, 세균성 감염, 화상, 비만, 각종 피부병 등에 외용약, 항산화 작용.

(3) 계 란

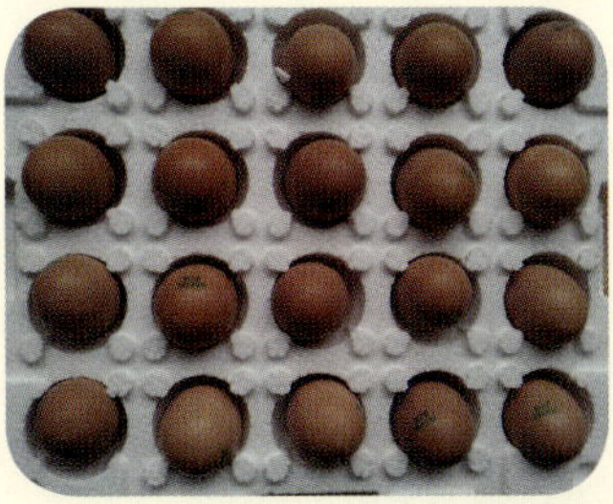

- 성 질 - 평하고 맛은 달며 폐경, 위경으로 들어간다.
- 효 능 - 자음윤조(滋陰潤燥), 양혈안태(養血安胎), 건뇌(建腦)작용, 체질이 허약한 사람, 영양불량, 기혈부족, 부인들의 산후조리, 태동불안, 뇌를 튼튼하게 하는 작용, 성장기 어린이들에게 좋다. "흰자는 성질이 약간 차고 폐를 윤택하게, 목을 부드럽게 하고 청열해독, 노른자는 성질이 따뜻하고 신장의 음을 보하여 윤택, 혈액을 돕고 풍을 잠재운다.

14

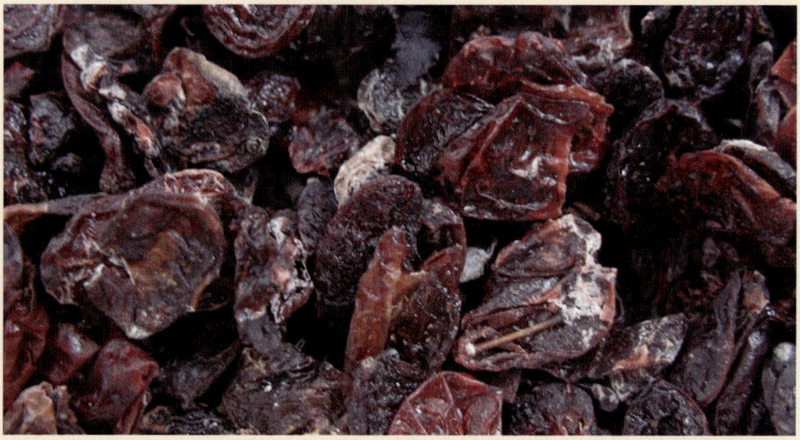

열매-산수유

산 수 유

- **성 질**: 약간 따뜻하고 시며 간경, 신장경으로 들어간다.
- **효 능**: 정기수렴, 허탈증상 예방, 이명, 양위, 유정, 성기능감퇴, 하혈, 소갈증, 생리과다, 노화예방, 오경설사, 식은땀, 다리 힘 보강, 간, 신장, 허리, 무릎시림, 간 기능약화로 시력저하
- **한 방**: 보 간신, 요통, 현훈, 이명, 유정, 빈뇨, 구사

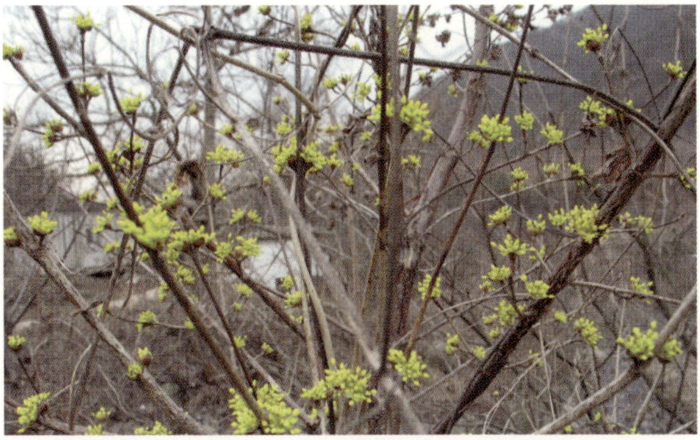

[산수유 나무]

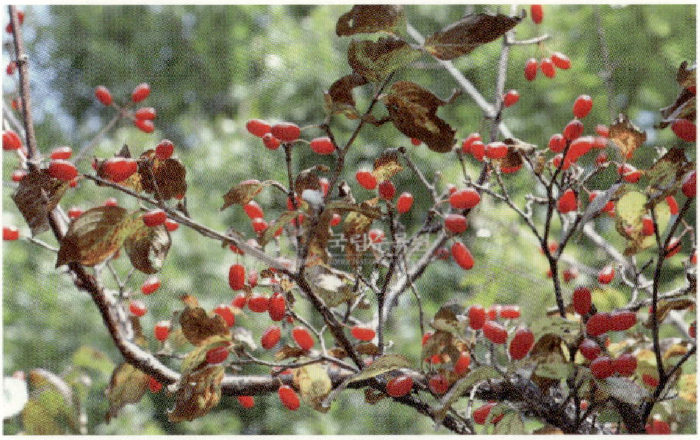

[산수유 열매]

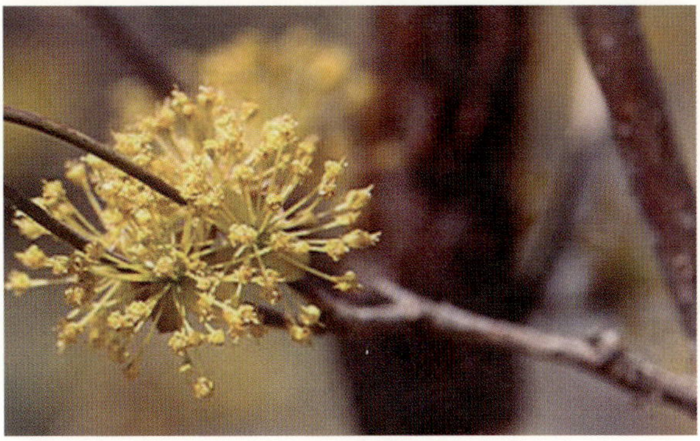

[산수유 꽃]

약선 음식 레시피

산수유 황태전

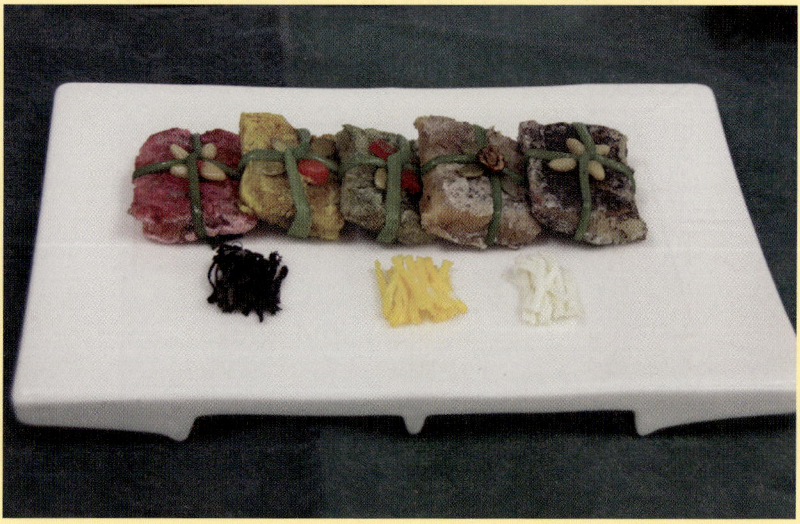

| 재 료 |

- **약재료 :** 산수유 10g, 녹차분말 10g, 백년초 분말 10g, 흑지마분말 10g
- **주재료 :** 황태 1마리, 찹쌀가루 30g, 계란 5개, 잣 20개, 미나리 5개
- **부재료 :** 석이버섯 10g, 참기름 5큰 술, 소금 1작은 술, 후추 1/2작은 술

만드는 방법

(1) 산수유는 뜨거운 물에 10분간 불린 후 물기를 제거한다.

(2) 녹차분말, 백년초 분말, 흑지마분말은 채로 쳐서 곱게 만든다.

(3) 황태는 껍질을 벗겨 물에 10분정도 담갔다가 물기를 꼭 짠 다음 먹기 좋은 크기로 잘라 소금, 후추를 뿌려 놓는다.

(4) 찹쌀가루는 채로 쳐서 곱게 준비한다.

(5) 계란은 노른자와 흰자를 분리한 다음 소금을 넣고 잘 섞어준다.

(6) 흰자 1개에 녹차분말(초록색)을 넣는다.

(7) 흰자 1개에 백년초분말(분홍색)을 넣는다.

(8) 흰자 1개에 흑지마분말(검정색)을 넣는다.

(9) 흰자 1개로 흰색을 만든다.

(10) 계란노른자 4개로 노란색을 만든다.

(11) 미나리는 살짝 데쳐서 식힌다.

(12) 석이버섯은 뜨거운 물에 20분간 담가서 불린 다음 칼등으로 회색 부분의 돌을 긁어내고 돌돌 말아서 가늘게 채를 썬다.

(13) 후라이팬에 참기름을 두르고 황태에 찹쌀가루를 묻힌다.

(14) 각각의 계란 색으로 옷을 입힌 후 약한 불에서 지진다.

(15) 미나리로 십자모양으로 묶어 준다.

(16) 15번 위에 잣을 올린다.

(17) 산수유, 석이버섯, 계란흰자, 계란노른자는 지단을 만들어 잘게 자른 다음 고명으로 올린다.

약선 재료의 효능

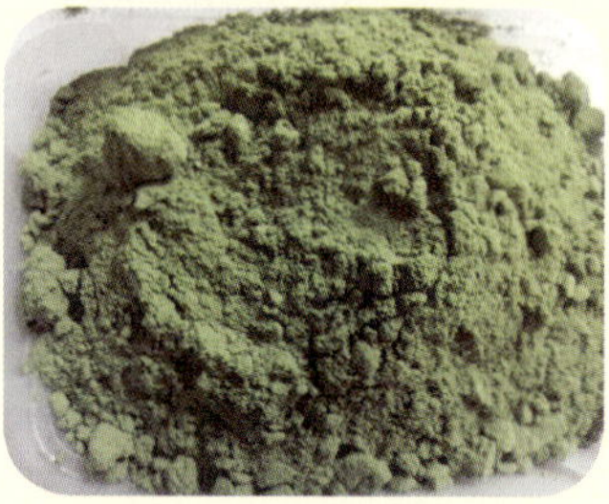

(1) 녹 차

- 성 질 - 차고 맛은 달고 쓰며 심장기능을 좋게 한다.
- 효 능 - 산화방지제, 암예방(위암, 취장암, 식도암, 결장암, 전립선암) 항산화물질, 소염성분, 이뇨, 성인병, 치아보호, 입냄새, 관절염, 염증, 면역력강화, 감기, 호흡기질환, 동맥경화, 고혈압, 진정, 강심작용, 각성작용, 해독, 살균작용, 피부노화방지, 탈모방지, 주름, 충치예방, 심장병, 심혈관질환, 간정화, 독소배출, 당뇨병, 다이어트, 신진대사촉진, 소화, 변비.

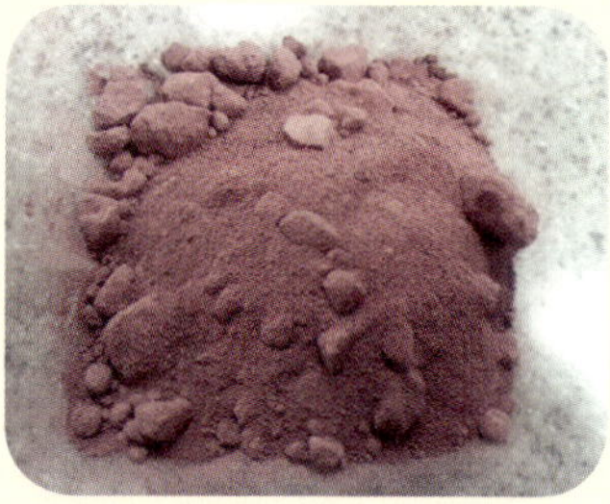

(2) 백년초

- 성 질 - 차고 신맛이 난다.
- 효 능 - 다이어트, 변비, 당뇨병, 고지혈증, 고혈압, 관절염, 부종, 위염, 위장병, 위경련, 기관지, 갱년기여성, 기의흐름, 혈액순환, 해독, 통증, 간염, 이질, 치질, 기침, 해열진증, 천식, 노화억제, 항암, 암억제, 소화불량, 변비, 세포재생, 가슴통증, 스트레스해소, 골다공증예방.

(3) 흑지마

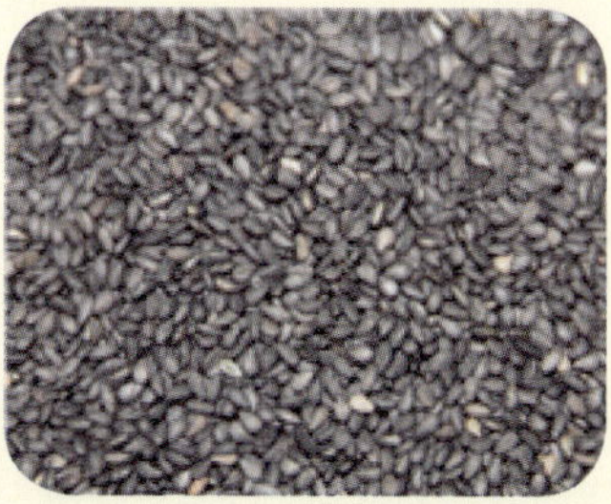

- 성 질 - 평하고 단맛이 있으며 신장, 간장, 대장경으로 들어간다.
- 효 능 - 간, 신장윤택, 피부윤택, 변비, 기미, 주근깨예방, 변비, 탈모, 눈 밝게, 종창, 정혈보충, 어지럼증, 오장윤택, 폐기보충, 골수보충, 수명연장, 허약함, 백발을 검게, 신장을 강하게 한다.

(4) 황 태

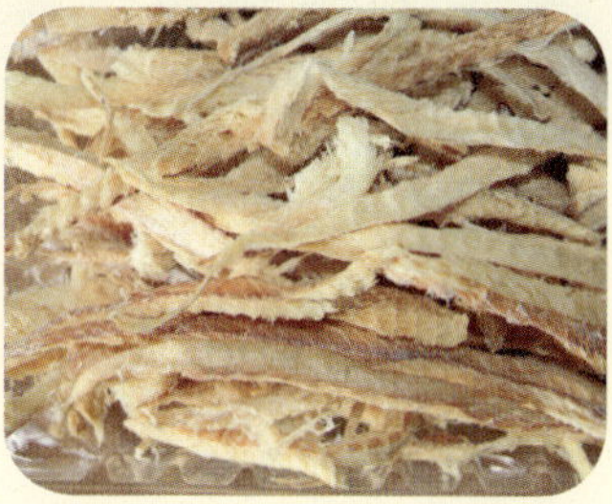

- 성 질 - 맛은 달고 단백하며 비장경으로 들어간다.
- 효 능 - 청열해독, 간보호, 이뇨, 진통, 허로, 풍증 다스림, 숙취해소, 알러지 체질개선, 중금속배출, 고혈압.

15

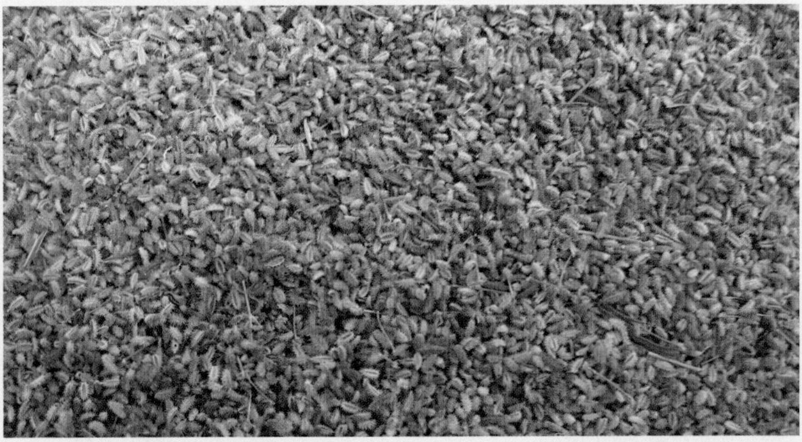

종자, 열매 - 사상자

사 상 자

- 성 질 : 따뜻하고 맛은 맵고 쓰며 신장경, 폐경, 비경으로 들어간다.
- 효 능 : 억균작용, 항바이러스, 음부소양증, 남성호르몬, 음위증, 요통, 피부소양증, 자궁냉증, 발기불능, 음낭습진, 풍습비통, 타박상, 음부양통, 관절염, 요통, 신경통, 적백대하, 신양.
- 한 방 : 온신, 거풍, 음낭 습양, 부인음중종통, 개선 습창, 풍습비통, 자궁한랭불임.

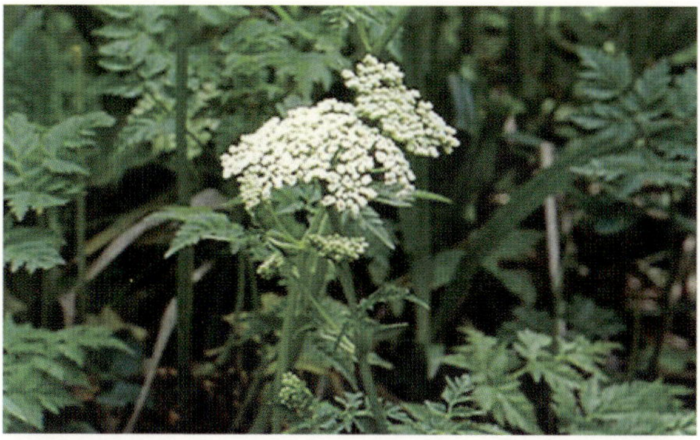

[사상자 꽃]

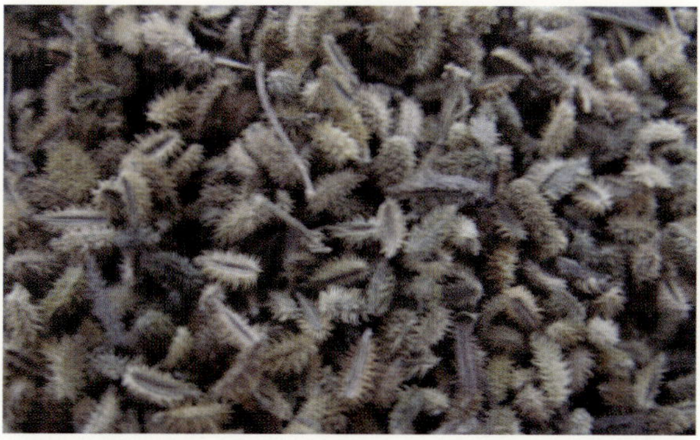

[사상자]

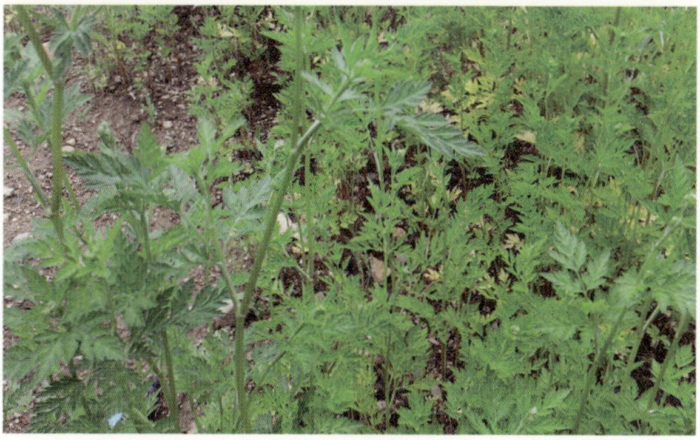

[사상자 전초]

약선 음식 레시피

사상자 새우냉채

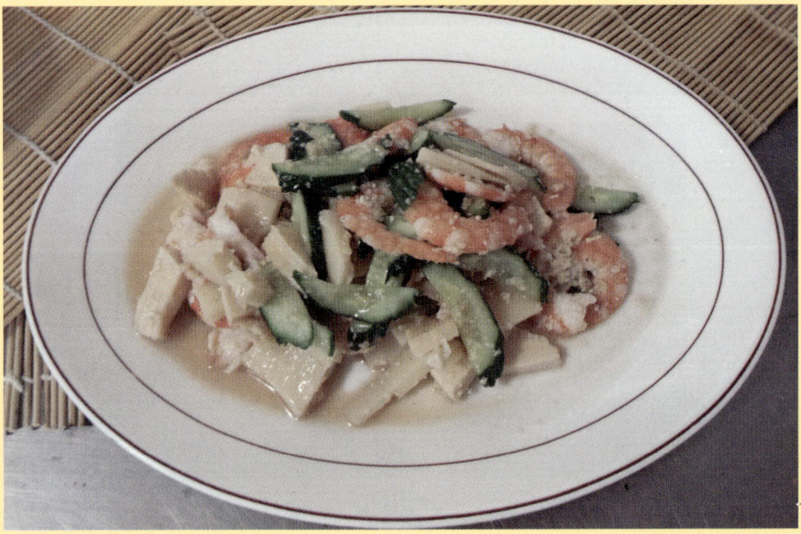

| 재 료 |

- **약재료 :** 사상자 10g, 산사 10g, 등심초 10g, 상백피 5g
- **주재료 :** 새우 20g, 죽순 20g, 해파리 10g
- **부재료 :** 오이 10g, 소금 1작은 술
- **소 스 :** 물 1큰 술, 식초 1큰 술, 꿀 1큰 술, 죽염소금 1작은 술, 참기름 1작은 술, 다진 마늘 1작은 술, 연겨자 1작은 술

만드는 방법

(1) 사상자, 산사, 등심초, 상백피에 물을 붓고 30분간 불린다.

(2) 1번을 냄비에 넣고 물을 넣고 새우를 찜기에 올려서 익힌다. 익은 새우 껍질을 제거하고 반으로 잘라서 냉장보관 한다.

(3) 죽순은 쌀뜨물에 20분간 담근 후 소금을 넣고 삶아서 씻은 후 먹기 좋은 크기로 잘라서 냉장보관한다.

(4) 해파리는 바락바락 주물러서 여러 번 씻은 후 1시간 정도 담갔다가 끓는 물에 살짝 데쳐서 찬물에 행군 후 채를 썰고 다시 찬물에 헹구고 차갑게 냉장보관한다.

(5) 오이는 소금물에 비벼서 씻은 후 반달썰기를 한 다음 냉장보관한다.

(6) 소스는 물에 식초, 꿀, 죽염소금, 참기름을 섞어 냉장고 넣어 차게 한다.

(7) 새우, 죽순, 해파리, 오이에 다진 마늘, 연겨자를 넣고 소스에 버무린다.

약선 재료의 효능

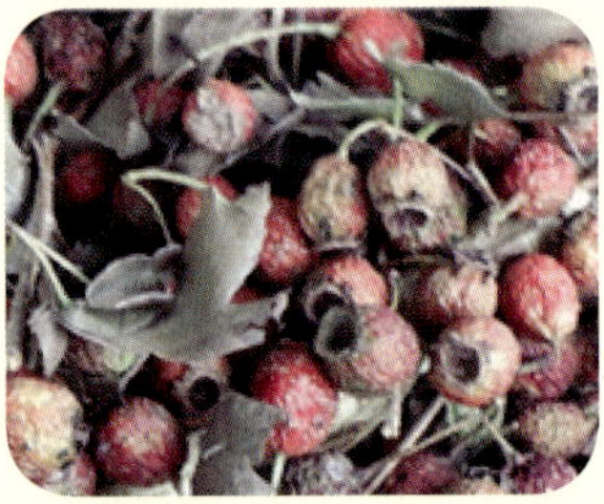

(1) 산 사

• 성 질 - 약간 따뜻하고 맛은 시고 달며 비경, 위경, 간경으로 들어간다.

• 효 능 - 소화, 적체, 어혈, 행기, 활혈, 혈압낮춤, 혈지방, 비만, 고혈압, 고지혈증, 심근경색, 심혈관질환, 암환자, 여성생리통, 폐경, 복통, 산후어혈, 이질, 동맥경화, 급성장염, 지방간, 간염, 괴혈병, 식체.

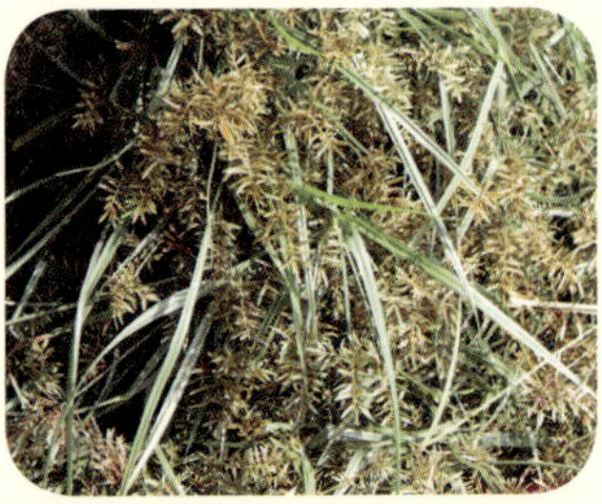

(2) 등심초

• 성 질 - 차고 맛은 달고 담담하다.

• 효 능 - 정신안정, 소변배설, 소변장애, 임질, 황달, 불면증, 갈증, 출혈, 가슴 열 내림, 신장염, 자궁출혈, 청심강화. 이뇨, 편도선염, 지혈.

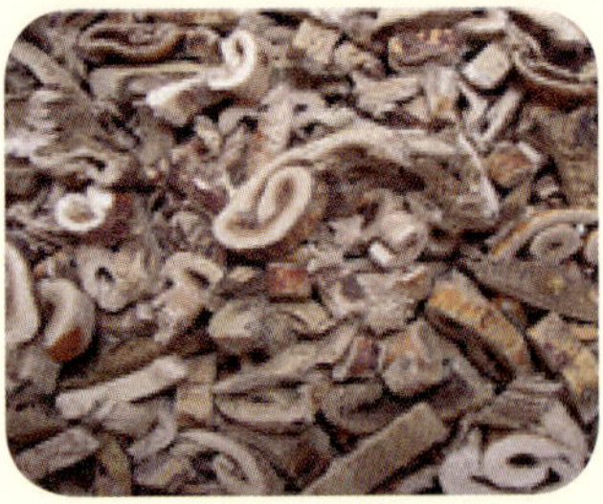

(3) 상백피

• 성 질 - 차고 맛은 달며 폐경으로 들어간다.

• 효 능 - 폐열내림, 천식, 수액대사, 수종제거, 혈압낮춤, 코피, 각혈, 간 양, 간화편성 고혈압, 각혈, 해수천식, 전신수종, 피부부종.

(4) 새 우

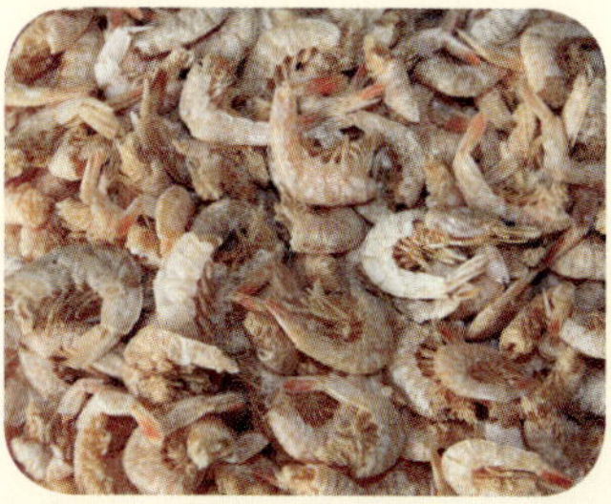

- 성 질 - 약간 차고 맛은 달다.
- 효 능 - 야맹증개선, 뇌 건강, 자양강장, 시력보호, 골다공증예방, 항암, 저혈압, 양기강화, 스태미나, 콜레스테롤 낮춤, 면역력증강, 정력증강, 간 기능 변비개선, 노화방지, 혈관질환, 성장발육, 원기회복.

(5) 죽 순

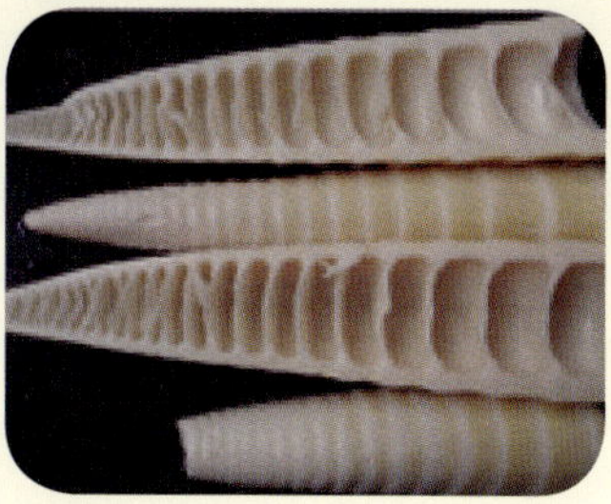

- 성 질 - 차고 맛은 달며 폐경, 심경, 대장경으로 들어간다.
- 효 능 - 풍열감기, 폐열기침, 황색가래, 부종, 급성신염, 심장병, 간장병, 폐열 내림, 가래제거, 대소변, 두드러기, 발진, 홍역, 풍진, 암증, 수두초기, 열갈증, 소변불리, 동맥경화, 비만증, 습관성변비.

16

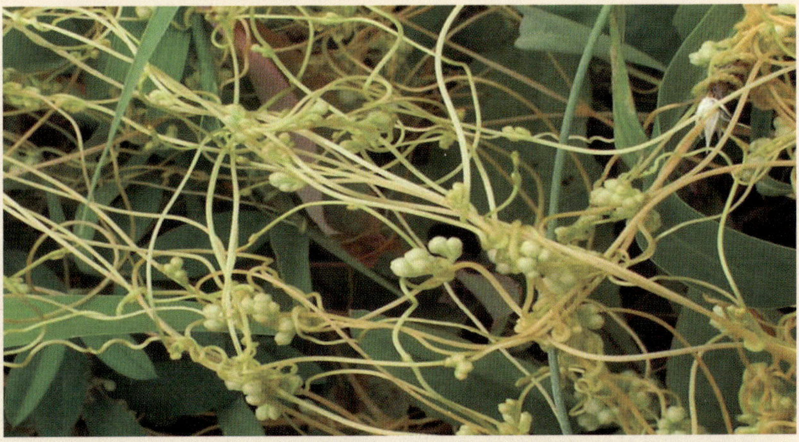

토사자(兔絲子), 야호사(野狐絲), 용수자(龍鬚子), 당몽(唐蒙)

새 삼

- **성 질**: 평하고 맛은 맵고 달다, 간경, 신장경으로 들어간다.
- **효 능**: 보양익음(補陽益陰), 고정축뇨(固精縮尿), 명목지사(明目止瀉) 작용, 신장 양기부족으로 인한 양위, 조루, 유정, 빈뇨, 불임, 냉, 대하, 강장, 강정, 토혈, 각혈, 황달, 태동불안, 습관성유산에 효과, 허리 아프고 무릎 시리며 간 신부족한 시력감퇴.
- **한 방**: 보 간신, 익정수, 명목, 요슬 산통, 유정, 음위소갈, 강정, 강장약.

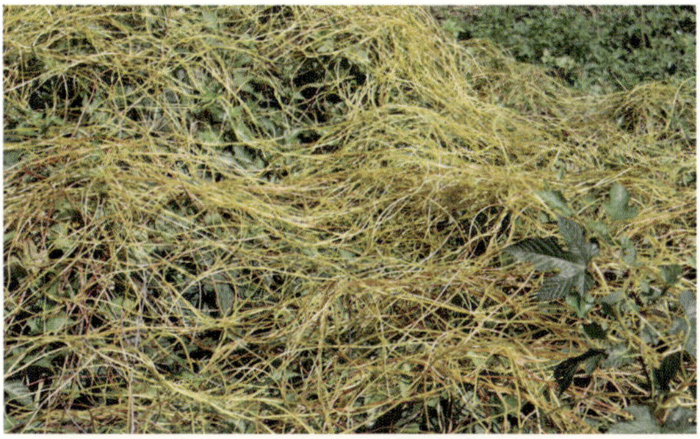

[새삼 덩굴]

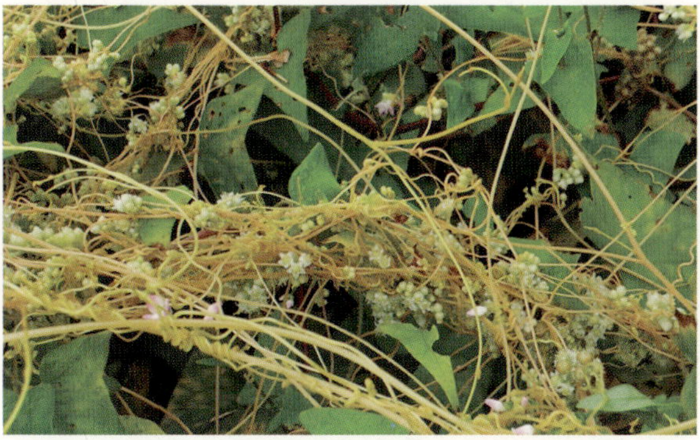

[새삼 줄기]

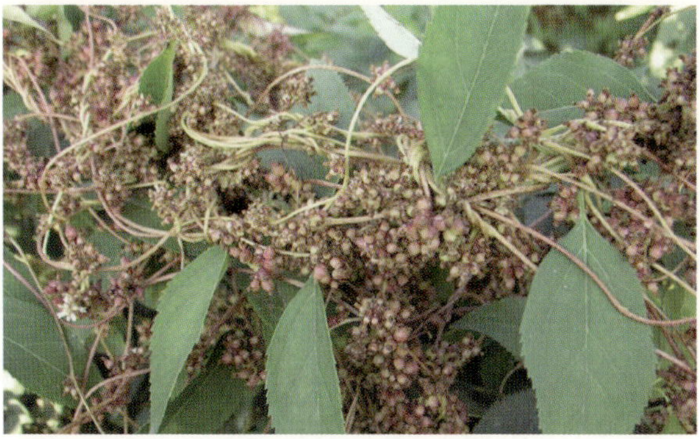

[새삼 열매 - 종자]

새삼 간장게장

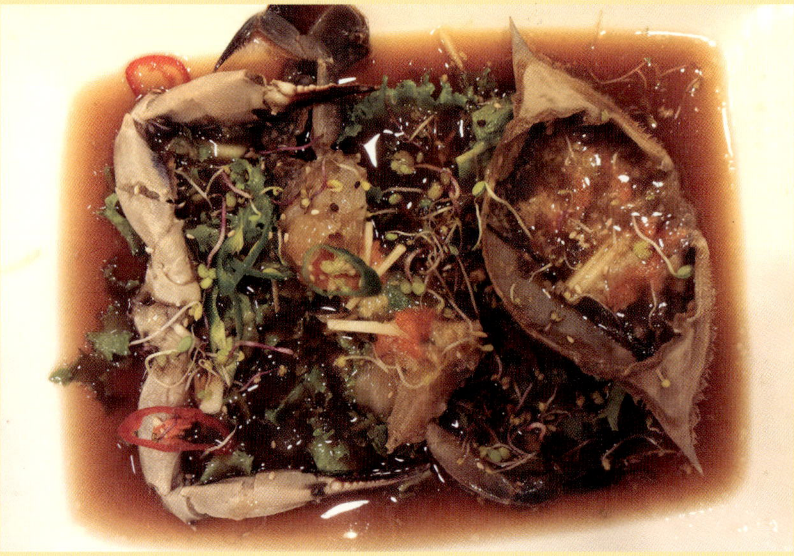

| 재 료 |

- **약재료 :** 새삼 20g, 당귀 10g, 계피 10g, 감초 10g, 대추 5개
- **주재료 :** 꽃게 1kg, 명태 1마리, 가와부시 2개
- **부재료 :** 양파 1개, 마른고추 2개, 배 1/2개, 대파 1뿌리, 생강 10g, 마늘 10g, 청량고추 2개, 표고버섯 2개, 다시마 3장, 꿀 20g, 매실청 30g, 조선간장 1큰 술, 소금 1컵, 붉은 고추 1개, 청고추 1개, 상추 2장, 쑥갓 10g, 새싹채소 10g, 깨소금 10g, 물 1000g

만드는 방법

(1) 새삼, 당귀, 계피, 감초를 씻어서 30분간 우린 다음 30분을 끓인 다음 약물을 만든다.

(2) 대추는 씻어서 칼집을 내고 불린 다음 씨를 제거한다.

(3) 꽃게는 소금물에 담가서 살살 흔들어가면서 깨끗하게 씻어주고 솔을 준비해서 빡빡 문질러준 다음 건져서 물기를 제거한다.

(4) 명태, 가와부시는 껍질째 씻어서 자른 다음 들통에 넣고 끓인다.

(5) 양파, 마른고추, 배, 대파, 생강, 마늘, 청량고추, 표고버섯, 대추는 깨끗이 씻어서 4번에 넣고 30분간 끓인 다음 건더기는 건진다.

(6) 다시마는 5번에 넣고 10분간 우린 후 건더기는 건지고 국물만 준비한다.

(7) 1번 약물에 4번, 5번 야채 끓인 물을 합치고 꿀, 매실청, 조선간장, 소금을 넣고 5분간 끓여 식힌다.

(8) 꽃게를 통에 넣고 꽃게가 잠길 정도로 7번에 끓인 장을 붓고 냉장고에서 3일간 숙성을 시킨다.

(9) 숙성시킨 간장게장에서 장만 따로 한 번 더 끓이는데 끓어오르면서 생기는 거품은 걷어주고 넘치지 않게 주의하고 식혀준다.

(10) 끓인 장을 다시 꽃게에 붓고 냉장고 안에서 5일간 숙성시킨다.

(11) 숙성 시킨 후 게장을 보관할 때에는 꽃게만 꺼내서 냉동실에 따로 보관하고 장은 끓여서 식힌 후 냉장실에 보관한다.

(12) 먹을 때에는 상추와 쑥갓, 새싹채소를 씻어 준비하고 붉은 고추와 청고추는 어슷썰기를 한다. 접시바닥에 상추와 쑥갓을 깔고 그 위에 간장게장을 올리고 새싹채소, 어슷썰기 한 붉은 고추, 청고추를 차례로 올린다.

(13) 그 위에 깨소금을 올린다.

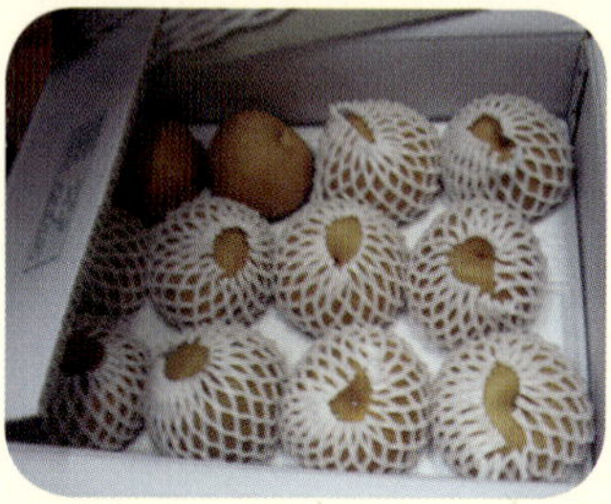

(1) 배

- 성 질 - 시원하고 맛은 달고 약간 시다. 폐경, 위경, 심장경에 들어간다.
- 효 능 - 청열강화생진(淸熱降火生津), 윤폐화담지해(潤肺化痰止咳), 거조양혈생기(去燥養血生肌), 해주독(解酒毒)작용, 열병으로 진액이 상했거나, 온병 후기, 갈증, 마른기침, 목이 쉬거나, 가래, 습관성변비, 숙취해소, 폐암, 인후암. 마른기침 멈춤, 가래 삭힘, 진액(津液) 만들어 갈증 해소.

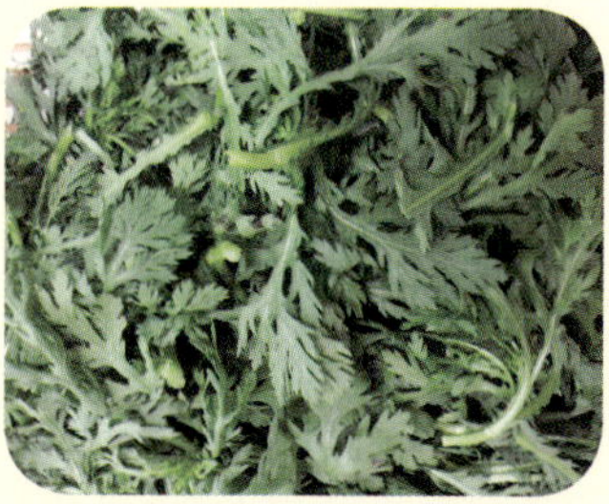

(2) 쑥 갓

- 성 질 - 시원하고 맛은 달고 맵다. 심장경, 비경, 위경으로 들어간다.
- 효 능 - 화비위(和脾胃), 소담음(消痰飮), 안심신(安心神), 비위불화로 인한 소화기 질병, 가래가 많은 기침, 번열이 나면서 불안한 증세, 고혈압으로 인한 어지럼증, 기침, 소변이 잘 나오지 않을 때, 혈압을 낮추는 작용.

(3) 다시마

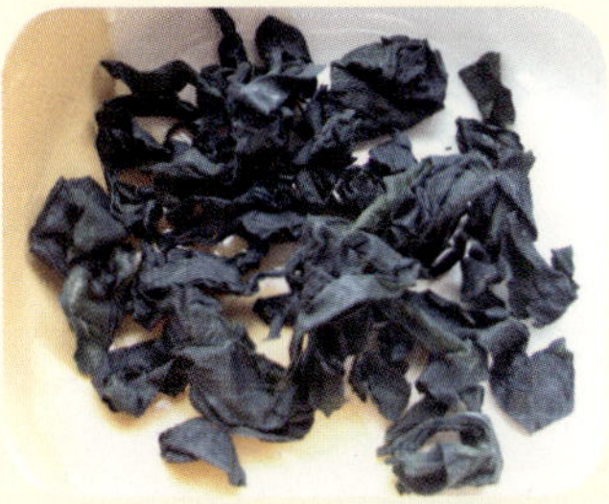

- 성 질 - 차고 맛은 짜다. 폐, 비경, 신장경으로 들어간다.
- 효 능 - 습 제거, 뭉친 것을 풀어줌, 청열이뇨, 혈압 낮추는 작용, 종양, 각종암증, 갑상선 항진증, 임파결핵, 고환종통, 고혈압, 심장병, 고지혈증, 당뇨병, 동맥경화, 골다공증, 노인들의 만성기관지염, 야맹증, 비만증, 아연중독 직업병자, 빈혈, 변비, 수종, 탈모.

17

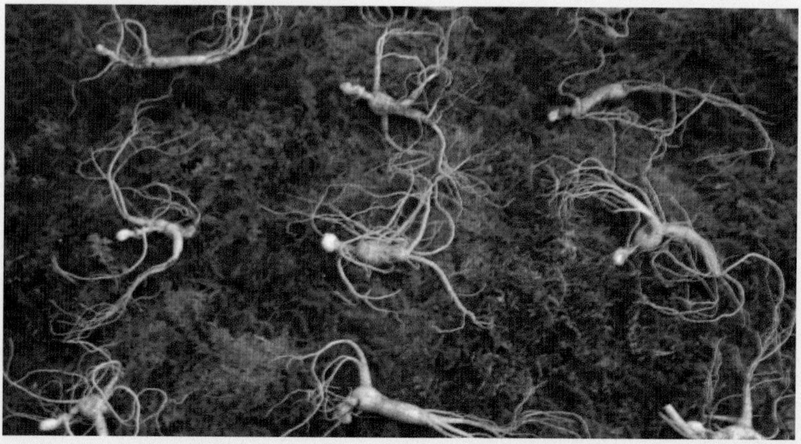

산양산삼 뿌리

산양산삼

- 성 질: 따뜻하고 맛은 달고 약간 쓰다. 폐경, 비경, 심장경으로 들어간다.
- 효 능: 원기를 크게 보하고 보비익폐, 심장강화, 정신안정, 지력도움, 진액, 신체 허약자, 기혈부족, 말랐거나 영양 불량자, 정신피로, 신경쇠약, 비장 허약해 배가 자주 아프고 설사 시, 식사량 적고 힘이 없을 때, 심폐기능부전으로 인한 심황, 가슴이 두근거리는 증상, 불면증, 당뇨, 건망증, 성기능감퇴, 암으로 몸이 허약, 뇌기능강화, 간 기능 강화, 심장강화, 강장, 항암, 항 스트레스.

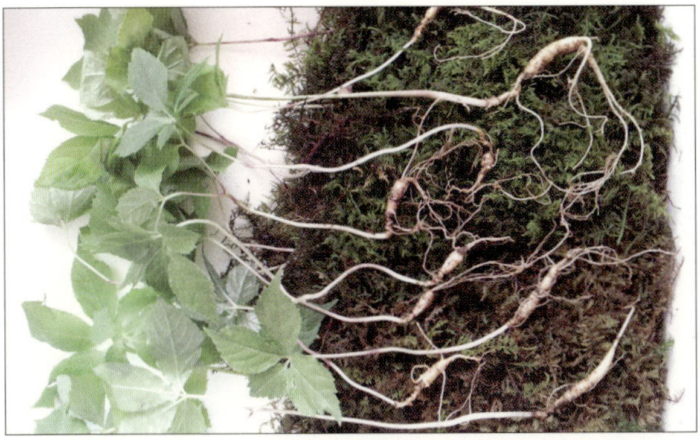

[어린 산양산삼]

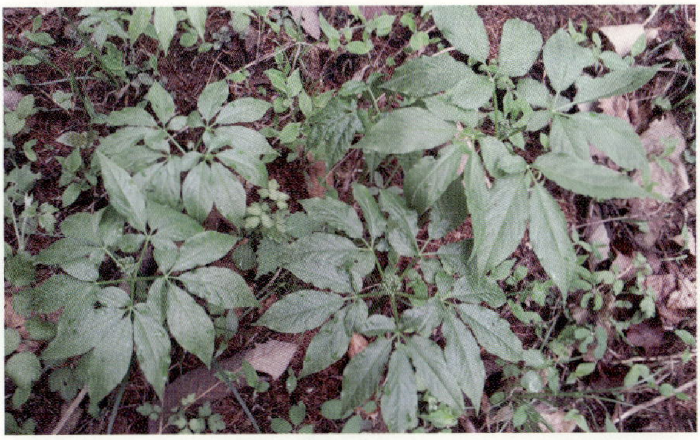

[산양산삼]

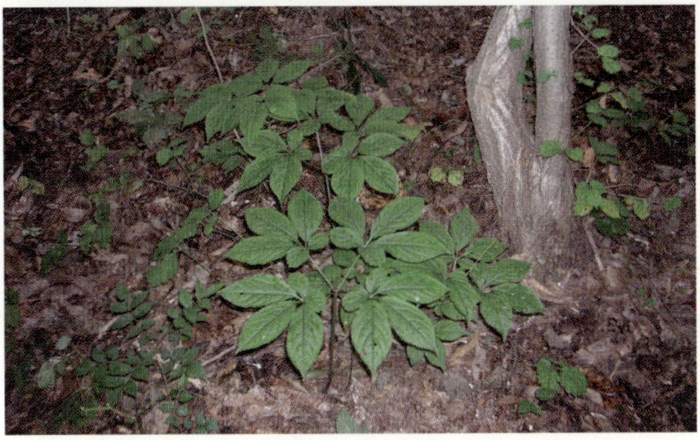

[산양산삼 전체]

약선 음식 레시피

산양산삼 닭백숙

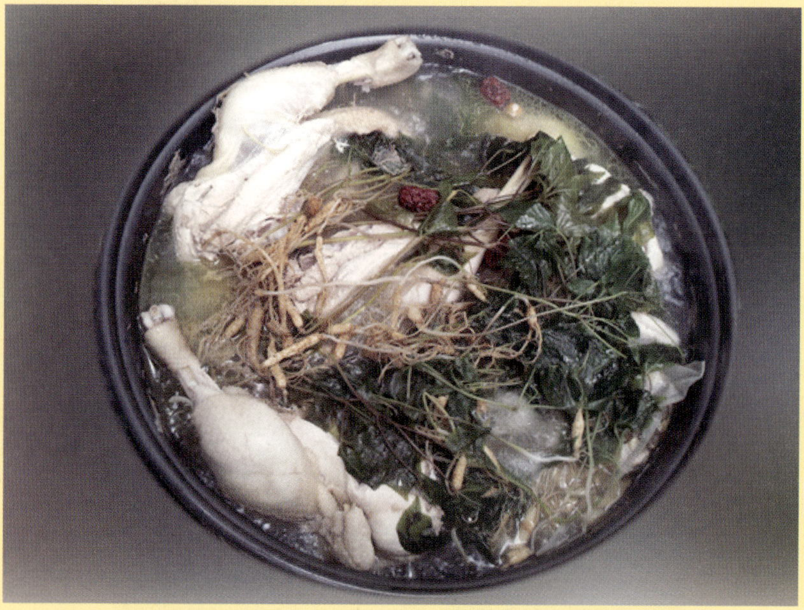

| 재 료 |

- **약재료** : 산양산삼 50g, 황기 10g, 대추 10g
- **주재료** : 토종닭 1마리, 찹쌀 100g, 녹두 20g
- **부재료** : 천일염 2큰 술

만드는 방법

(1) 산양산삼은 흙을 닦아내고 살짝 씻어서 물기를 제거한다.

(2) 황기는 씻어서 물기를 제거한다.

(3) 대추는 씻어서 30분간 물에 불려서 씨를 빼고 준비한다.

(4) 토종닭은 속을 깨끗이 씻어서 냄비에 넣는다.

(5) 찹쌀은 씻어서 30분간 물에 담근 다음 건져서 물기를 뺀다.

(6) 녹두는 씻어서 30분간 물에 불린다.

(7) 토종닭에 황기, 대추를 넣고 한 시간 이상 닭을 삶아서 익힌다.

(8) 산삼을 넣고 뜸을 들인 다음 토종닭은 건져서 천일염을 찍어 먹는다.

(9) 토종닭을 건진 국물에 찹쌀, 녹두를 넣고 죽을 끓인다.

(10) 천일염으로 간을 맞춘다.

약선 재료의 효능

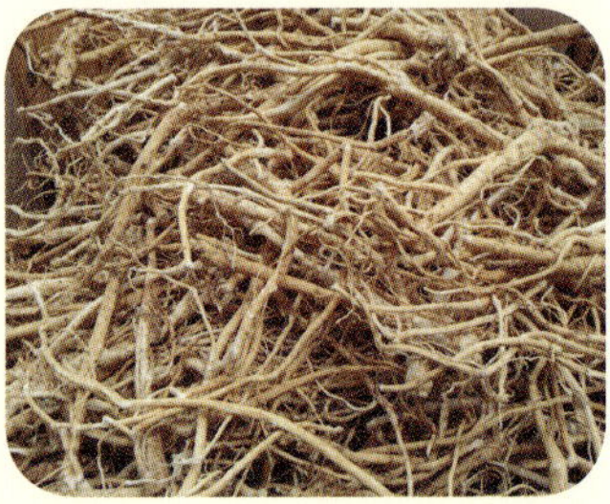

(1) 황 기

- 성 질 - 평하고 맛은 달다. 비경, 폐경으로 들어간다.
- 효 능 - 보기고표(補氣固表), 이뇨(利尿), 항독(抗毒), 배농(排濃), 단백뇨, 염창생지(斂脹生肌), 기혈허로 인한 자한(自汗), 수종(水腫), 종양, 당뇨병, 탈창 등에 효과.

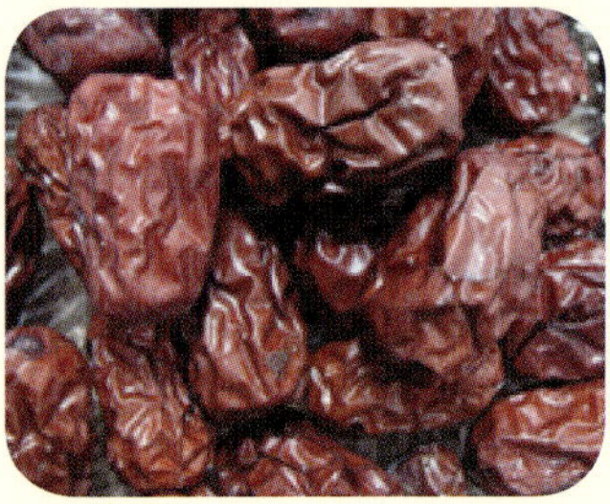

(2) 대 추

- 성 질 - 따뜻하고 맛은 달다. 비경, 위경으로 들어간다.
- 효 능 - 보익비위(補益脾胃), 자음양혈(滋陰養血), 양심안신(養心安神), 완화약성(緩和藥性)작용, 비기허(脾氣虛)로 인한 식욕부진으로 기혈 모두가 허해 영양불량인사람, 신경쇠약으로 빈혈, 정신허약한 사람, 백혈구감소로 면역력이 약한 사람, 심혈관질환.

(3) 호 두

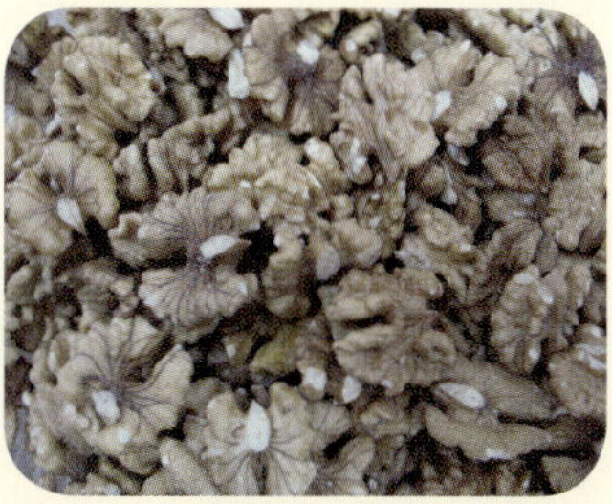

- 성 질 - 평하고 맛은 달다. 심장경, 간경, 폐경, 대장경으로 들어간다.
- 효 능 - 보신고정(補腎固精), 온폐정천(溫肺定喘), 익기양혈(益氣養血), 보뇌익지(補腦益智), 윤장통변(潤腸通便), 변비해소, 피부미용, 유정(遺精), 양위(陽痿), 요슬산통(腰膝酸痛), 노년만성기관지염, 기억력향상, 지능 발달, 폐신양허(肺腎兩虛)로 인한 오래된 기침.

(4) 녹 두

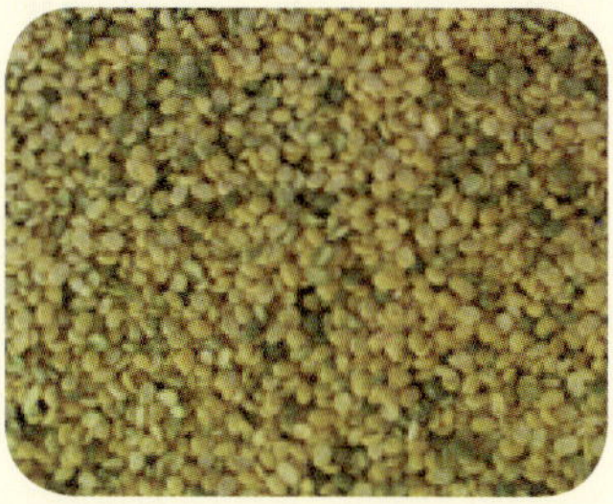

- 성 질 - 차고 달다. 심장경, 간경, 위경으로 들어간다.
- 효 능 - 청열(淸熱), 해서(解暑), 리수(利水), 해독(解毒), 토사광란, 더위로 목마르고 갈증 심할 때, 감기로 인해 열 날 때, 황색가래에 좋다.

18

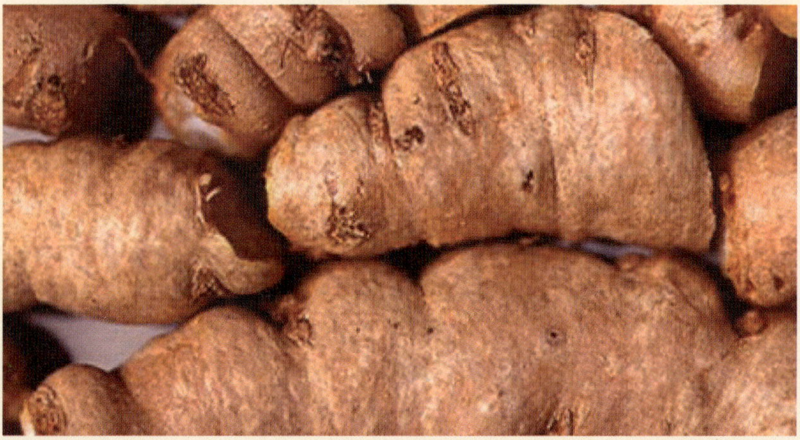

생지황(生地黃)

생 지 황

- **성 질**: 차고 맛은 달고 쓰다. 심장경, 간경, 신장경으로 들어간다.
- **효 능**: 열을 내리고 혈액을 시원하게하며, 음을 보하고, 진액생성, 하혈, 음이 허한 발열, 입이 마르고 건조한 변비, 생리불순, 태동불한, 습진, 두드러기, 신경성피부염, 음허 발열, 소갈, 자음, 보혈, 신장의 음이 부족해 허화상염으로 인후가 마르고 아플 때, 강장효능, 보신, 온중, 혈붕.

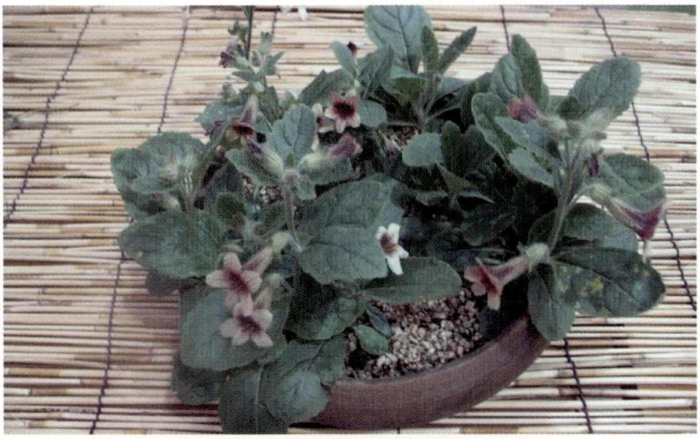

[지황 분재]

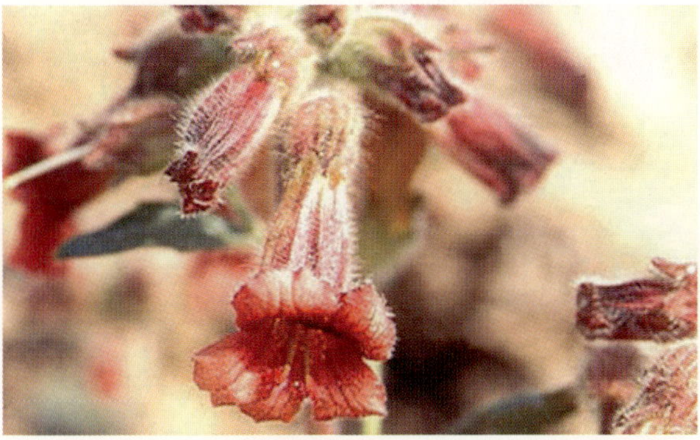

[지황 꽃]

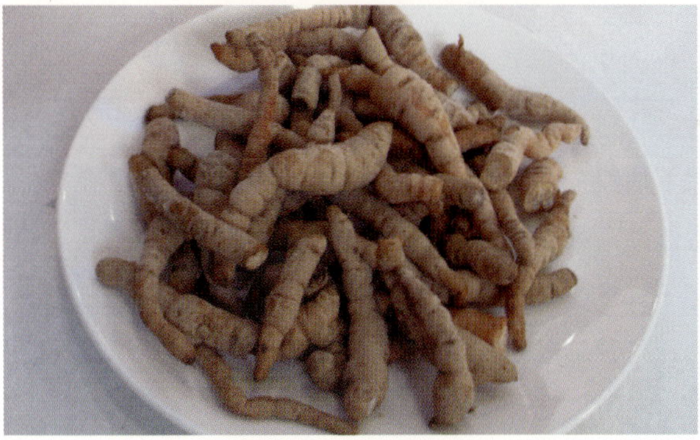

[생지황 - 뿌리체취]

약선 음식 레시피

생지황 콩나물국

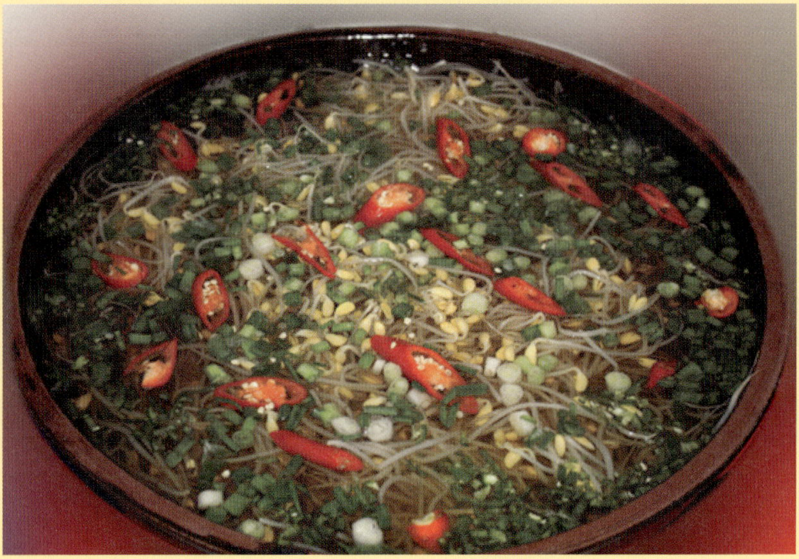

| 재 료 |

- **약재료 :** 생지황 60g
- **주재료 :** 콩나물 100g, 실파 2뿌리
- **부재료 :** 붉은 고추 1개, 간장 1큰 술, 새우젓 2큰 술, 소금 1작은 술, 깨소금 1작은 술, 실고추 약간

만드는 방법

(1) 생지황은 껍질째 씻어서 30분간 삶아서 약물을 만든다.

(2) 콩나물을 씻어서 물기를 제거한다.

(3) 실파는 작게 쫑쫑 썰어준다.

(4) 붉은 고추는 어슷썰기를 한다.

(5) 생지황약물에 콩나물과 간장, 새우젓을 넣고 익힌다.

(6) 소금으로 간을 맞춘다.

(7) 실파, 붉은 고추, 깨소금, 실고추를 올려서 완성한다.

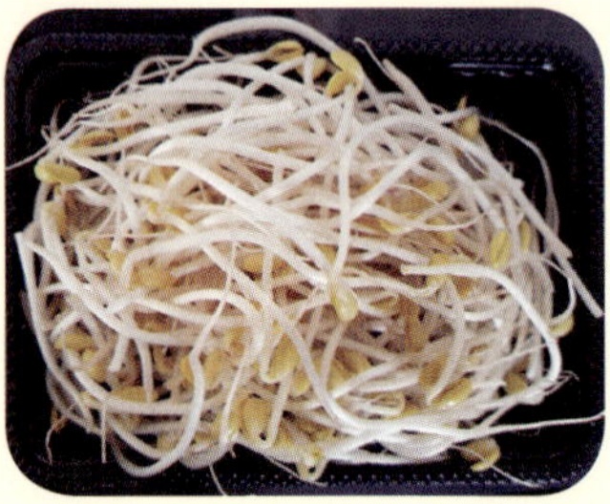

(1) 콩나물

- 성 질 - 차고 맛은 달다. 위경, 대장경으로 들어간다.
- 효 능 - 리습열(利濕熱), 통변비(通便秘), 항암작용, 치질, 간질, 비만, 간질병, 숙취해소, 습, 열을 내리고, 변비해소작용, 암증, 규폐증, 위열이 쌓여 있는 사람, 임신, 고혈압이 있는 사람, 주독, 열을 내려주고 목의 긴장을 풀어 준다.
- 콩나물 - 비타민C가 풍부, 콩나물의 원료가 된다.
- 콩 - 단백질, 비타민A, B1, B2 등이 포함, 싹이 돋아나면서 성분변화가 생겨 감기에 좋은 비타민C로 변환한다.

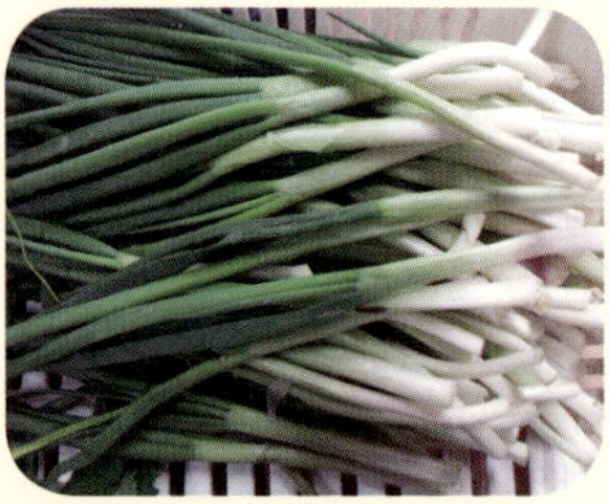

(2) 실 파

- 성 질 - 따뜻하고 맵다. 폐경, 위경으로 들어간다.
- 효 능 - 발한(發汗), 통양(通陽), 해독(解毒), 살충(殺蟲), 풍한감기, 이질, 음한복통, 종기 등에 사용한다.

(3) 붉은 고추

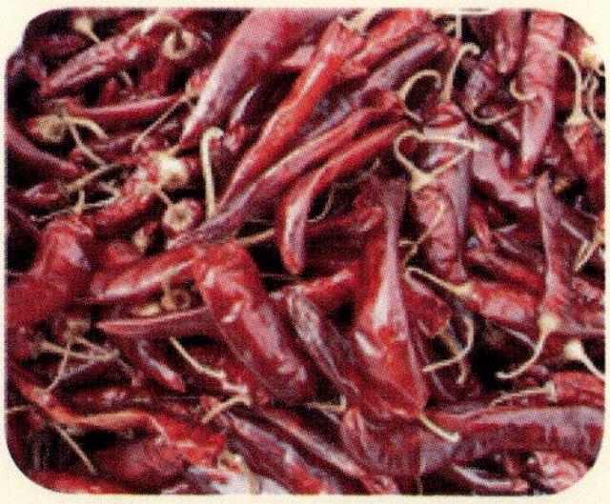

- 성 질 - 뜨겁고 맵다. 심장경, 비경으로 들어간다.
- 효 능 - 온중산한(溫中散寒), 개위진식(開胃進食), 위가 차서 생긴 위통, 복통, 식욕부진, 여성들 손발 차면서 생리통이 심할 때, 산통, 찬 기운으로 인한 감기에 효과.

19

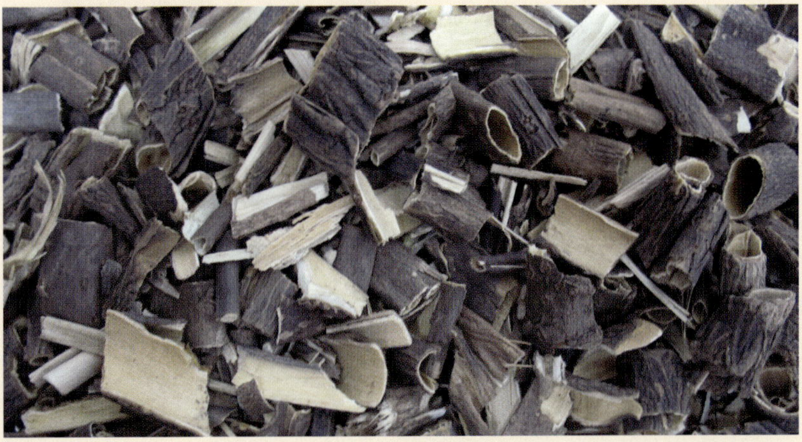

오가피(五加皮), 섬오갈피, 지리산오갈피, 흰털오가피

오 가 피

- **성 질**: 따뜻하고 맛은 맵고 쓰며 약간 달다. 간경, 신장경으로 들어간다.
- **효 능**: 풍습제거, 간과 신장보호, 근골을 강, 혈맥을 활발하게, 리수 작용, 간과 신장부족, 중, 노년기에 허리가 시고 아플 때, 발뒤꿈치 통증, 다리에 기운 없는 증상, 풍습성관절염, 근육수축 풀어지는 증상, 어린이 발육, 요슬통, 강심, 강장작용.
- **한 방**: 거 풍습, 장근 골, 활혈, 보 간신, 거어, 음위, 요통, 풍한 습비, 관절류머티즘.

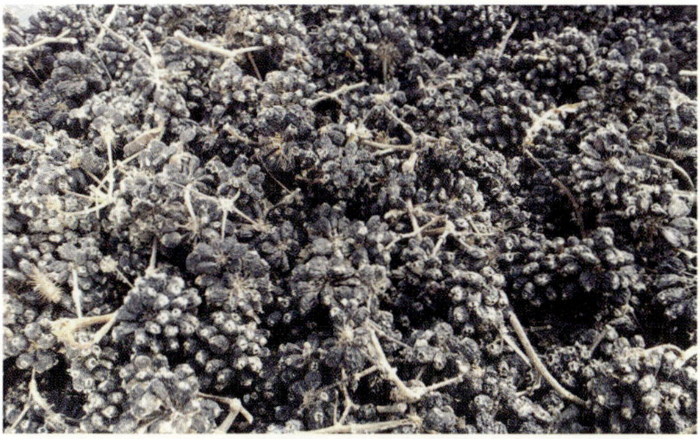

[오가피 열매]

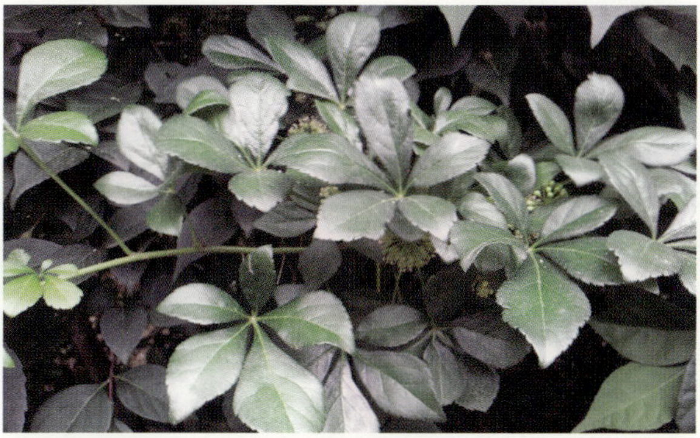

[오가피 잎사귀]

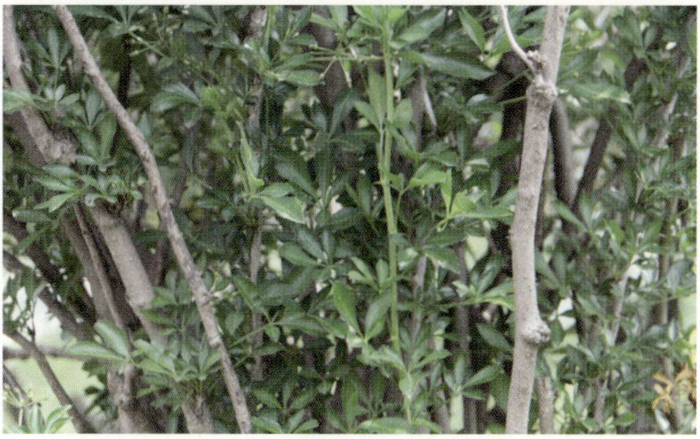

[오가피 전체]

약선 음식 레시피

오가피 쏘가리 지짐

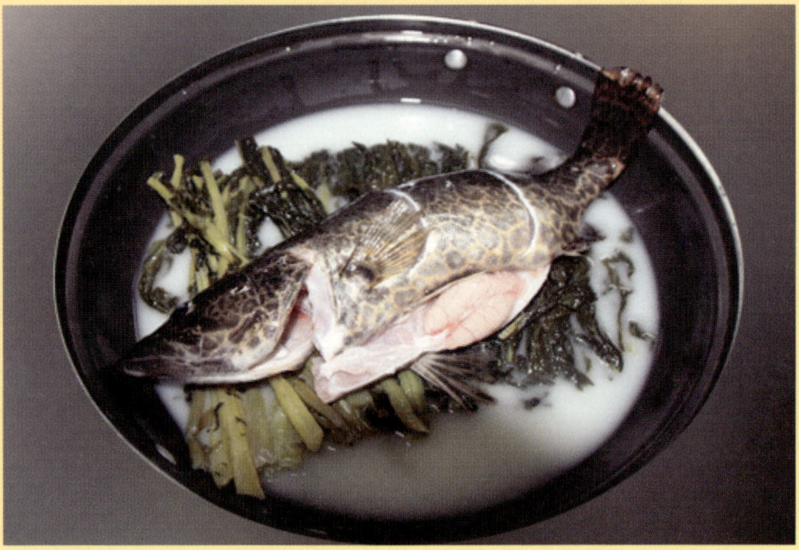

| 재 료 |

- **약재료 :** 오가피 20g, 지구자 20g, 산초 5g
- **주재료 :** 쏘가리 한 마리, 무청 30g, 깻잎 5장, 두부 반모
- **부재료 :** 청양고추 1개, 홍고추 1개, 청고추 1개, 대파 한 뿌리, 마늘 5g, 생강 5g, 고추장 1큰 술, 들깨가루 10g, 고춧가루 5g, 새우젓 1큰 술, 조선간장 1/2 작은 술, 참기름 1/2작은 술, 쌀뜨물 2컵, 된장 10g, 소금 3g

만드는 방법

(1) 오가피, 지구자는 씻어서 30분간 물에 담근 후 30분간 끓여서 약물을 준비한다.

(2) 산초는 분말을 준비한다.

(3) 쏘가리는 살아 있는 것으로 아가미와 내장을 깨끗하게 손질한 다음 비닐을 긁어내고 칼집을 낸다.

(4) 무청은 물에 삶아서 억센 부분을 제거하고 먹기 좋은 크기로 자른다.

(5) 깻잎은 씻어서 먹기 좋은 크기로 자른다.

(6) 두부는 씻어서 먹기 좋은 크기로 자른다.

(7) 청양고추, 홍고추, 청고추, 대파는 어슷썰기를 한다.

(8) 마늘, 생강은 얇게 자른다.

(9) 고추장에 들깨가루, 고춧가루, 새우젓, 조선간장, 참기름으로 양념장을 만든다.

(10) 쌀뜨물에 약물을 붓고 된장을 푼 다음 무청을 올리고 그 위에 쏘가리를 올린 후 양념장을 넣고 한번 끓여준다.

(11) 10번에 5, 6, 7, 8번을 넣고 소금으로 간을 맞춘 다음 푹 지져준다.

(12) 후춧가루를 뿌려서 한 번 더 끓인 후 완성한다.

약선 재료의 효능

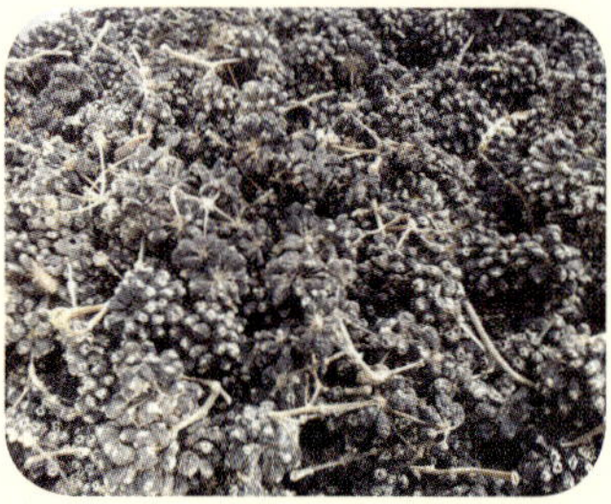

(1) 지구자

- 성 질 - 평하고 맛은 달고 시다.
- 효 능 - 이수소종, 수종제거, 소변불리, 갈증, 횡격막위 열 내리는 작용, 숙취해소, 노화방지, 건위, 건비작용, 청열이뇨(淸熱利尿), 주해독(酒解讀), 구토, 구역, 간장(肝腸)의 기능, 간에 쌓인 독을 풀어줌.

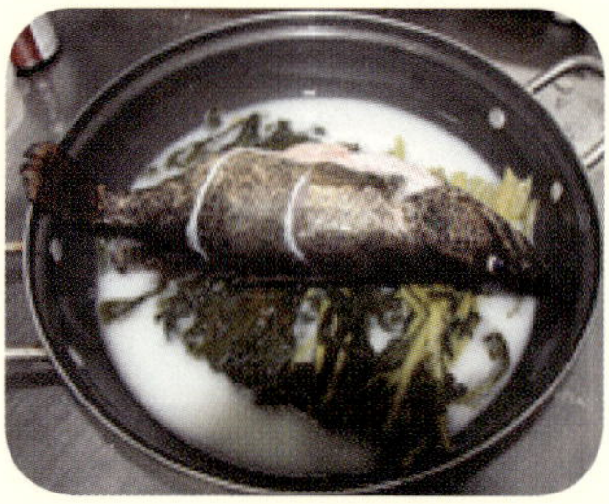

(2) 쏘가리

- 성 질 - 평하고 맛은 달며 독이 없다.
- 효 능 - 선천적 기혈이 허약한 것을 보강, 소화기관 튼튼, 산후몸조리, 이담해독작용, 간과 신장 기능강화, 정력 강화, 남성스태미나식, 해독, 숙취.

(3) 무 청

- 성 질 - 차고 맛은 달다. (우거지)
- 효 능 - 보기운비(補氣運脾), 소식지갈(消食止渴), 제산(制酸), 위장병, 비위, 장유동 촉진, 대변소통, 해독, 묽은 변에는 금지.

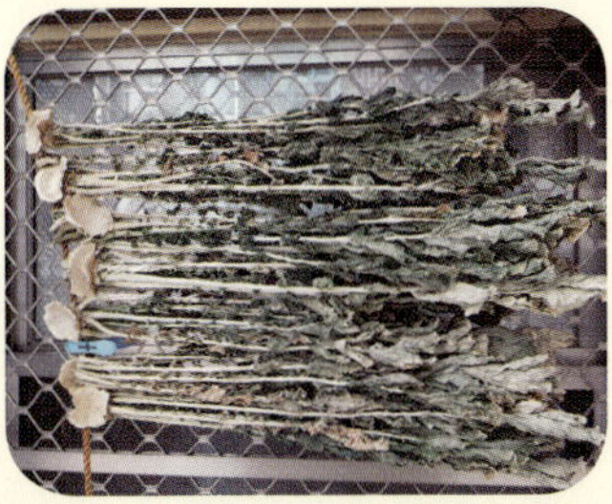

(4) 깻 잎

- 성 질 - 따뜻하고 맵다. 폐경, 비경으로 들어간다.
- 효 능 - 찬 기운 없앰, 땀나게, 건위작용, 중초를 넓혀 기운을 활발하게, 게의 독을 해독, 풍한감로 콧물이 흐르거나 기침, 재채기 효과, 위가 찬 소화불량, 더 부룩 할 때, 배에서 소리 날 때, 설사증상, 각기병, 임산부 태동불안.

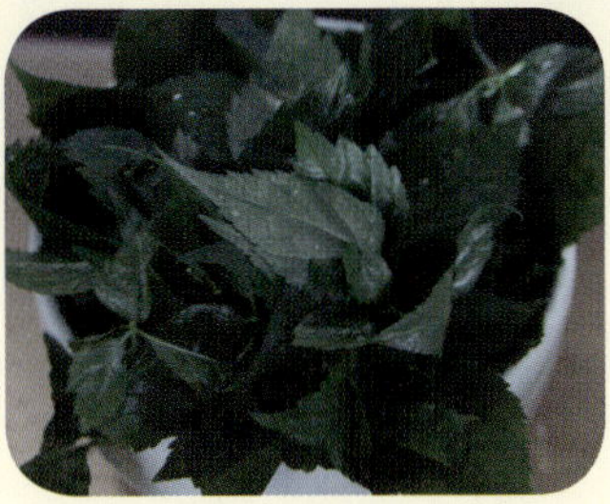

20

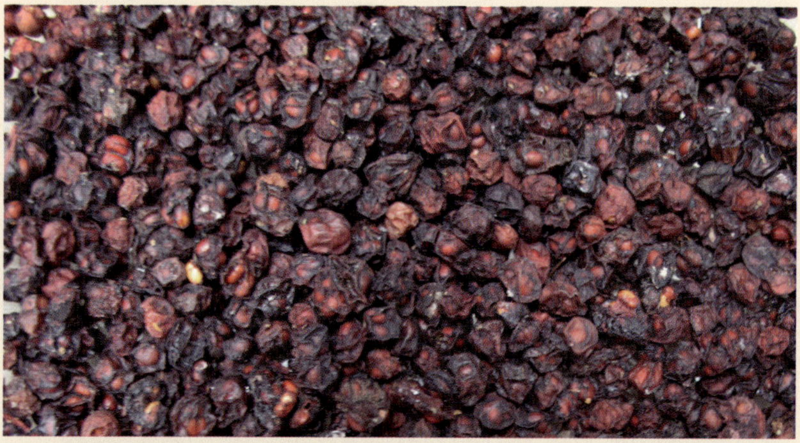

오미자(五味子), 개, 북 오미자 - (건조한 오미자 열매)

오 미 자

- **성 질**: 따뜻하고 맛은 시고 달다. 폐경, 심장경, 신장경으로 들어간다.
- **효 능**: 폐 기운 수렴, 신음, 기운을 돋고 진액 만듦, 땀이 나지 않게 한다, 설사 멈춤, 신장의 정기가 새지 않도록 고정, 심신안정 효능, 진해, 수렴, 지사, 자양, 강장.
- **한 방**: 폐렴, 자신(滋腎), 지사, 생 진액, 유정, 수한(收汗), 삽정, 구살, 몽정, 폐허해수, 자한, 도한, 만성하리.

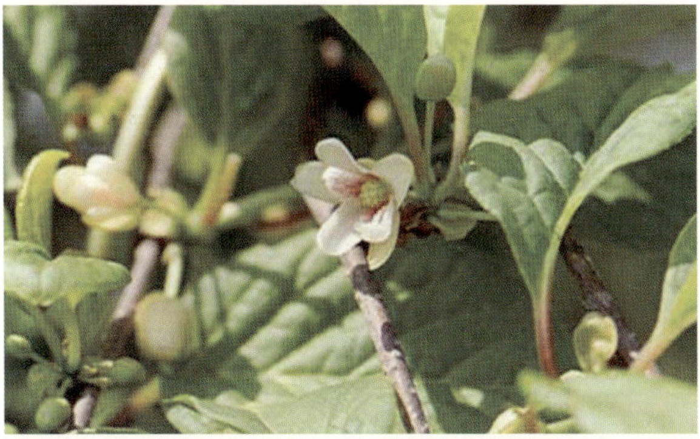

[오미자 꽃]

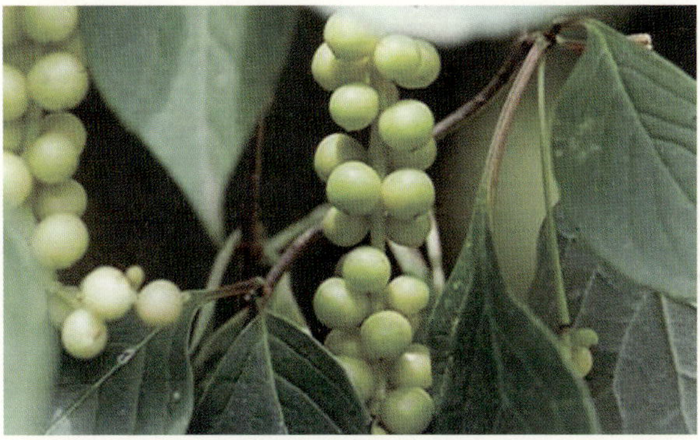

[덜 익은 오미자]

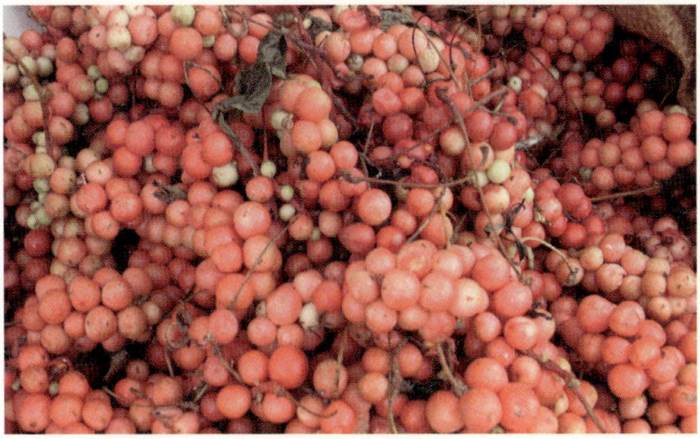

[생 오미자]

오미자 잼 녹두묵

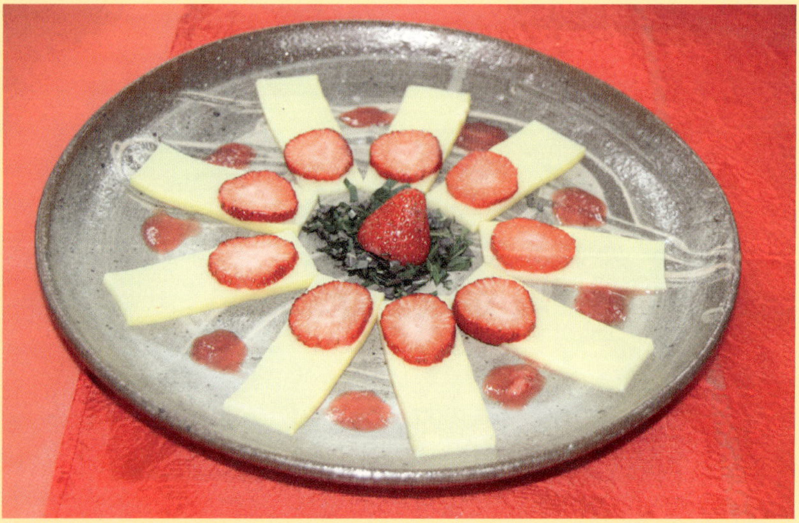

| 재 료 |

- **약재료 :** 오미자 잼 50g
- **주재료 :** 녹두묵 100g
- **부재료 :** 딸기 5개, 깻잎 10g, 꿀 10g

만드는 방법

(1) 오미자는 씨를 빼고 과육과 껍질을 분리해서 국물만 내린 다음 졸인다. 오미자가 졸여지면 꿀을 넣고 더 졸여서 잼을 만든다.

(2) 녹두는 씻어서 1시간 이상 불린 다음 믹서기에 곱게 갈아서 베보자기에 맑은 녹두물만 내려서 은근한 불에 한쪽 방향으로 계속 저어가면서 묵을 만든 다음 식혀서 5cmx2cm 크기로 자른다.

(3) 딸기는 씻어서 얇게 썰어 놓는다.

(4) 깻잎은 깨끗하게 씻은 후 잘게 자른다.

(5) 접시에 녹두묵을 예쁘게 장식한 후 자른 딸기를 하나씩 올린다.

(6) 오미자 잼을 녹두묵 사이사이에 떠 놓는다.

(7) 깻잎은 가운데 올려놓는다.

(8) 그 위에 딸기로 장식을 한다.

약선 재료의 효능

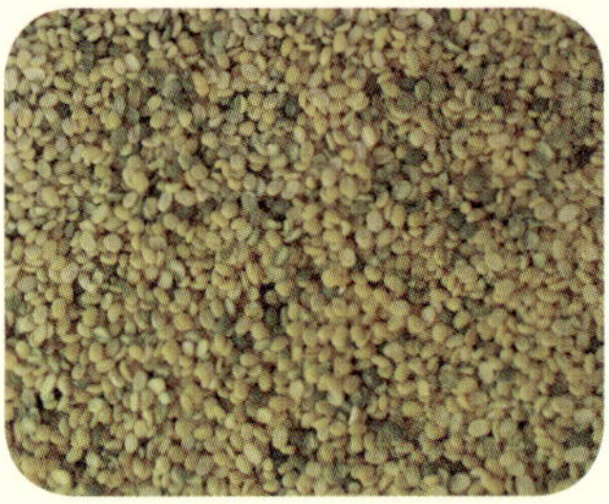

(1) 녹 두

- 성 질 - 차고 맛은 달다. 심장경, 간경, 위경으로 들어간다.
- 효 능 - 열을 내리고 더위를 막으며 리수(利水) 해독, 고혈압, 고지혈증, 더위로 목이 마르고 갈증, 감기로 열이 날 때, 토사광란, 담열, 천식, 눈 충혈, 두통, 수종, 소변량 적고 입안 헐거나 혓바늘, 풍진, 피부 감염, 약물중독, 식물중독, 금속중독, 연탄가스 중독, 단독, 콜레스테롤이 높은 사람.

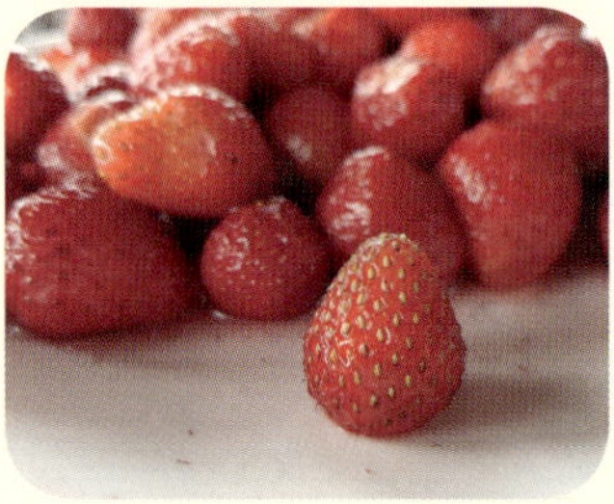

(2) 딸 기

- 성 질 - 시원하고 맛은 달고 약간 시다. 폐경, 비경, 위경으로 들어간다.
- 효 능 - 소서해열(消暑解熱), 생진지갈(生津止渴), 이인윤폐(利咽潤肺), 갈증해소, 인후를 부드럽게, 마른기침, 소화가 잘 안될 때 적합, 풍열감기, 기침, 폐, 인후암.

(3) 깻 잎

- 성 질 - 따뜻하고 맵다. 폐경, 비경으로 들어간다.
- 효 능 - 찬 기운을 몰아내고 땀이 나게 하며 건위작용, 설사, 각기병, 중초를 넓혀 기운을 활발하게, 게의 독을 해독, 배에서 소리, 풍한으로 인한 감기증상으로 인해 콧물, 기침, 재채기에 효과, 위가 차서 소화가 잘 되지 않고 더부룩 할 때, 임산부 태동불안.

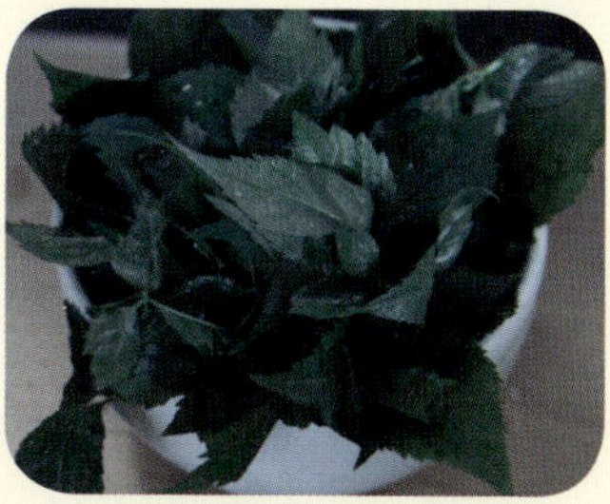

(4) 꿀

- 성 질 - 평하고 맛은 달다, 폐경, 비경, 대장경으로 들어간다.
- 효 능 - 중초 보, 해독, 영양공급, 간장보호, 혈압강하, 동맥경화, 윤폐 작용.

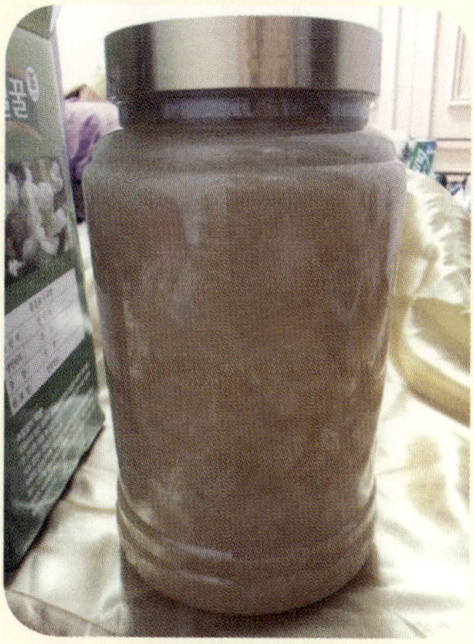

21

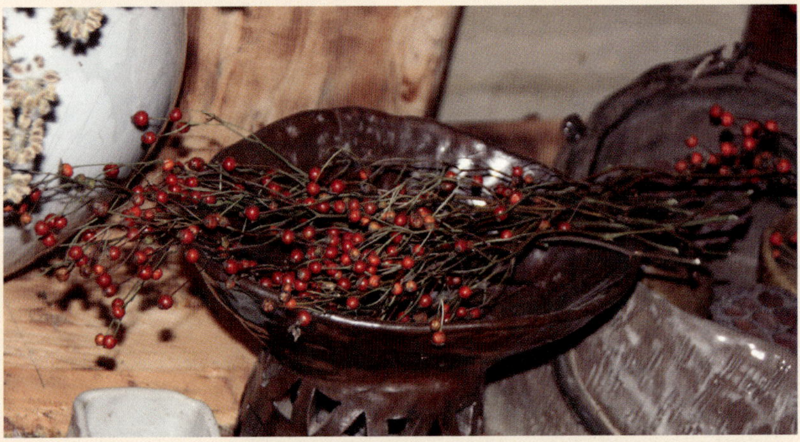

영실(營實), 색미자(薔薇子), 자매화, 찔레, 석산호, 들장미, 질구나무

영 실

- **성 질**: 서늘하고 약간 쓴맛이 난다.
- **효 능**: 이수제열(利水除熱), 활혈해독(活血解毒), 안신강지(安神强志), 음위, 전립선비대, 전신부종, 소변불리, 급성신염, 불면증, 건망증, 관절염, 꿈이 많고 쉬 피로하고 성기능이 감퇴 되었을 때, 관상동맥 확장, 풍습, 지방, 단백질대사 개선, 강장, 불면, 정력 감퇴, 아토피피부염, 알레르기접촉성피부염.
- **한 방**: 이뇨, 해독, 사하, 활혈, 신장염, 부종, 소변불리, 각기, 월경복통, 창종.

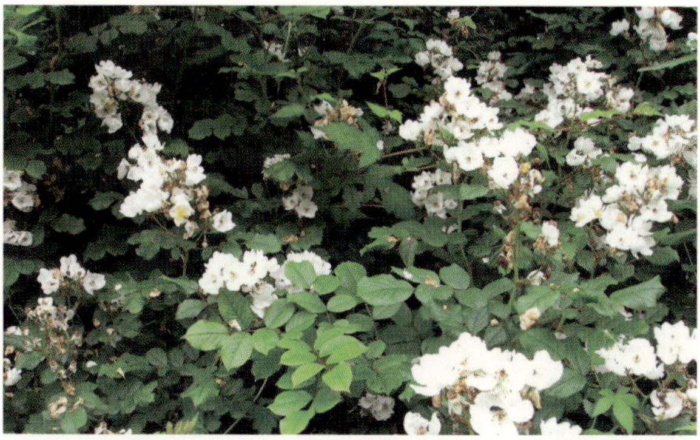

[찔레 꽃]

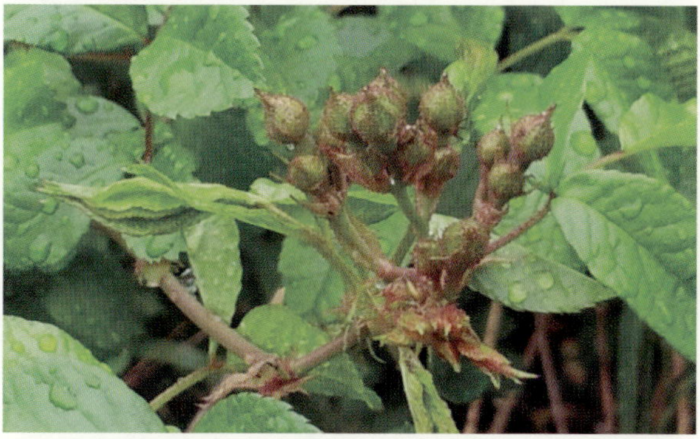

[덜 익은 영실]

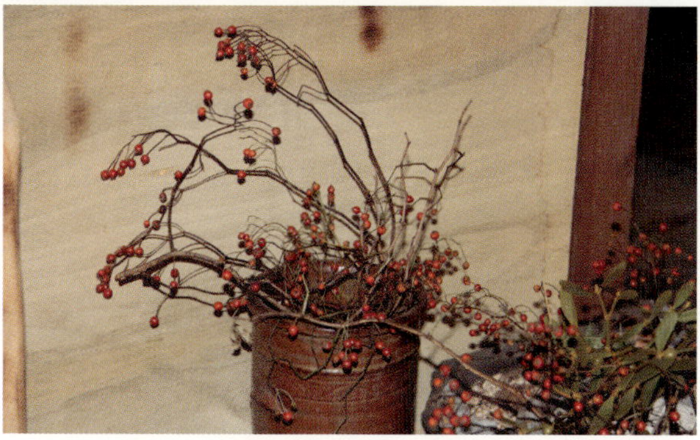

[영실 (찔레나무 열매)]

약선 음식 레시피

영실 마늘불고기

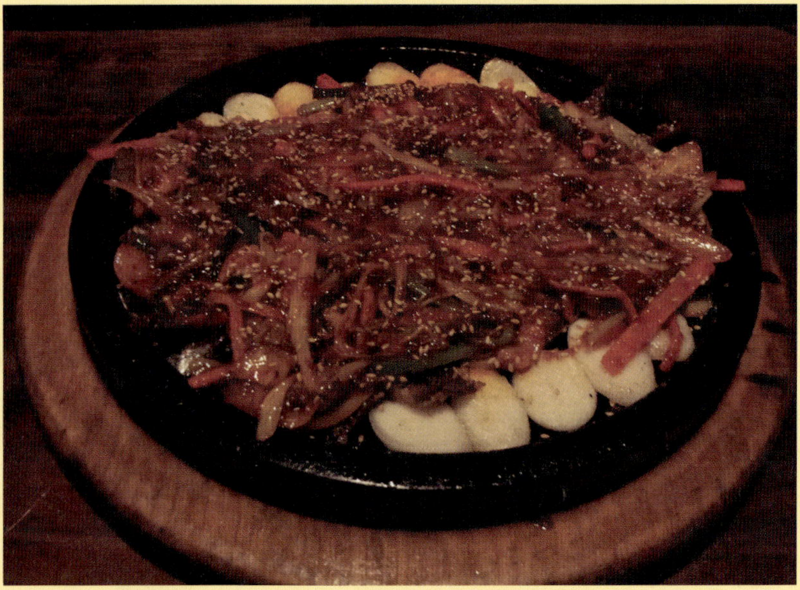

| 재 료 |

- **약재료 :** 영실 20g, 용안 육 10g
- **주재료 :** 마늘 70g, 소고기 100g
- **부재료 :** 양파 20g, 당근 10g, 쪽파 10g, 밤 10g, 깨소금 10g
- **양념장 :** 고추장 2큰 술, 간장 1작은 술, 참기름 1작은 술

만드는 방법

(1) 영실은 씻어서 30분간 불린 다음 살짝 끓여서 잘게 다진다.

(2) 용안 육은 씻어서 잘게 다진다.

(3) 마늘은 껍질을 벗기고 씻어서 50g은 물기를 제거하고 나머지는 다져서 양념장에 넣는다.

(4) 소고기는 살짝 씻어서 물기를 뺀다.

(5) 양파는 껍질을 벗기고 씻어서 작게 채를 친다.

(6) 당근은 껍질을 벗기고 씻어서 작게 채를 친다.

(7) 밤은 껍질을 벗기고 씻어서 작게 채를 친다.

(8) 깨소금은 후라이팬에 볶아 놓는다.

(9) 영실 삶은 약물에 고추장, 간장, 참기름과 1, 2번과 다진 마늘을 넣고 잘 섞어준다.

(10) 그릇에 4, 5, 6, 7번을 넣고 9번의 양념장을 잘 버무려준 다음 살짝 익힌다.

(11) 쇠 철판을 달군 후 통마늘을 올리고 그 위에 10번을 올린다.

(12) 11번 위에 깨소금을 뿌려준다.

약선 재료의 효능

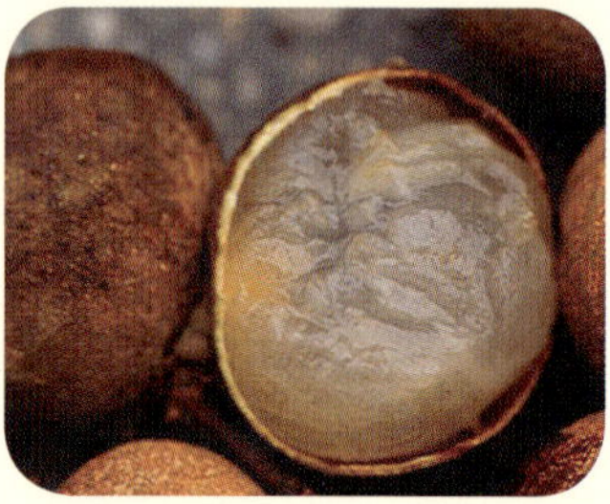

(1) 용안 육

- 성 질 - 따뜻하고 맛은 달다. 심장경, 비경으로 들어간다.
- 효 능 - 심장, 비장보호, 혈 보호, 정신안정작용, 빈혈, 신경쇠약, 실면, 선천적으로 체질이 허약한 사람, 건망증, 기억력감퇴, 심장병, 비위가 허약한 사람, 정신적인 작업으로 피로한 사람.

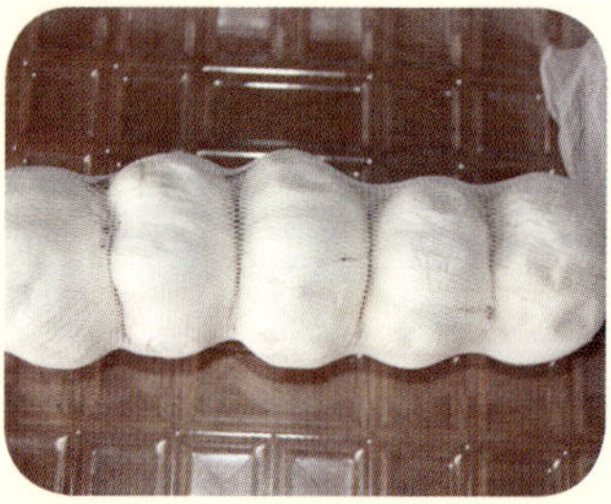

(2) 마 늘

- 성 질 - 따뜻하고 맵다. 비경, 위경, 폐경, 대장경으로 들어간다.
- 효 능 - 해독살충(解毒殺蟲), 거담지해(祛痰止咳), 선규통폐(宣竅通閉), 배가 차고 통증, 이질, 설사, 백일해, 감기, 장용, 기생충병, 수종, 냉, 대하, 중성지방, 콜레스테롤을 낮춰 동맥경화 예방, 혈당 낮춤.

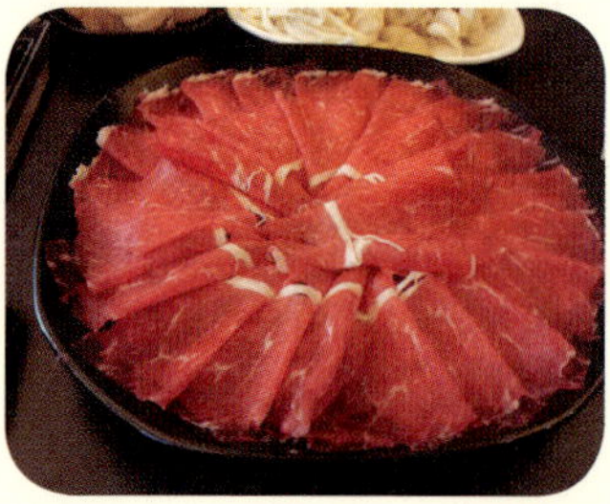

(3) 소고기

- 성 질 - 약간 따뜻하고 맛은 달다. 비경, 위경으로 들어간다.
- 효 능 - 보비위(補脾胃), 익기혈(益氣血), 강근골(强筋骨)작용, 허약체질이나 영양불량, 기혈부족인 사람에게 보하는 작용, 빈혈이나 신장기허로 인한 요통, 상처를 아물게 하는데 효과, 체력이 많이 사용하는 운동선수, 성장발육기의 어린이.

(4) 양 파

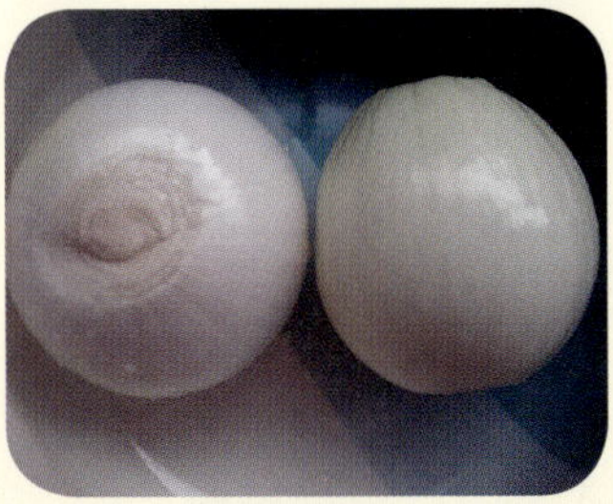

- 성 질 - 따뜻하고 맛은 달다. 매우며 폐경으로 들어간다.
- 효 능 - 건위리기(建胃理氣), 해독살충(解毒殺蟲), 거풍발한(祛風發汗), 강혈압(降血壓), 강혈지(降血脂), 강혈당(降血糖), 항암(抗癌), 고혈압, 고지혈증, 동맥경화 등 심혈관질환에 효과, 당뇨, 소화불량, 위산부족, 장염, 이질에 효과, 감기에 사용한다.

---

(5) 당 근

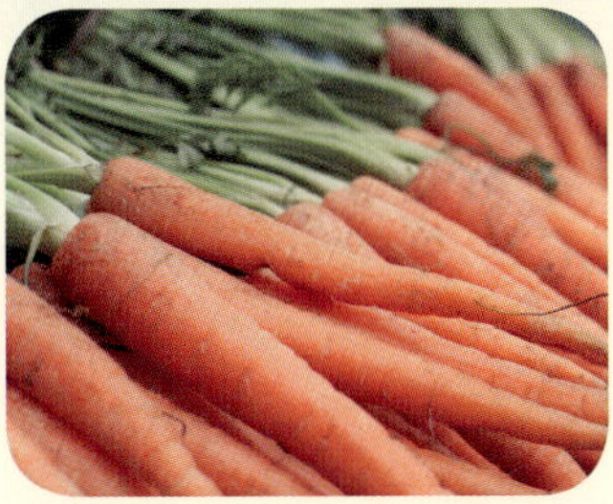

- 성 질 - 평하고 맛은 달고 맵다. 비경, 간경, 폐경으로 들어간다.
- 효 능 - 건비조소화(建脾助消化), 보혈조발육(補血助發育), 콜레스테롤, 비위의 기가 약해서 일어난 빈혈, 영양불량, 발육부진, 고혈압, 어린이 두드러기나 수두기간에 먹이면 효과, 야맹증, 담결석.

22

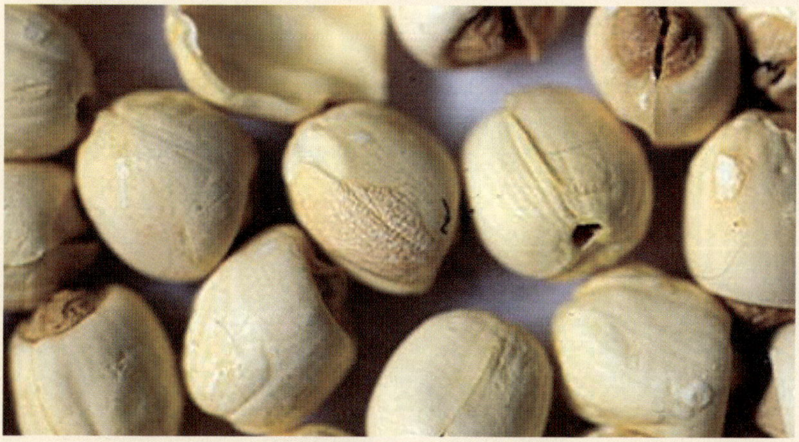

연자육(蓮子肉), 연씨, 연밥, 연자, 연실

연 자 육

- **성 질**: 평하고 맛은 달고 떫다. 비경, 심장경, 신장경으로 들어간다.
- **효 능**: 정신진정, 혈액 도우며 비장 튼튼하게, 설사 멈춤, 신장강화, 유정, 정기가 새지 않게 하는 작용, 체질허약, 냉, 대하가 많은 사람, 양심, 심기부족으로 가슴이 황망해 불안, 잠을 잘 자지 못하고 꿈 많은 자, 비장, 신장이 약해 설사를 자주하고 변이 항상 묽게 나오는 사람, 안심.
- **한 방**: 익심, 익신, 보비, 삽정, 다몽, 유정, 임탁, 구리, 허사, 대하.

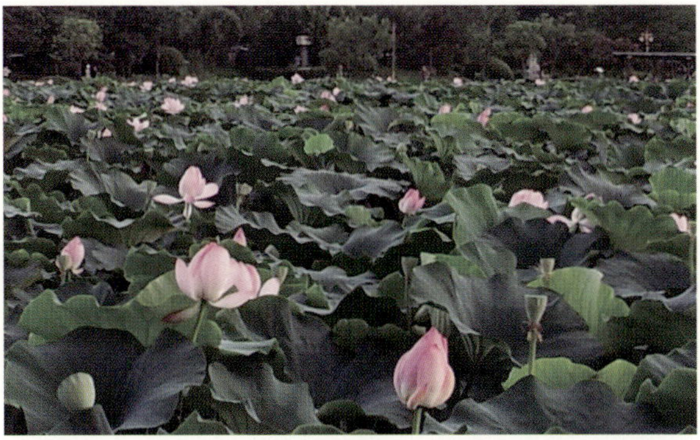

[연 꽃]

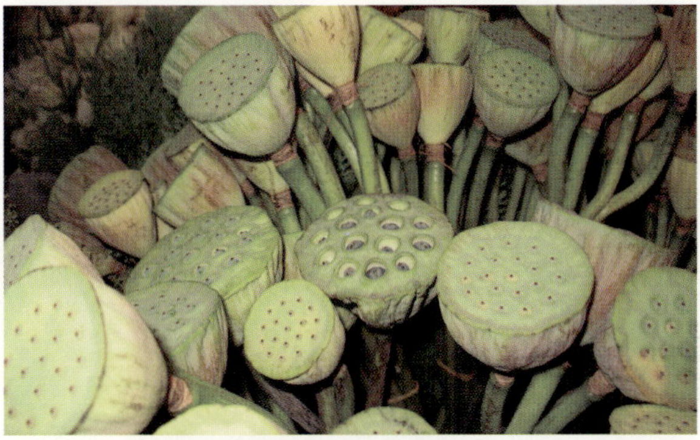

[연 씨 방 (열매, 종자)]

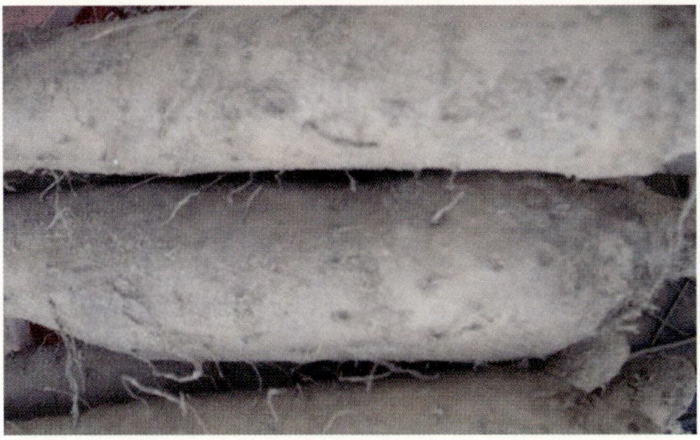

[연근 (뿌리)]

약선 음식 레시피

연자육 연근밥

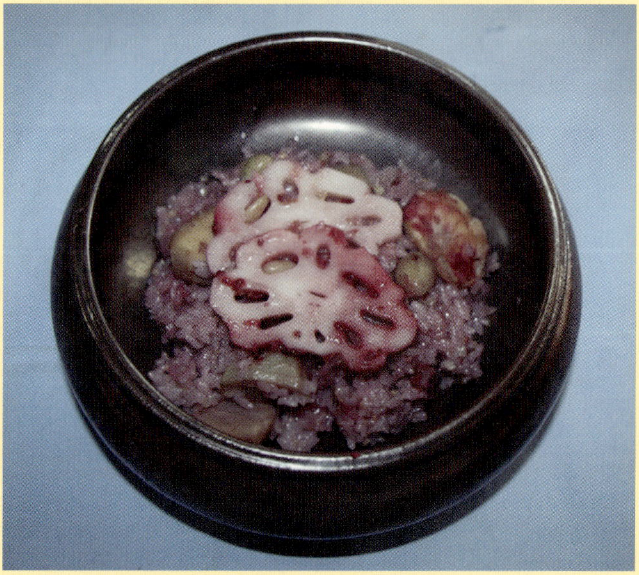

| 재 료 |

- **약재료 :** 연자육 20g, 연근 20g
- **주재료 :** 찹쌀 50g, 멥쌀 30g, 흑미 10g, 찰수수 10g
- **부재료 :** 호두 10g, 밤 10g, 은행 10g, 조선간장 1/5작은 술, 참기름 1/5작은 술

만드는 방법

(1) 연자육은 씻어서 20분간 물에 담가 불린 후 살짝 삶아 놓는다.

(2) 연근은 씻어서 껍질을 제거하고 얇게 자른 후 살짝 익힌다.

(3) 찹쌀, 멥쌀, 흑미, 찰수수는 씻은 후 30분간 물에 불려서 건진 후 물기를 제거한다.

(4) 호두는 볶아서 준비한다.

(5) 밤은 껍질을 까고 씻어서 잘라 놓는다.

(6) 은행은 후라이팬에 기름을 달구고 살짝 볶은 후 껍질을 제거한다.

(7) 물에 불린 찹쌀, 멥쌀, 흑미, 찰수수에 연자육, 연근, 호두, 밤, 은행을 넣어 준다.

(8) 7번에 1, 2번 약물을 붓고 조선간장, 참기름을 넣어서 밥을 짓는다.

약선 재료의 효능

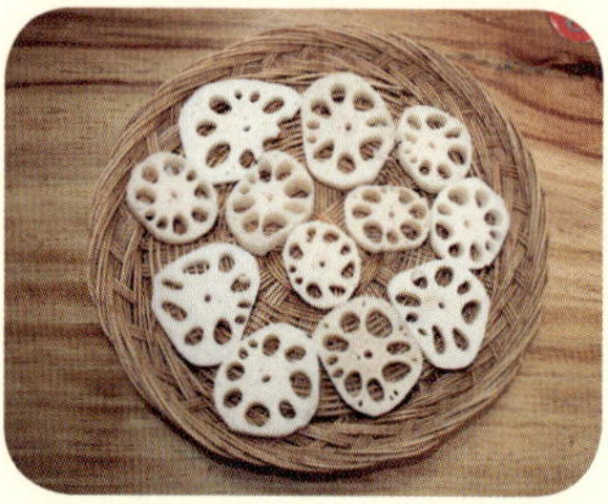

(1) 연 근

- 성 질 - 생것은 시원하다. 익히면 따뜻하고 달다. 심장경, 간경, 비경, 위경 간다.
- 효 능 - 생것은 열을 내린다, 진액, 지혈작용, 어혈작용, 익은 것은 비장 튼튼하게, 혈액 보호, 식욕 증진, 소화, 설사.

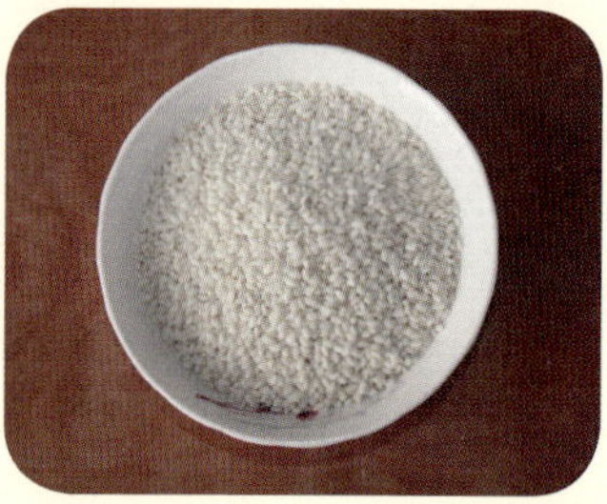

(2) 찹 쌀

- 성 질 - 따뜻하고 달다. 비경, 위경, 폐경으로 들어간다.
- 효 능 - 중초보호, 소변축적, 땀 수렴, 해독작용.

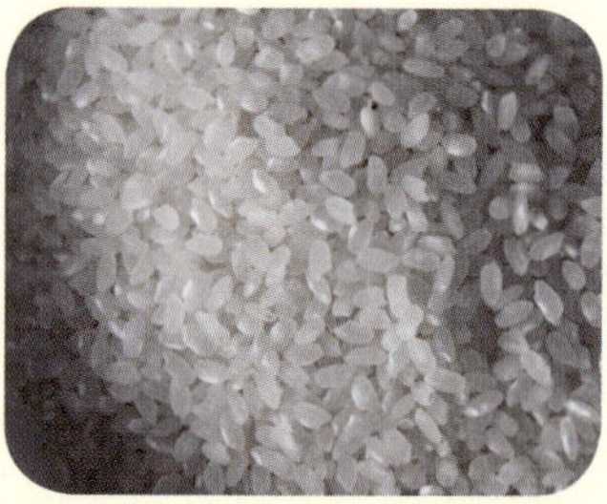

(3) 멥 쌀

- 성 질 - 평하고 달다. 비경, 위경으로 들어간다.
- 효 능 - 중초보호, 비장 튼튼하게, 위(胃)를 편하게 하는 효능, 이질, 설사.

(4) 흑 미

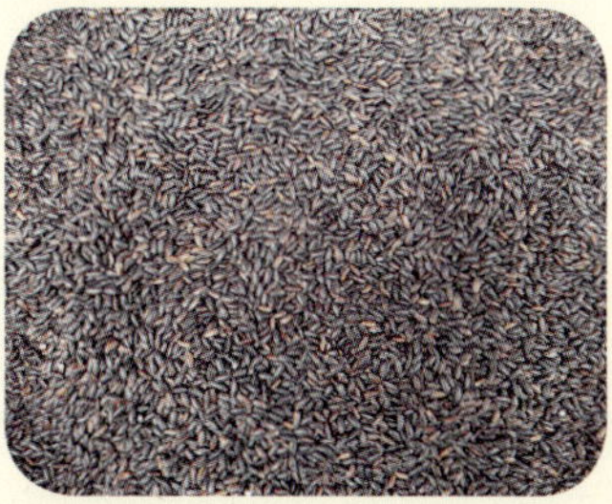

- 성 질 - 평하고 맛은 달다. 신장경, 비경, 간경으로 들어간다.
- 효 능 - 간, 신장보호작용, 노화방지, 일찍 머리가 하얗게 변화예방, 심혈관질환, 당뇨, 자음(滋陰)작용, 신장(腎臟)보호, 기운생성, 신체 튼튼하게, 눈을 밝게, 활혈(活血)작용, 고혈압, 심혈관질환.

(5) 찰수수

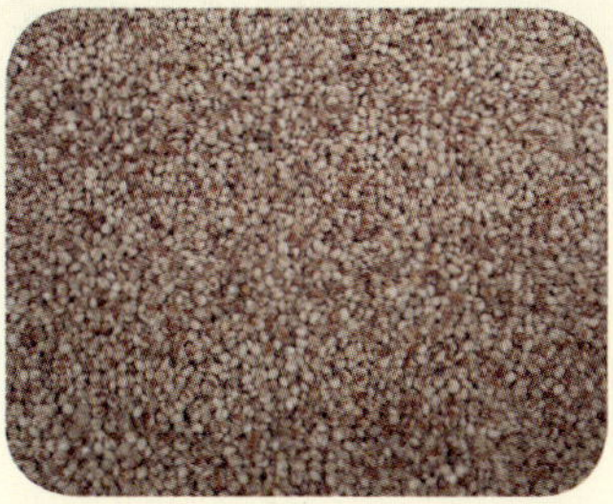

- 성 질 - 따뜻하고 달며 떫다. 비경, 위경, 폐경으로 들어간다.
- 효 능 - 비장 기운보호, 소화, 위, 장 수렴, 설사, 담 제거, 정신안정.

23

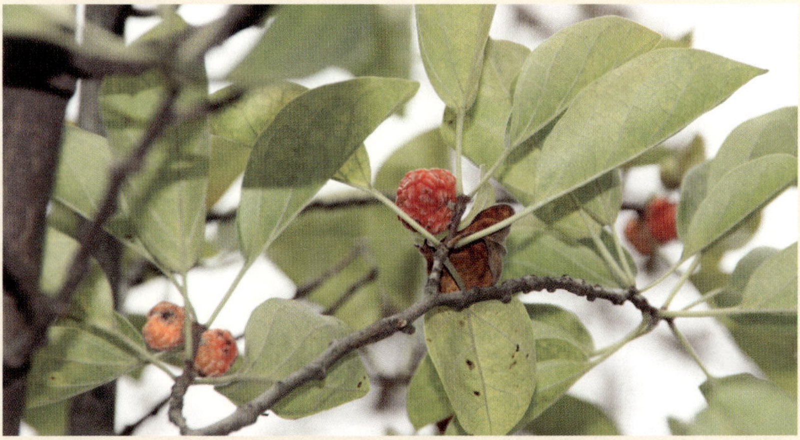

저실자(楮實子), 저실(楮實), 각실(穀實), 각자(穀子)

저 실 자

- **성 질**: 맛은 달고 차며 무독하다, 간경, 비경, 신장경으로 들어간다.
- **효 능**: 두훈목혼(頭暈目昏), 목생예막(目生翳膜), 수종창만(水腫脹滿), 부종, 양위(暘痿), 신경통, 허리통증완화, 이뇨, 눈을 밝게, 피부염, 음 허, 허약, 원기회복, 혈액순환, 음위, 힘줄과 뼈를 튼튼하게, 양기도움, 허리와 무릎 따뜻하게 한다.
- **한 방**: 자신(滋腎), 청간(淸肝), 명목, 부종, 허로(虛勞), 목현(目眩).

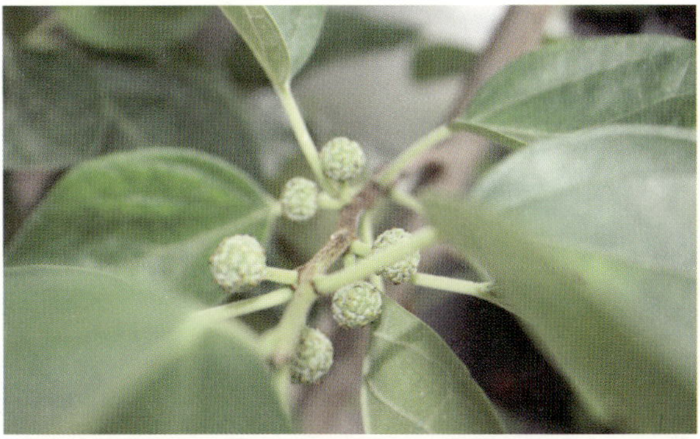

[덜 익은 닥나무 열매 - (꾸지나무 종자)]

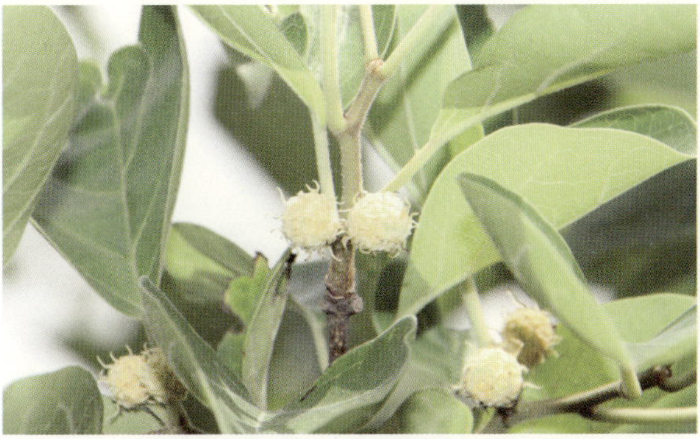

[닥나무 열매 - (꾸지나무 종자)]

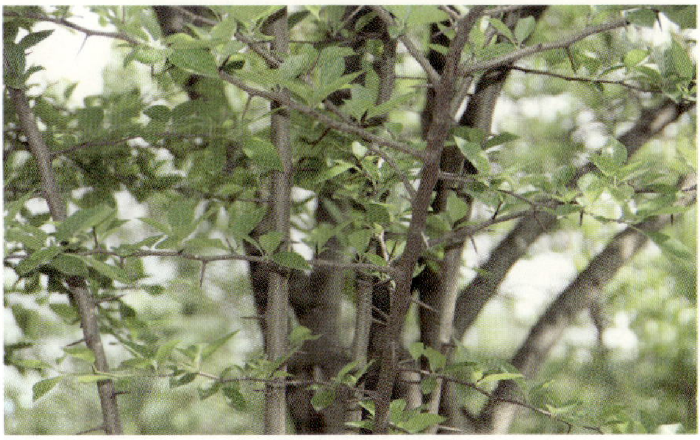

[닥나무 - (꾸지나무)]

약선 음식 레시피

저실자 메밀파전

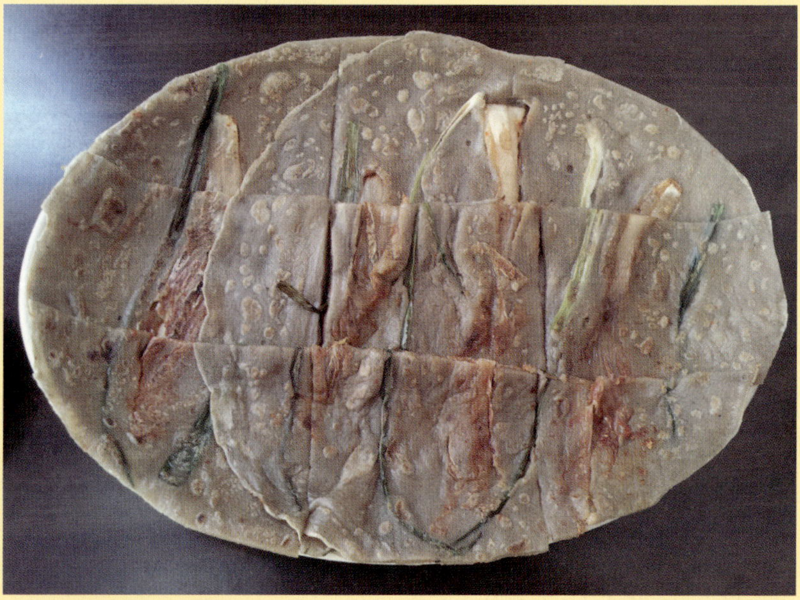

| 재 료 |

- **약재료 :** 저실자 10g, 우엉 10g
- **주재료 :** 메밀 100g, 백편두 1/2컵,
  돈육 30g (소금 1/6작은 술, 파 1작은 술, 참기름 1/2작은 술,
  깨소금 1작은 술, 생강 1/4작은 술)
- **부재료 :** 흑임자 1큰 술, 쌀가루 3큰 술, 달걀 3개, 김치 20g,
  양파 10g, 쪽파 10g
- **양념장 :** 홍고추 1/2개, 달래 10g, 다진 파 2작은 술, 마늘 1작은 술,
  참기름 1작은 술, 깨소금 2작은 술, 간장 1/2작은 술

만드는 방법

(1) 저실자는 씻어서 30분간 불린 다음 30분간 끓여서 삶은 후 체에 받치고 약물을 만든 다음 열매는 곱게 다진다.
(2) 우엉은 씻어서 30분간 끓여서 삶은 후 체에 받치고 약물을 만들고 뿌리는 곱게 다진다.
(3) 메밀은 분말을 준비해서 체로 곱게 친다.
(4) 백편두는 씻어서 3배의 물을 붓고 30분간 불려서 삶아 놓는다.
(5) 돈육은 씻어서 물기를 제거한 다음 곱게 다진 후 소금, 파, 참기름, 깨소금, 생강을 넣고 양념을 한다.
(6) 흑임자는 후라이팬에 넣고 볶아준다.
(7) 삶은 콩과 콩물에 흑임자를 넣고 믹서에 갈아놓는다.
(8) 쌀가루는 채로 쳐서 곱게 가루를 만든다.
(9) 계란은 소금을 넣고 풀어놓는다.
(10) 김치는 속을 털어 내고 씻어준 다음 물기를 꼭 짠 후 곱게 다져준다.
(11) 양파는 껍질을 까고 씻어서 곱게 다진다.
(12) 쪽파는 씻어서 물기를 제거한다.
(13) 홍고추와 달래도 손질하여 씻은 후 잘게 썰어 놓는다.
(14) 양념장은 12번에 파, 마늘을 곱게 다져서 넣고 참기름, 깨소금, 간장을 넣고 약물을 약간 첨가해서 만든다.
(15) 1, 2, 3, 5, 7, 8, 9, 10, 11을 넣고 간을 맞춘 다음 잘 혼합을 한다.
(16) 열이 오른 후라이팬에 기름을 두르고 불을 조절해가면서 14번의 반죽을 올리고 그 위에 쪽파를 올려서 노릇노릇하게 지져서 익힌 후 접시에 담아낸다.
(17) 만들어 놓은 양념장에 찍어 먹는다.

약선 재료의 효능

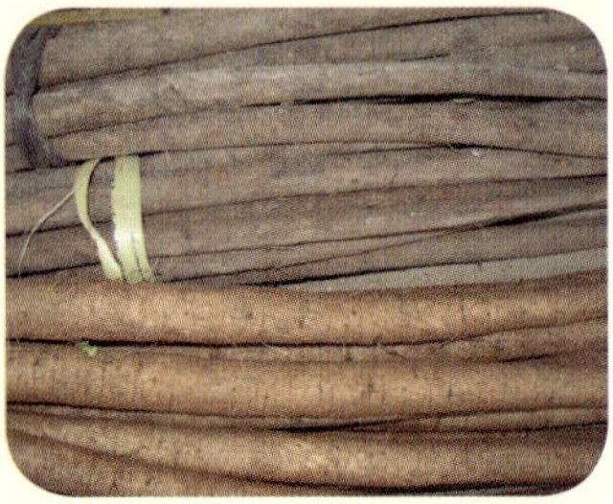

(1) 우 엉

- 성 질 - 차고 맛은 쓰다. 폐경, 위경으로 들어간다.
- 효 능 - 열내림, 해독작용, 인후종통, 종기, 기침 멈춤, 풍 제거, 가려움, 풍열감기, 강장작용, 이뇨작용, 소염진통작용, 신진대사촉진, 혈액순환을 활발, 경락을 잘 소통, 소갈증, 대변을 잘 나옴.

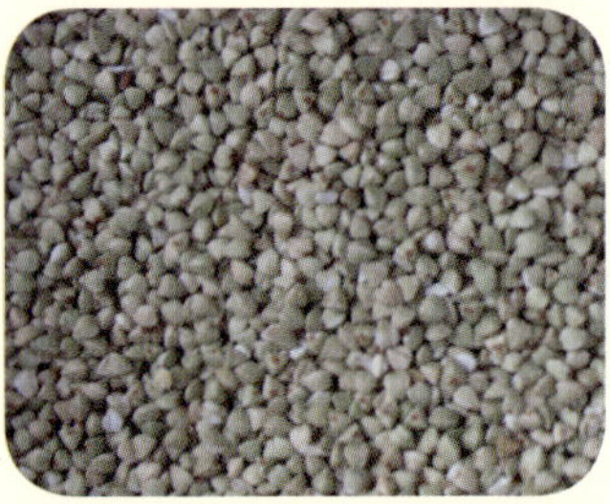

(2) 메 밀

- 성 질 - 차고 맛은 달고 약간 시다. 비경, 위경. 대장경으로 들어간다.
- 효 능 - 건비소적(建脾消積), 하기관장(下氣寬腸), 해독염창(解毒斂瘡), 장, 위에 적체, 설사, 이질, 냉, 대하, 도한, 자한, 피부병, 화상, 기침.

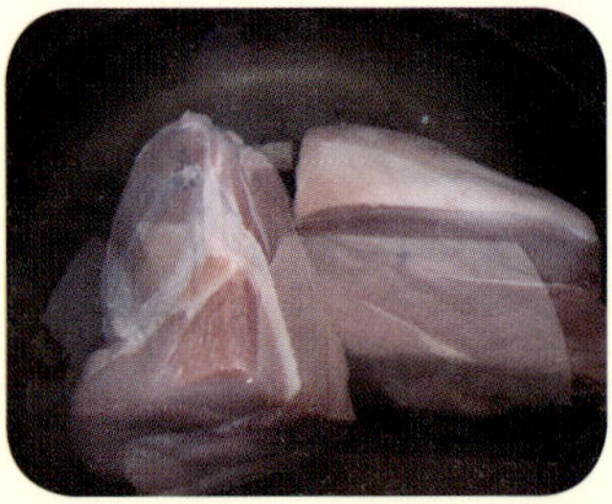

(3) 돈 육(돼지고기)

- 성 질 - 약간 차고 맛은 달고 짜다. 비경, 위경, 신장경으로 들어간다.
- 효 능 - 보신자음(補腎滋陰), 윤조(潤燥), 익기양혈(益氣養血), 소종(消腫), 음 허 체질, 열병으로 진액상한 자, 마른기침, 피부건조, 변비.

(4) 백편두

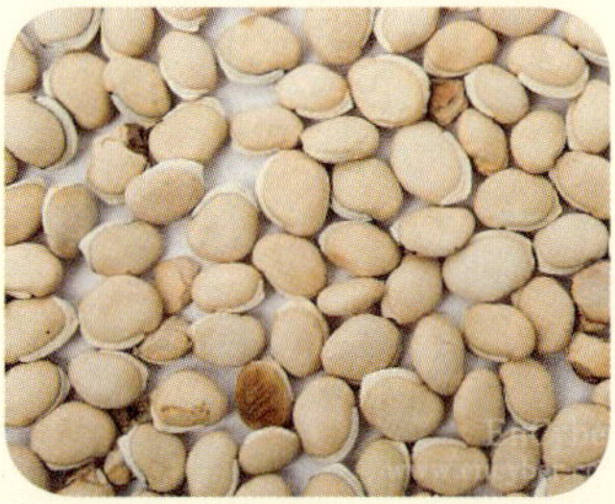

- 성 질 - 평하고 맛은 달고 담백하다. 비경, 위경으로 들어간다.
- 효 능 - 건비(建脾), 익기(益氣), 화습(化濕), 해서(解署)작용, 묽은 대변, 식욕부진, 만성설사, 소화불량, 부인들의 냉, 대하에 효과, 더위 먹어 설사, 장염, 이질, 암환자, 당뇨환자에게도 적합하다.

(5) 흑임자

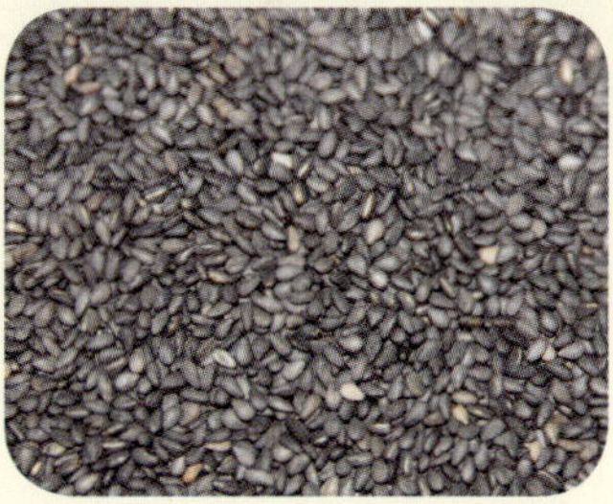

- 성 질 - 평하고 맛은 달다. 간경, 비경, 신장경으로 들어간다.
- 효 능 - 간장, 신장보호, 정혈보호, 장을 윤택하게, 대변소통, 폐결핵, 간신부족으로 인한 이명, 어지럼증, 허리와 무릎에 힘이 없고, 머리가 빨리 하얗게 변한 사람, 피부 건조한 사람, 장이 건조한 변비 증상, 산모 모유가 적을 때, 노인성 천식.

24

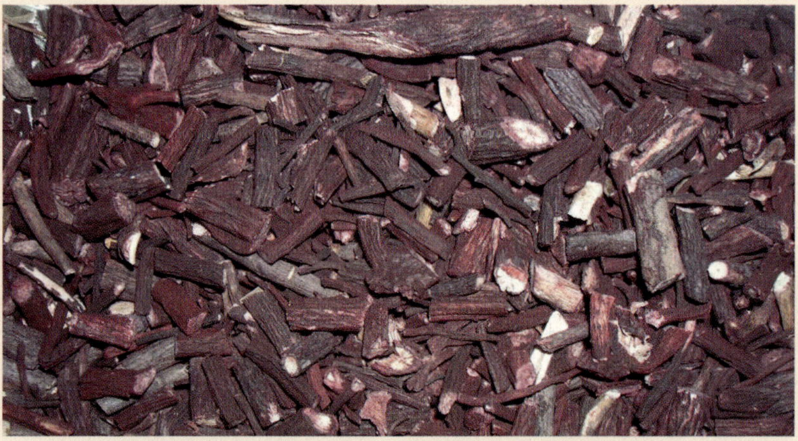

지초(芝草), 자초(紫草), 차근, 주치, 자근 (紫根)

지 치

- **성 질**: 맛은 쓰고 차다. 심포경, 간경에 작용한다.
- **효 능**: 노화방지, 발진, 황달, 소변배출, 악성종기, 옴, 홍역, 독소제거, 간염, 강심작용, 습열 황달, 열결 변비, 토혈, 코피, 요혈, 자반병, 동상, 화상, 소화액분비촉진, 어혈, 항종양, 항염증, 위암, 피부암, 갑상선암, 자궁암, 유방암, 강력한 살균, 소염작용, 위, 장 튼튼하게, 피를 맑고 잘 돌게 함, 피부조직종양제거, 혈액순환, 동맥경화, 강장, 고혈압, 불면증, 건위, 자양, 황달, 임질, 활설하므로 비 기능이 약한 무른 변은 신중하게 사용할 것.
- **한 방**: 활혈, 해독, 해열, 활장, 습열 황달, 토혈, 현료, 습진, 화상, 동상.

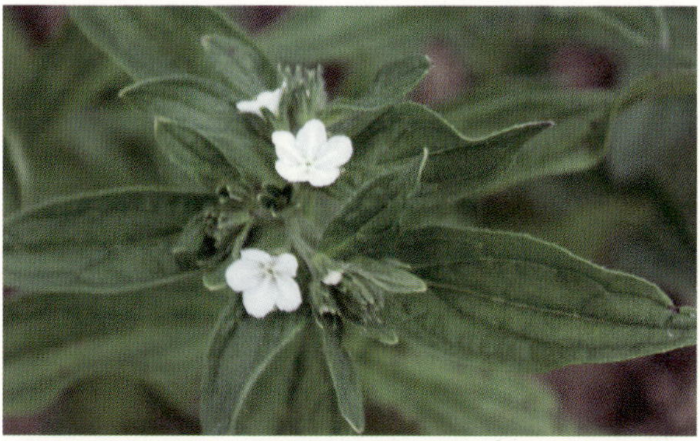

[지치 꽃]

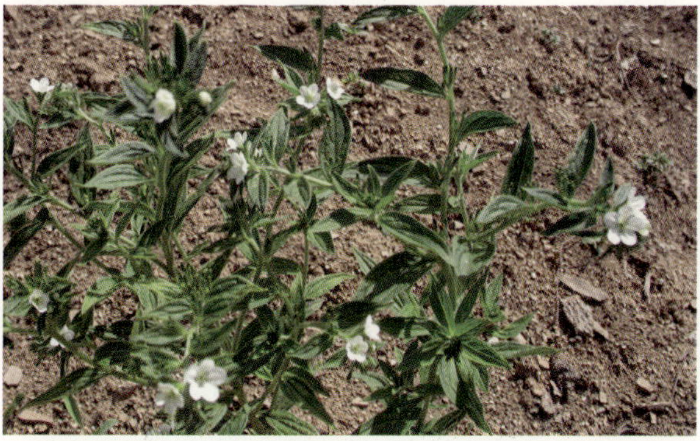

[지치 전초]

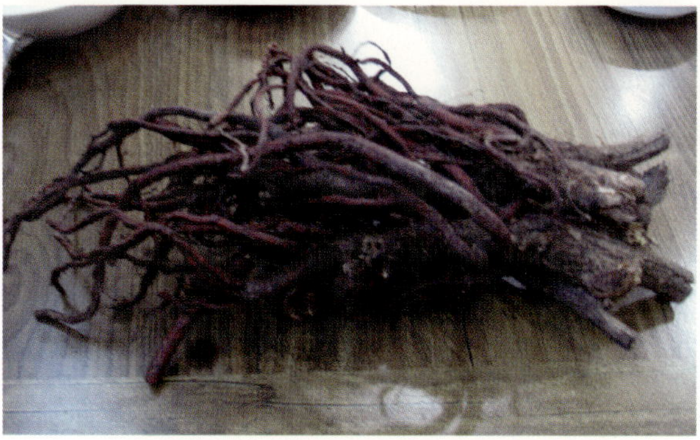

[지치 뿌리]

약선 음식 레시피

지치 물김치

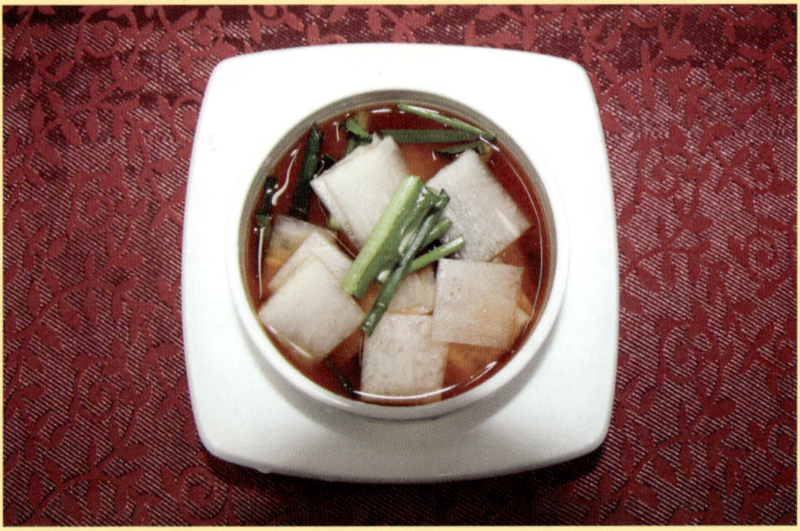

| 재 료 |

- **약재료 :** 지치 10g
- **주재료 :** 배추 20g, 무 20g, 미나리 10g, 쪽파 10g
- **부재료 :** 마늘 5g, 생강 2g, 홍고추 1개, 고춧가루 2큰 술, 소금 2큰 술, 찹쌀풀 1큰 술

만드는 방법

(1) 지치는 찬물에 30분 담가서 우려낸 후 30분간 끓여서 약물을 만들어 식힌다.

(2) 배추는 속 부분만 솎아서 깨끗이 씻은 후 물기를 제거한 다음 자라준다.

(3) 무는 껍질째 벗기고 씻어서 나박나박 자른다.

(4) 미나리는 씻은 후 물기를 제거하고 2cm 크기로 자른다.

(5) 쪽파는 씻은 후 물기를 제거하고 2cm 크기로 썬다.

(6) 마늘, 생강은 얇게 저민다.

(7) 홍고추는 어슷썰기를 한다.

(8) 고춧가루는 물에 30분간 불린 후 베보자기에 싸서 국물만 우려낸다.

(9) 8번에 소금을 넣고 잘 풀어준다.

(10) 찹쌀은 끓여서 익인 후 믹서기에 갈아서 베보자기로 걸러준다.

(11) 고춧가루 우린 국물에 1, 2, 3, 4, 5, 6, 7을 넣는다.

(12) 소금으로 간을 맞춘다.

약선 재료의 효능

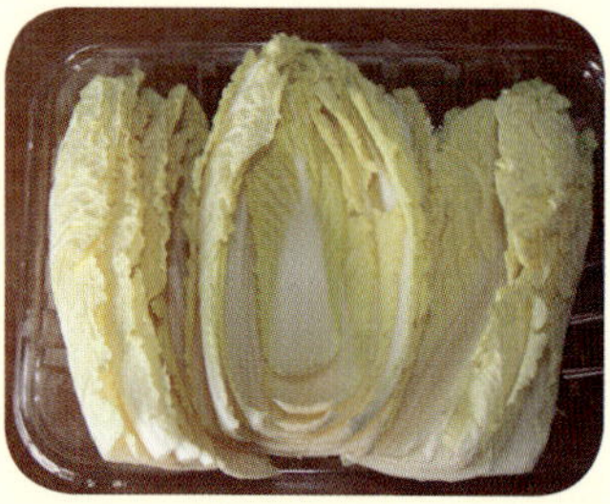

(1) 배 추

- 성 질 - 평하고 맛은 달다. 위경, 간경, 신장경, 방광경으로 들어간다.
- 효 능 - 청열제번(淸熱除煩), 통리장위(通利腸胃), 이뇨(利尿), 소화불량, 갈증을 풀어주고 대소변을 잘나오게 하며 열을 내려주는 작용, 위궤양, 대변 건조증, 소변불리, 고혈압, 고지혈증, 심혈관질환, 비만, 당뇨, 암에도 효과, 어린이 성장발육에도 좋다.

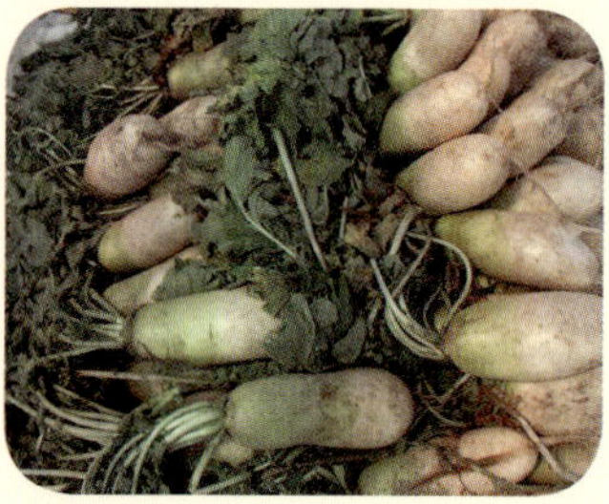

(2) 무

- 성 질 - 차고 달며 맵다. 폐경, 위경으로 들어간다.
- 효 능 - 소식화담(消食化痰), 하기관중(下氣寬中)작용, 항암, 갈증해소, 소화를 돕고 담을 삭히며 기침을 멈추게 한다. 해독작용, 진액을 만들어 피부를 윤택하게 하고 대소변을 잘 보게 한다.

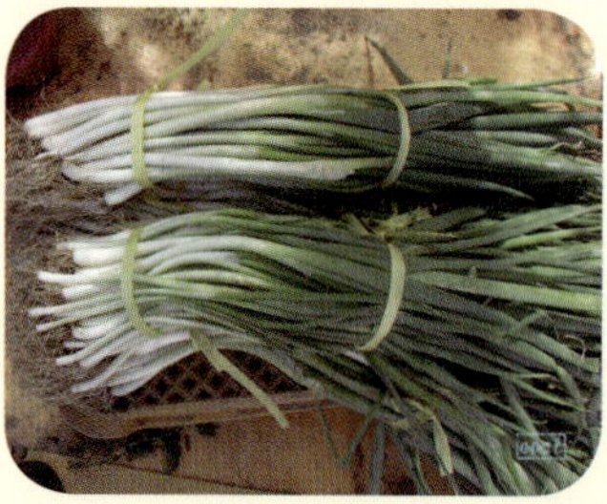

(3) 파

- 성 질 - 따뜻하고 맵다. 폐경, 위경으로 들어간다.
- 효 능 - 발한(發汗), 통양(通陽), 해독(解毒), 살충(殺蟲), 풍한감기, 이질, 음한복통, 종기 등에 사용한다.

(4) 미나리

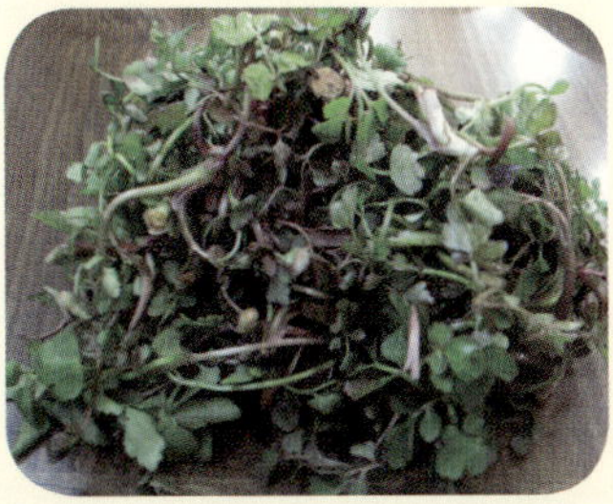

- 성 질 - 차고 맛은 달며 맵다. 위경, 간경으로 들어간다.
- 효 능 - 청열(淸熱), 평간(平肝), 이뇨(利尿), 해독(解毒), 지혈, 숙취해독, 고혈압, 고혈지방, 소변불리, 갱년기 종합증, 감기로 인한 열, 습, 열을 제거, 유행성 뇌막염, 간양상항(肝陽上亢), 어지러움증, 두통, 한방에서 류마티스 관절염, 어린이해열제로 사용.

(5) 고 추

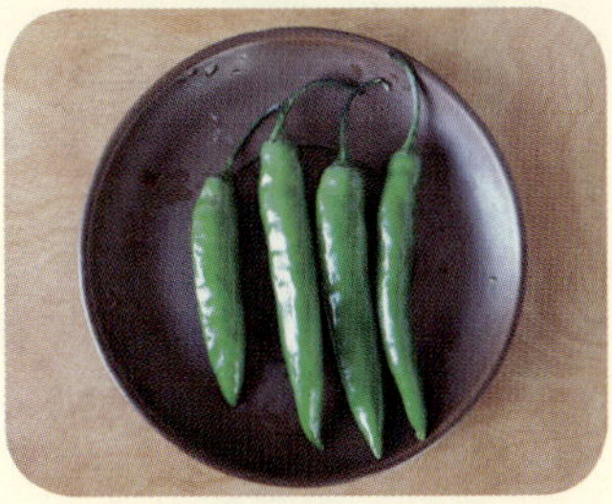

- 성 질 - 뜨겁고 맵다. 심장경, 비경으로 들어간다.
- 효 능 - 온중산한(溫中散寒), 개위진식(開胃進食), 위가 차서 일어난 위통, 여성들의 손발이 차면서 생리통이 심한 사람, 식욕부진에 효과, 찬 기운으로 인한 감기, 복통, 산통에 효과가 있다.

25

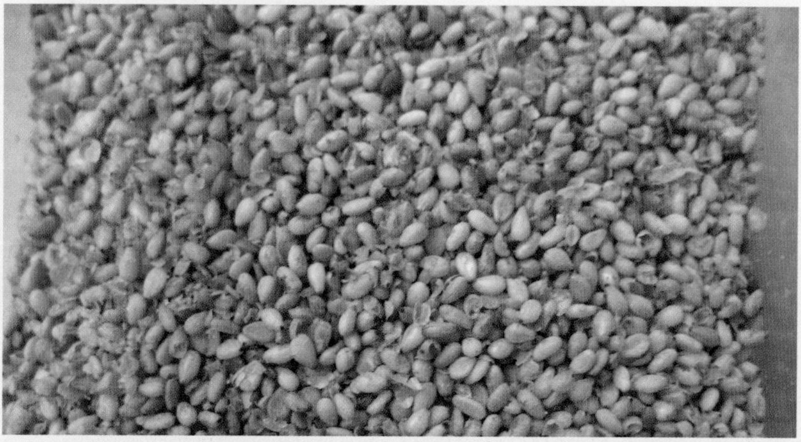

흑지마(黑芝麻), 호마(胡麻), 지마(芝麻), 오마(烏麻)

참 깨

- 성 질 : 평하고 맛은 달다. 간경, 비경, 신장경으로 들어간다.
- 효 능 : 간장, 신장 보호, 정혈 보호, 장을 윤택하게 하여 변을 잘 통하게, 간신부족으로 이명, 어지럼증, 피부 건조한 사람, 장이 건조한 변비, 허리와 무릎에 힘이 없고 머리가 빨리 하얗게 변한 사람, 강장작용, 산모의 모유 적을 때, 말초신경마비, 피부두드러기, 노화방지, 변비, 노인성 천식, 폐결핵, 혈소판감소로 인한 자반(紫癜)에 좋다. 항암, 성인병예방, 간장해독.

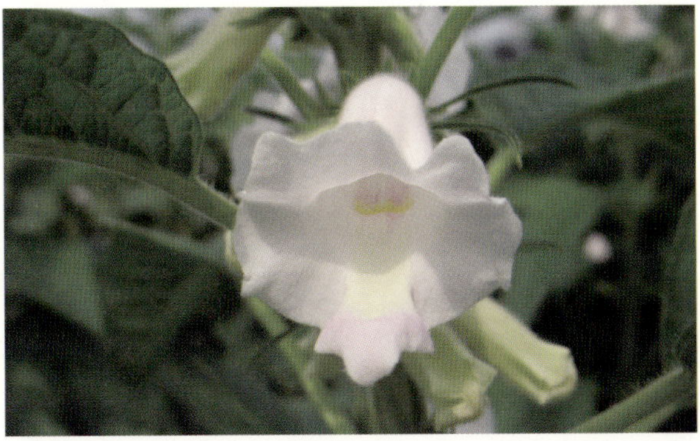

[참깨 꽃]

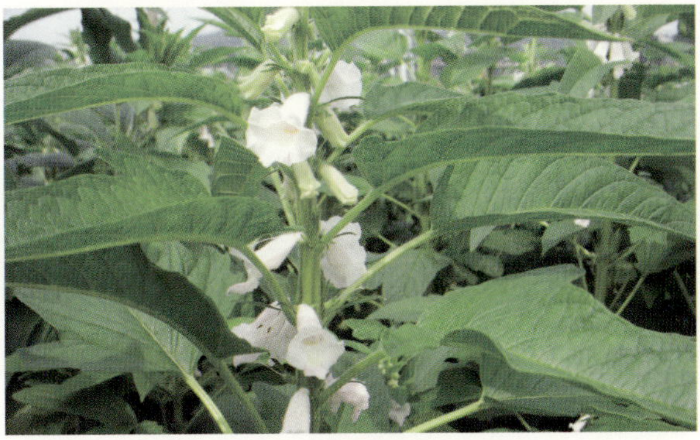

[참깨 줄기]

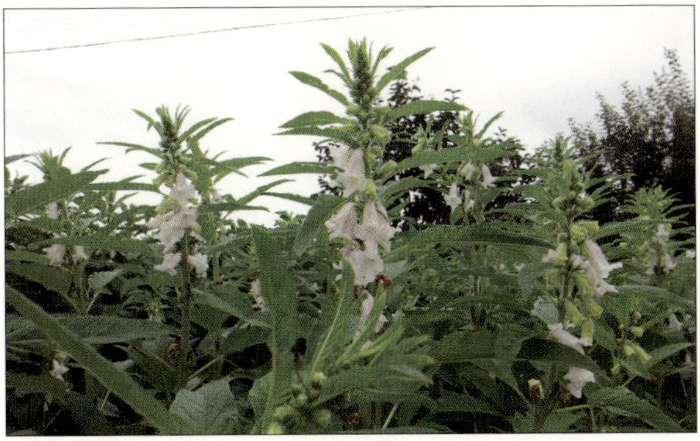

[참깨 전초]

참깨 사색 떡

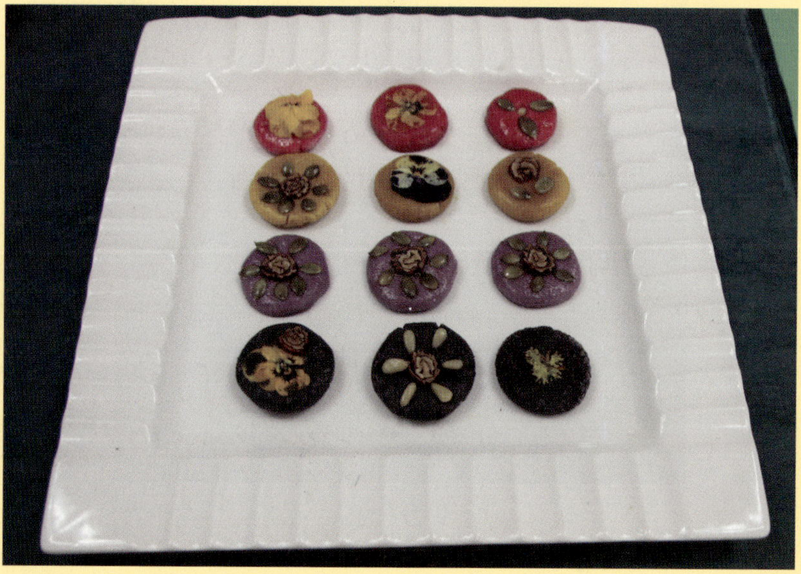

| 재 료 |

- **약재료 :** 녹차가루 10g, 상심자 가루 10g, 강황 가루 10g, 백년초 가루 10g
- **주재료 :** 찹쌀 100g, 참깨 50g
- **부재료 :** 호두 50g, 밤 50g, 대추 20g, 호박씨 20g, 잣 10g, 팬지꽃 5개, 꿀 10큰 술, 참기름 10큰 술

만드는 방법

(1) 녹차가루는 채로 곱게 친다.

(2) 상심자 가루도 채로 곱게 친다.

(3) 강황 가루도 채로 곱게 친다.

(4) 백년초 가루도 채로 곱게 친다.

(5) 찹쌀을 깨끗이 씻어 5시간 이상 불려서 건진 후 30분정도 물기를 빼고 소금으로 간을 맞추고 가루로 곱게 빻는다.

(6) 찹쌀가루에 녹차가루를 넣고 뜨거운 물로 익반죽을 해서 젖은 베보자기로 덮어 준비 한다.

(7) 찹쌀가루에 상심자 가루를 넣고 뜨거운 물로 익반죽을 해서 젖은 베보자기로 덮어 준비한다.

(8) 찹쌀가루에 강황 가루를 넣고 뜨거운 물로 익반죽을 해서 젖은 베보자기로 덮어 준비한다.

(9) 찹쌀가루에 백년초 가루를 넣고 뜨거운 물로 익반죽을 해서 젖은 베보자기로 덮어 준비한다.

(10) 떡 고물로 참깨는 볶아서 준비 한다.

(11) 떡 고물로 호두는 껍질을 벗기고 볶아서 잘게 다져서 준비한다.

(12) 떡 고물로 밤은 익혀서 으깬다.

(13) 대추는 씨를 빼고 돌돌 말아서 작게 잘라서 꽃모양을 만든다.

(14) 호박씨는 살짝 씻어서 건조시킨다.

(15) 잣은 살짝 씻어서 건조시킨다.

(16) 팬지꽃은 살짝 씻어서 건조시킨다.

(17) 꿀에 10, 11, 12를 각각 버무려서 잘 섞어 떡 고물을 준비 한다.

(18) 익반죽한 각각의 색상 속에 떡 고물을 넣고 둥글게 모양을 빚어 팬에 참기름 두르고 약불에서 뒤집어 주면서 굽는다.

(19) 참깨 사색 떡 위에 대추, 호박씨, 잣, 팬지꽃으로 장식한다.

약선 재료의 효능

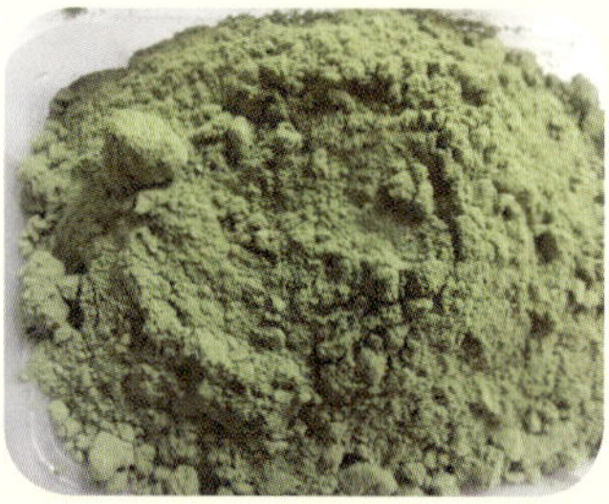

(1) 녹 차

- 성 질 - 시원하고 달고 쓰다, 심장경, 폐경, 위경으로 들어간다.
- 효 능 - 청열해독, 소식해이, 강심이뇨, 청심명목, 제신익사, 감비건미, 강지항암.

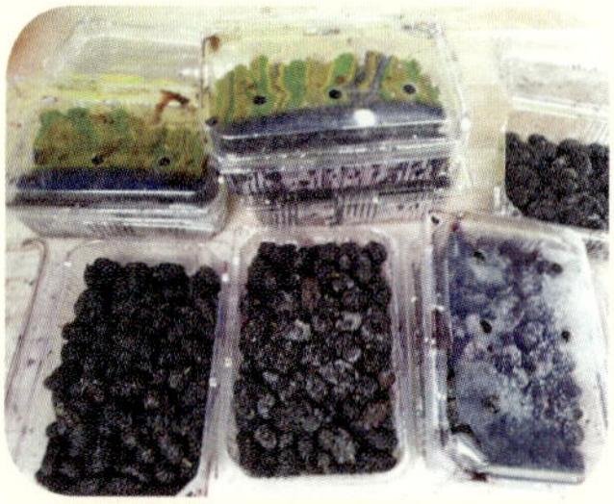

(2) 상심자

- 성 질 - 달고 차다.
- 효 능 - 보간(補肝), 익신(益腎) 식풍습음(熄風濕陰), 이뇨, 소염, 혈압강하, 중풍예방.

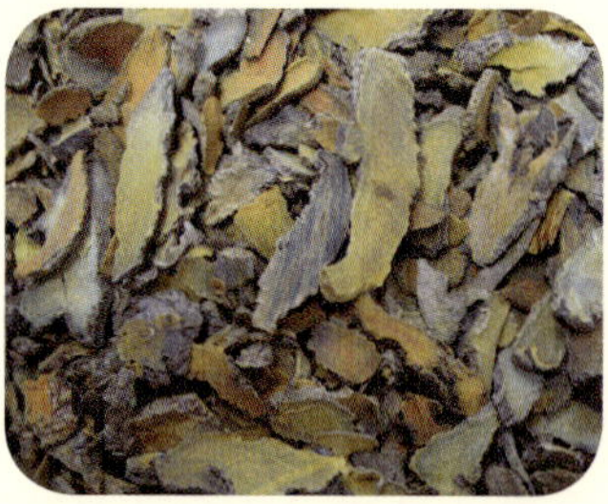

(3) 강 황

- 성 질 - 따뜻하고 맵고 쓰며 달다, 간경, 비경으로 들어간다.
- 효 능 - 혈액순환, 생리통증 완화, 건위작용.

(4) 백년초

- 성 질 - 차다.
- 효 능 - 기관지천식, 당뇨, 해열, 소화불량, 변비, 가슴통증, 혈액순환, 관절염, 두통, 불면증, 고혈압, 비염.

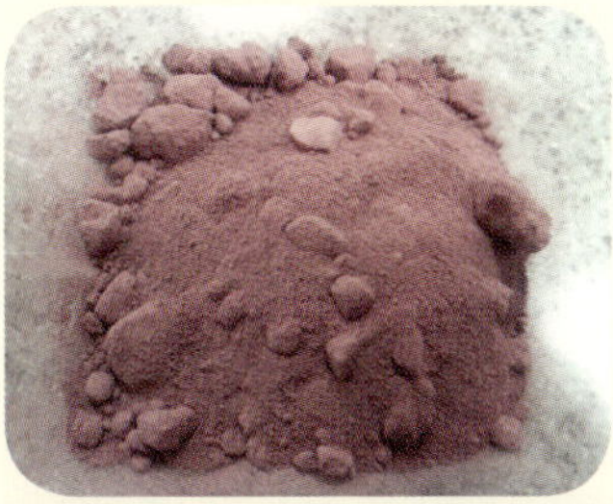

(5) 호박씨

- 성 질 - 따뜻하고 달다,
- 효 능 - 소염, 살충, 지통, 비위허약, 폐농양, 기관지천식, 만성기관지염, 화상, 찰과상, 회충.

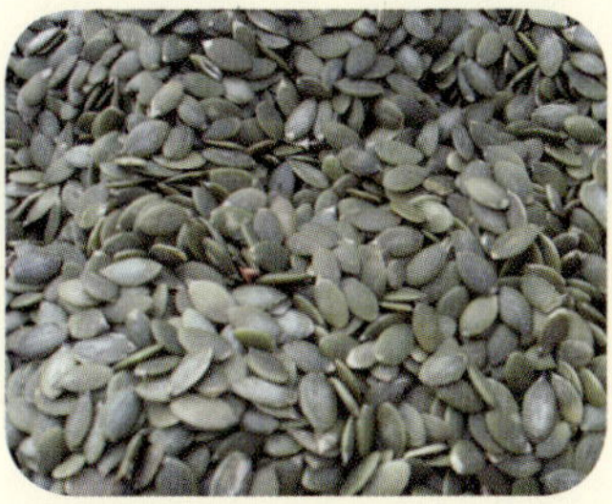

(6) 잣

- 성 질 - 따뜻하고 독이 없으며 맛은 달고 향긋한 향취가 난다.
- 효 능 - 거풍작용, 관절염, 기침, 양진액(養津液), 식풍, 윤폐, 활장, 풍비, 두현, 조해, 토혈, 변비.

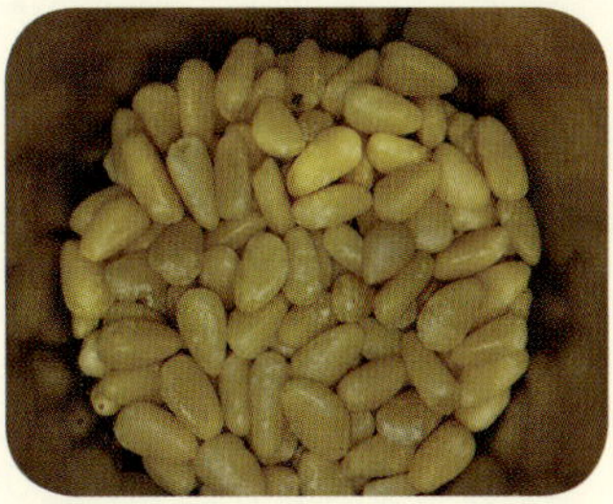

26

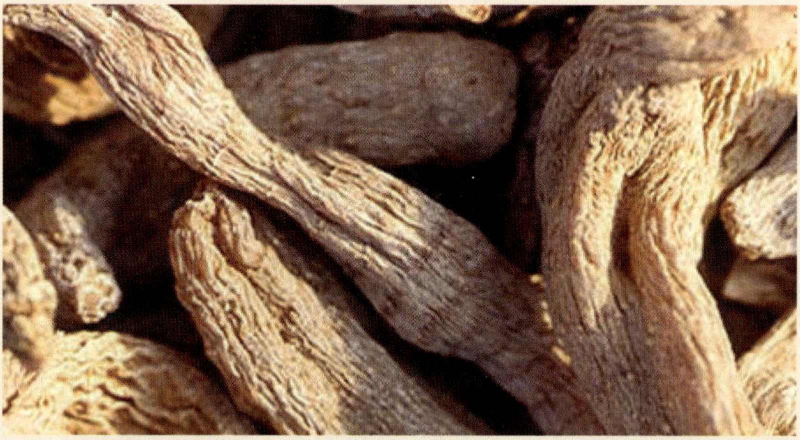

천마(天痲), 적전(赤箭), 적마(赤痲), 정풍초(定風草), 수자해좃

천 마

- **성 질**: 평하고 맛은 달다. 간경으로 들어간다.
- **효 능**: 간풍을 가라앉혀 떨린 증상 없앰, 간 양 안정, 풍 제거, 경락소통, 어린이경기로 사지 떨 때, 중풍 전조증, 경추 병, 혈관성두통, 건망, 고혈압 두통으로 어지럽고 풍을 맞은 사지마비, 돌발성이명, 거풍, 관절운동이 잘 되지 않거나 풍습으로 인한 관절염, 신경쇠약, 뇌동맥경화, 노인성치매, 진경, 두통, 현훈, 요통, 관절통, 반신불수.
- **한 방**: 강장(强壯), 소아경기 진정 현훈안흑(眩暈眼黑), 두풍두통(頭風頭痛), 진경, 사지마비, 반신불수, 언어장애, 류머티스 관절염.

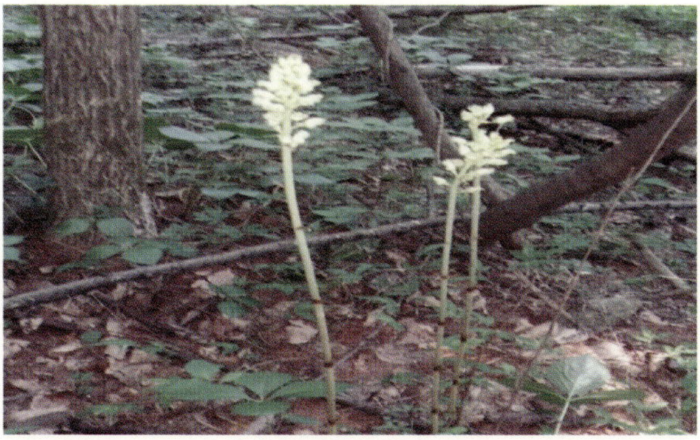

[자연산 천마 줄기]

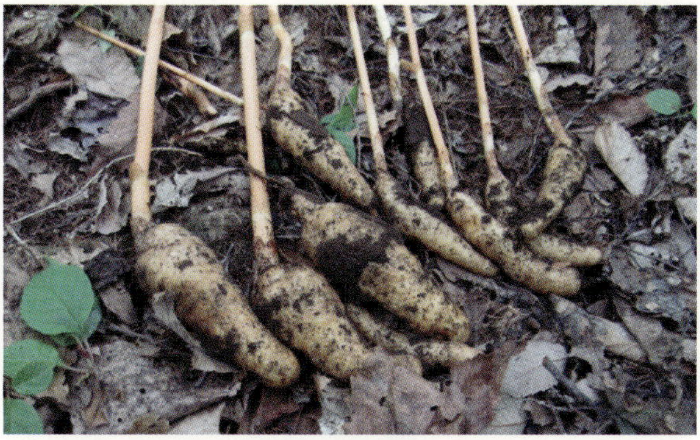

[자연산 생천마]

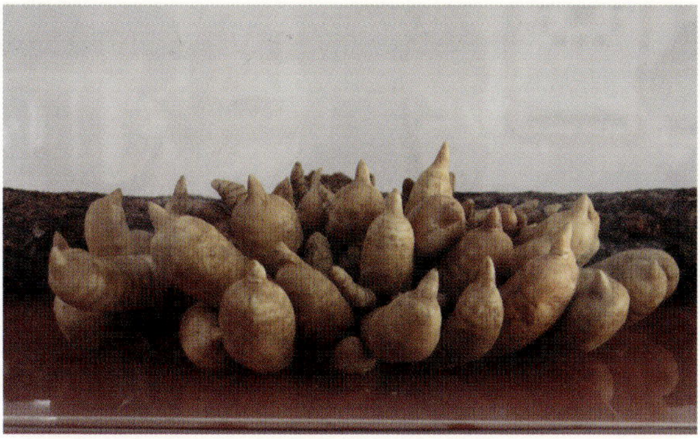

[재배 천마]

약선 음식 레시피

천마 오징어순대

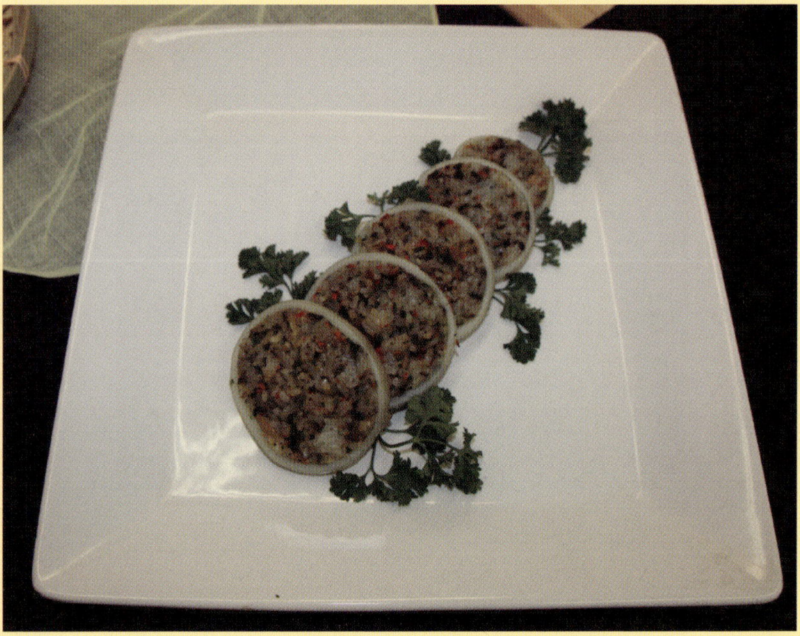

| 재 료 |

- **약재료 :** 천마 20g, 연자육 10g, 대추 10g, 건 표고버섯 5g
- **주재료 :** 오징어 2마리, 찹쌀 100g
- **부재료 :** 양파 50g, 당근 30g, 부추 10g, 파프리카 10g, 청양고추 5g, 참기름 1큰 술, 소금 1큰 술, 후춧가루 약간, 녹말가루 20g

만드는 방법

(1) 천마는 씻어서 찜기에 찐 다음 잘게 다져준다.
(2) 연자육은 따로 20분간 불려 둔다.
(3) 대추는 씨를 제거해고 잘게 썰어 준비한다.
(4) 건 표고버섯은 기둥을 떼어내고 찢어서 물에 불리고 표고버섯 갓은 물에 불린 후 물기를 제거하고 포를 뜬 다음 기둥과 함께 곱게다진 다음 참기름을 넣고 볶다가 소금으로 밑간을 한다.
(5) 오징어는 몸체와 다리를 분리한 후 내장을 제거하고 몸통은 껍질을 벗겨 준비하고 다리는 살짝 데친 다음 곱게 다진다.
(6) 찹쌀은 씻어서 30분간 불린 다음 물기를 제거한다.
(7) 양파는 껍질을 벗기고 씻은 후 곱게 다져서 참기름, 소금을 넣고 밑간을 하고 살짝 볶는다.
(8) 당근은 껍질을 벗기고 씻은 후 곱게 다져서 참기름, 소금을 넣고 밑간을 하고 살짝 볶는다.
(9) 부추는 씻어서 곱게 다진 후 참기름, 소금을 넣고 밑간을 하고 살짝 볶는다.
(10) 파프리카는 씨를 제거한 후 씻어서 곱게 다져서 참기름, 소금을 넣고 밑간을 하고 살짝 볶는다.
(11) 청양고추는 씻은 후 곱게 다져서 참기름, 소금을 넣고 밑간을 하고 살짝 볶는다.
(12) 찜 솥에서 김이 오르면 불린 찹쌀, 불린 연자육, 대추를 넣고 30분간 찐다.
(13) 속은 큰 볼에 쪄낸 찰밥과 1, 4, 7, 8, 9, 10, 11에 5번의 오징어 다리를 모두 넣고 참기름, 소금, 후춧가루를 넣고 간을 한다.
(14) 오징어 안쪽에 녹말가루를 묻히고 속을 70~80%만 채운 후 꼬지로 속이 흐르지 않도록 고정시킨다.
(15) 김이 오른 찜 솥에 젖은 면 보를 깔고 오징어순대를 넣고 센 불에서 10분간 쪄준다.
(16) 식힌 후 자른다.

약선 재료의 효능

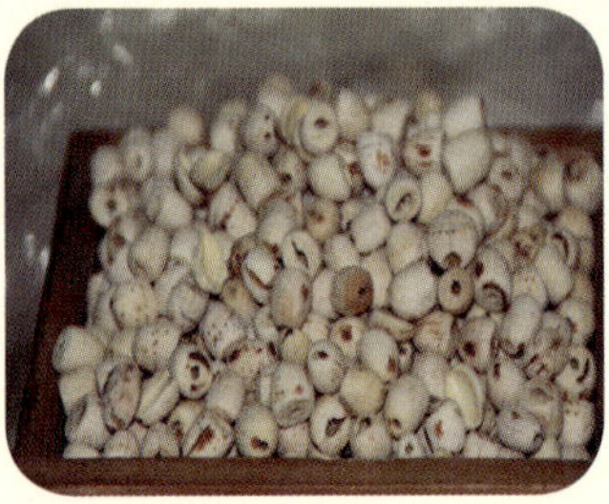

(1) 연자육

- 성 질 - 평하고 맛은 달고 떫다. 비경, 신장경, 심장경으로 들어간다.
- 효 능 - 양심안신(養心安神), 건비지사(建脾止瀉), 보신고정(補腎固精), 심장의 기운이 부족해 정신이 불안하거나 꿈이 많고 가슴이 허한 증상, 비장과 신장의 부족으로 변이 묽고 유정, 대하증.

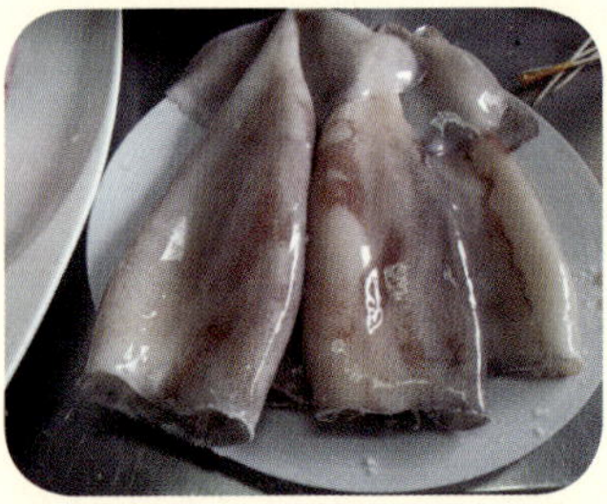

(2) 오징어

- 성 질 - 평하고 맛은 시다.
- 효 능 - 콜레스테롤 수치를 낮추고 혈관질환예방, 간기능 개선, 면역력, 피로회복, 두뇌 기억력 향상, 당뇨예방, 성인병예방, 항암효과, 지혈작용, 시력증진, 보혈, 보음작용이 강하다.

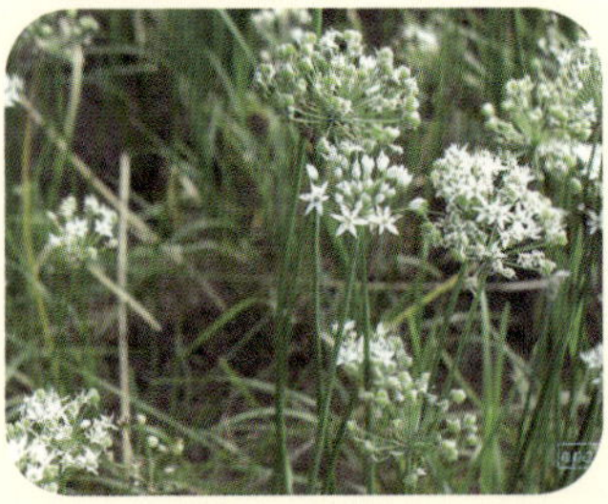

(3) 부 추

- 성 질 - 따뜻하고 맵다. 간경, 위경, 신장경, 폐경으로 들어간다.
- 효 능 - 보신(補腎), 온중(溫中), 행기(行氣), 산어(散瘀), 해독(解毒), 신허야위, 위한복통, 반위, 가슴이 답답하면서 통증이 있는 증상, 각종 출혈증, 이질, 치질, 외상 등에 사용한다.

(4) 당 근

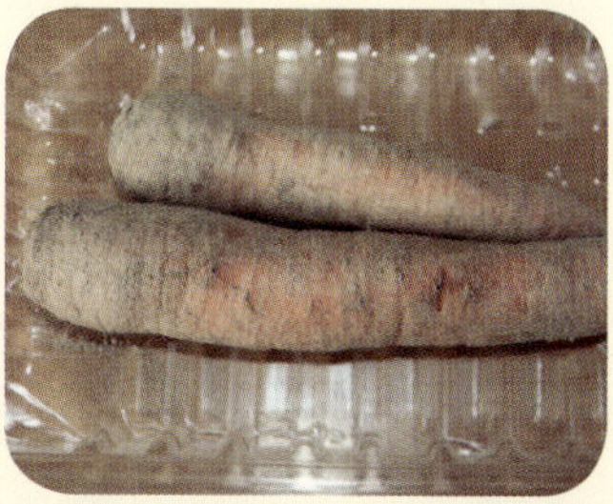

- 성 질 - 평하고 맛은 달고 맵다. 비경, 간경, 폐경으로 들어간다.
- 효 능 - 건비조소화(建脾助消化), 보혈조발육(補血助發育), 영양불량, 비위의 기가 약해 일어난 빈혈, 발육부진, 어린이 두드러기, 수두, 고혈압, 콜레스테롤이 높고 야맹증, 담결식이 있는 사람.

(5) 파프리카

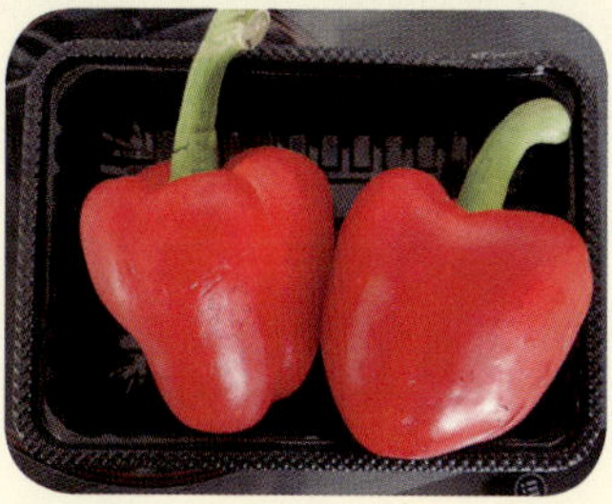

- 성 질 - 평하고 맛은 달다.
- 효 능 - 식욕증진(食欲增進), 체력증강(體力增强), 식욕이 없거나 빈혈, 잇몸출혈에 효과, 혈관이 약한 사람에게 좋은 식품이다.

27

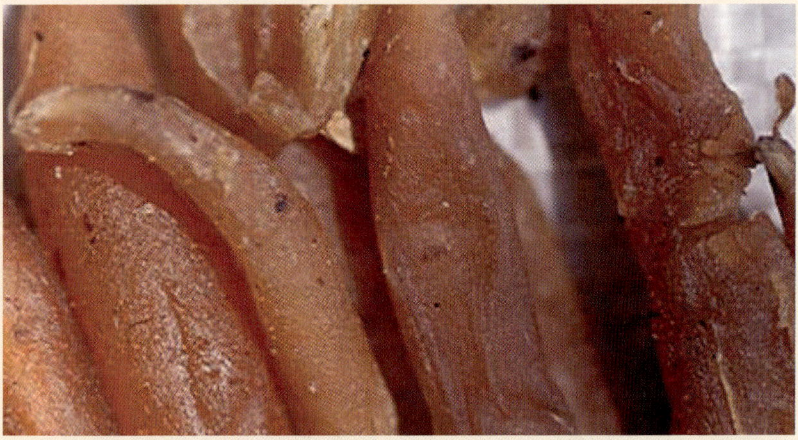

천문동(天門冬), 명천동, 천동, 부지갱이나물, 혹아지꽃, 홀아지좃

천 문 동

- **성 질**: 많이 차고 맛은 달고 쓰다. 폐경, 신장경으로 들어간다.
- **효 능**: 폐의 화를 내림, 맑게, 건조한 것을 윤택, 폐와 신장진액생성, 강장, 폐 음 부족한 마른기침, 각혈, 입이 마르고 갈증 날 때, 이명 현상. 진해, 목이 잘 쉬고 인후통증, 신장 음 부족한 어지럼증, 완화, 해열, 거담, 해수.
- **한 방**: 자음, 윤조, 청폐, 소갈, 강화(降火)효능, 음허발열, 해수토혈, 변비, 인후종통.

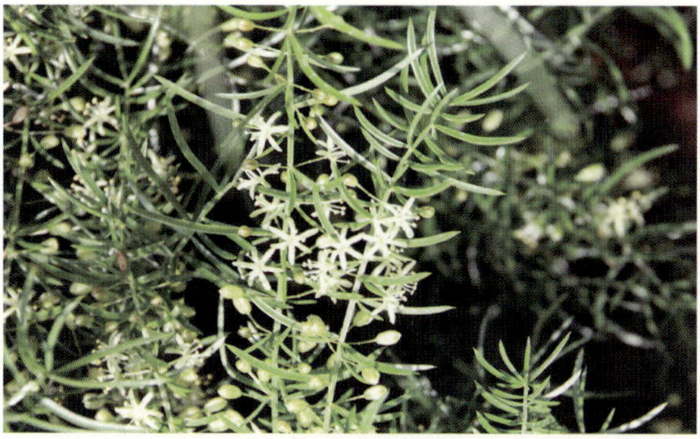

[천문동 꽃]

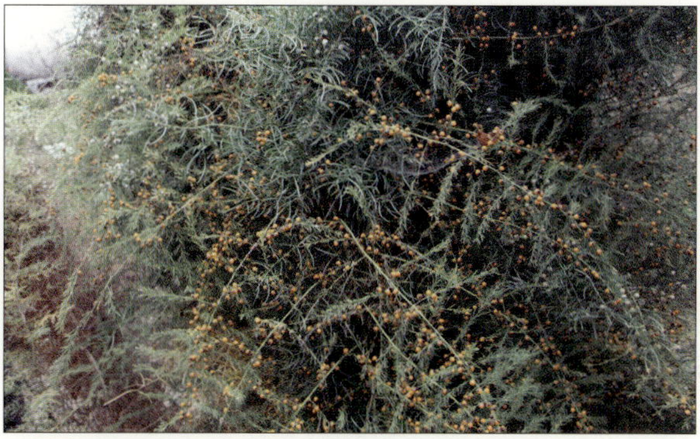

[천문동 열매]

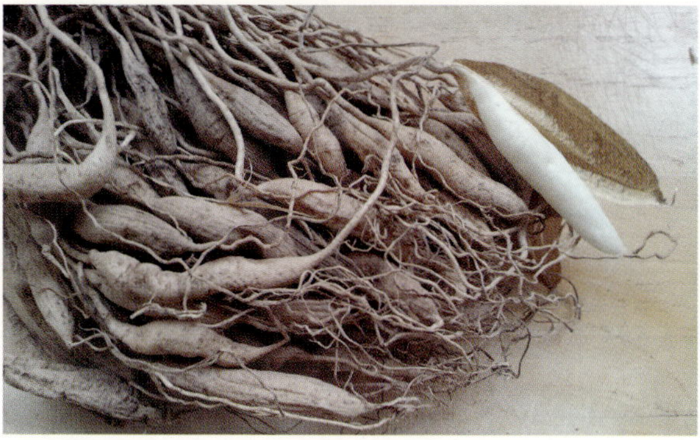

[천문동 뿌리]

약선 음식 레시피

천문동 오방죽

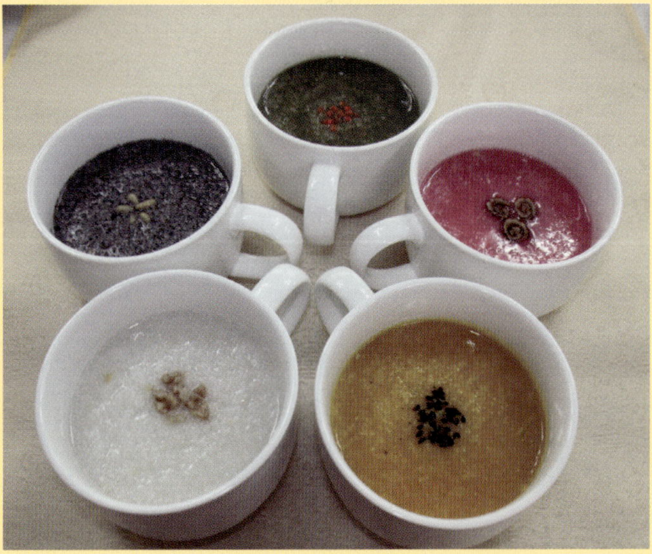

| 재 료 |

- **약재료 :** 천문동 10g, 흑임자 10g, 녹차 10g, 백년초 10g, 강황 10g, 백합 10g
- **주재료 :** 쌀 250g, 찹쌀 250g, 율무 20g
- **부재료 :** 잣 5g, 구기자 5g, 대추 5g, 흑임자 5g, 호두 5g

만드는 방법

(1) 천문동은 씻어서 물을 많이 넣고 푹 삶은 다음 믹서기로 곱게 갈아준다.
(2) 흑임자를 씻어서 볶은 다음 믹서기에 갈아 분말을 만든다.
(3) 녹차는 분말가루를 준비해서 채로 곱게 친다.
(4) 백년초는 분말가루를 준비해서 채로 곱게 친다.
(5) 강황은 분말가루를 준비해서 채로 곱게 친다.
(6) 백합은 분말가루를 준비해서 채로 곱게 친다.
(7) 쌀은 씻어서 30분간 불려서 살짝 찧어 알갱이로 만들어 놓는다.
(8) 찹쌀은 씻어서 30분간 불려서 살짝 찧어 알갱이로 만들어 놓는다.
(9) 율무는 씻어서 볶은 다음 믹서기에 갈아 놓는다.
(10) 잣은 씻어서 건조시킨 후 소를 올린다.
(11) 구기자는 씻어서 다진 후 소를 올린다.
(12) 대추는 씻어서 씨를 빼고 동그랗게 말아 잘게 자른 다음 소를 올린다.
(13) 흑임자를 씻어서 볶은 다음 소를 올린다.
(14) 호두는 껍질째 씻어서 살짝 볶아서 다진 다음 소를 올린다.
(15) 알갱이로 만든 쌀과 알갱이로 만든 찹쌀을 천문동 갈은 물을 넣고 처음은 센 불에 5분간 끓이다가 중불, 약한 불로 조절해서 익힌 후 흑지마 분말을 넣고 잘 저어서 죽으로 변하면 불을 끈다.
(16) 알갱이로 만든 쌀과 알갱이로 만든 찹쌀을 천문동 갈은 물을 넣고 처음은 센 불에 5분간 끓이다가 중불, 약한 불로 조절해서 익힌 후 녹차 분말을 넣고 잘 저어서 죽으로 변하면 불을 끈다.
(17) 알갱이로 만든 쌀과 알갱이로 만든 찹쌀을 천문동 갈은 물을 넣고 처음은 센 불에 5분간 끓이다가 중불, 약한 불로 조절해서 익힌 후 백년초 분말을 넣고 잘 저어서 죽으로 변하면 불을 끈다.
(18) 알갱이로 만든 쌀과 알갱이로 만든 찹쌀을 천문동 갈은 물을 넣고 처음은 센 불에 5분간 끓이다가 중불, 약한 불로 조절해서 익힌 후 강황 분말을 넣고 잘 저어서 죽으로 변하면 불을 끈다.
(19) 알갱이로 만든 쌀과 알갱이로 만든 찹쌀을 천문동 갈은 물을 넣고 처음은 센 불에 5분간 끓이다가 중불, 약한 불로 조절해서 익힌 후 백합 분말을 넣고 잘 저어서 죽으로 변하면 불을 끈다.
(20) 각각의 죽에 준비한 소를 올려서 완성한다.
(21) 간은 먹기 직전에 한다.

약선 재료의 효능

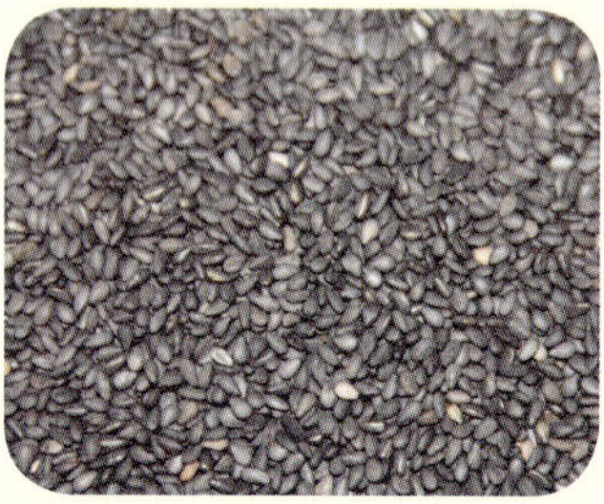

(1) 흑지마

- 성 질 - 평하고 맛은 달다. 간경, 비경, 신장경으로 들어간다.
- 효 능 - 간, 신장보호, 정혈보호, 통변, 이명, 폐결핵, 어지럼증, 장 건조, 허리, 변비, 무릎 힘없고 흰 머리 빨리 변한 자, 건조한 피부, 산모모유가 적을 때, 노인성 천식.

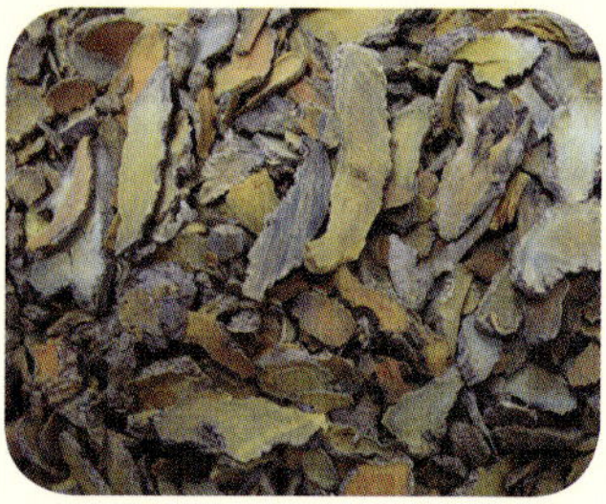

(2) 강 황

- 성 질 - 따뜻하고 맛은 맵고 쓰며 달다. 간경, 비경으로 들어간다.
- 효 능 - 혈액순환, 기체를 잘 풀어주고 통증완화, 방향성, 건위작용, 생리소통, 어혈 뭉쳐 단단한 덩어리, 산후복통, 장만한 배 통증.

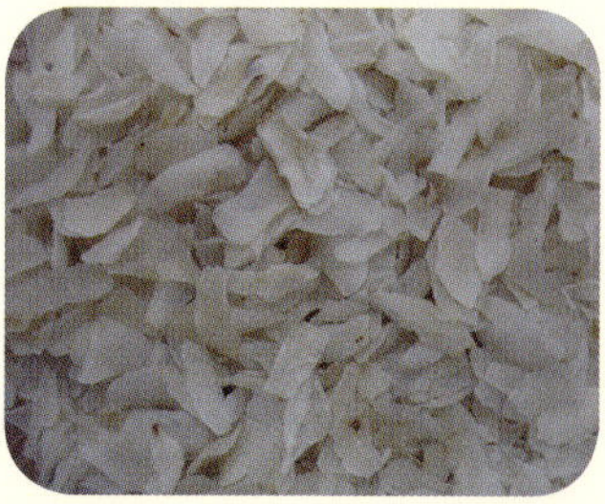

(3) 백 합

- 성 질 - 약간 차고 맛은 달고 약간 쓰다.
- 효 능 - 양음윤폐(養陰潤肺), 청심안신(淸心安神), 만성기관지염, 폐기종, 폐결핵, 신경쇠약, 심계(心悸), 실면(失眠).

(4) 산 약

- 성 질 - 평하고 맛은 달다.
- 효 능 - 건비위(建脾胃), 보폐기(補肺氣), 익신정(益腎精), 당뇨, 만성천식, 신장병, 심혈관질환, 유정도한.

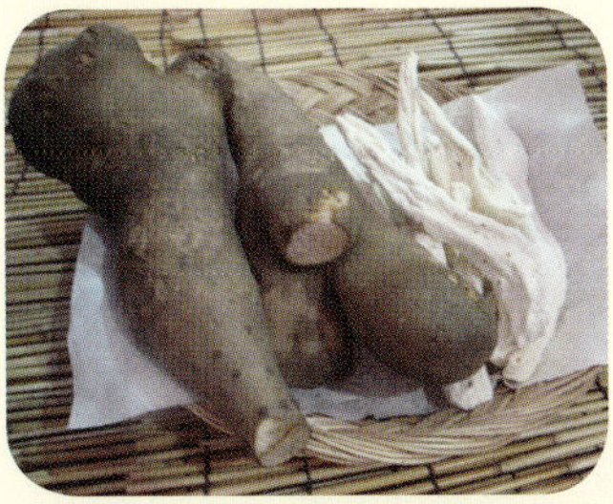

(5) 잣

- 성 질 - 약간 따뜻하고 달다.
- 효 능 - 간, 폐, 대장, 혈액보호, 거풍.

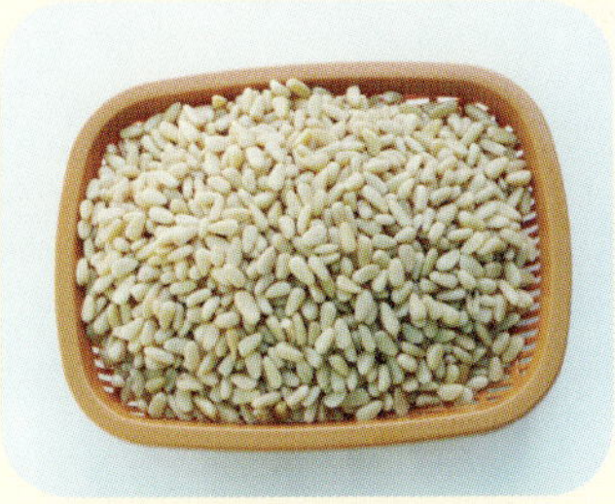

(6) 율 무

- 성 질 - 약간차고 맛은 달고 담백하다. 비경, 위경, 폐경으로 들어간다.
- 효 능 - 습 제거, 비장 튼튼, 뭉친 근육 풀어줌, 열 내림, 농 배출, 항암, 폐보호, 피부미용, 풍습성관절염, 얼굴, 손발부종, 급만성신장염.

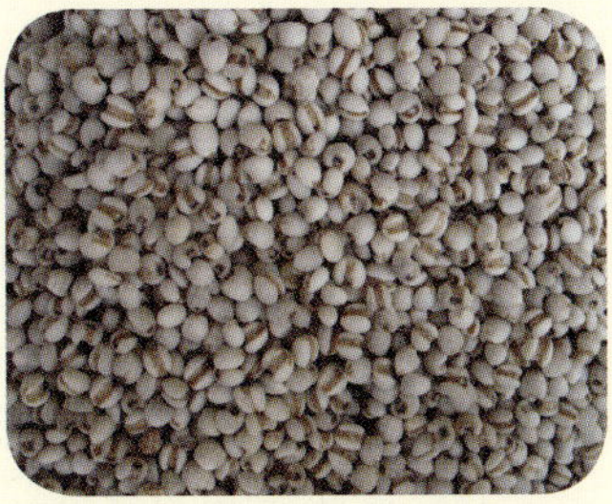

28

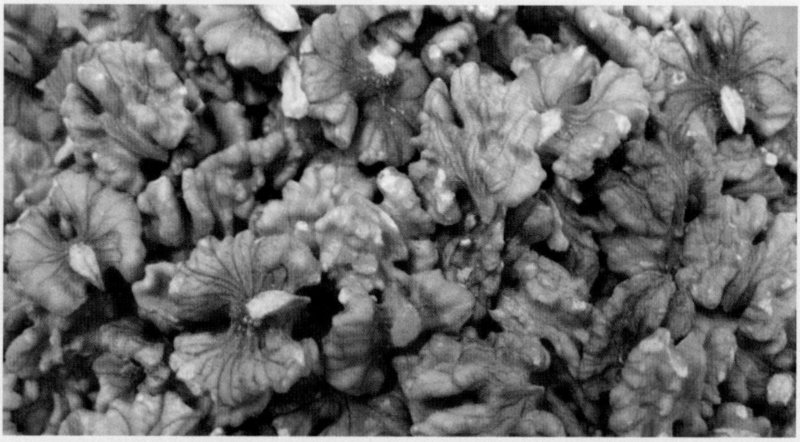

호두(胡桃), 호두인(속씨)

호 두

• 성 질: 평하고 맛은 달다. 심장경, 간경, 폐경, 대장경으로 들어간다.

• 효 능: 보신고정(補腎固精), 온폐정천(溫肺定喘), 익기양혈(益氣養血), 감기, 보뇌익지(補腦益智), 윤장통변(潤腸通便), 폐신양허(肺腎兩虛), 치질, 오래된 기침, 노년만성기관지염, 유정(遺精), 요슬산통(腰膝酸痛), 신장이 허하여 소변이 자주 나오고 양위(陽痿), 어린지능 발달, 자양강장.

• 한 방: 자양, 강장, 진해, 진천, 보신고정, 온폐, 윤장 효능, 신허 천수, 양위, 유정, 빈뇨, 대변조결.

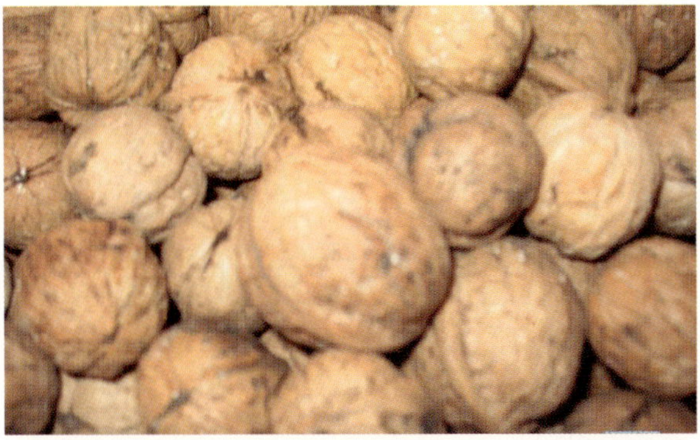

[호두 - 열매]

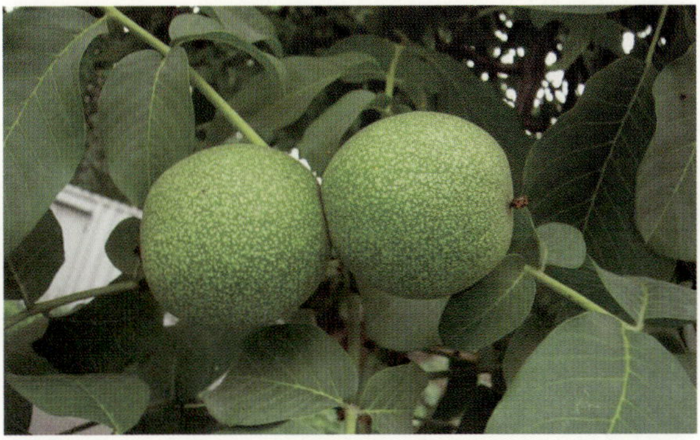

[호 두]

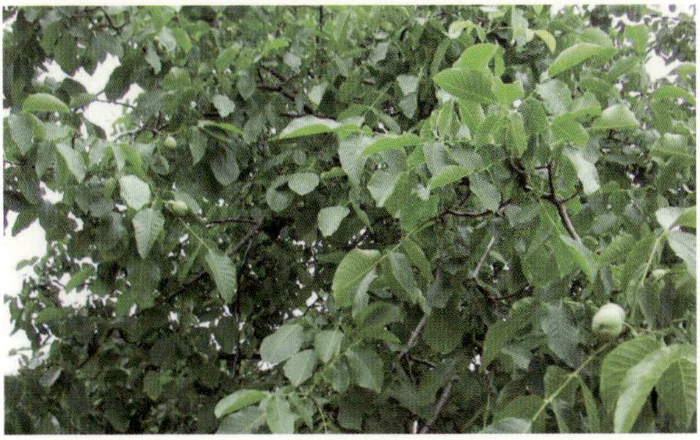

[호두 나무]

약선 음식 레시피

호두인 단호박 영양밥

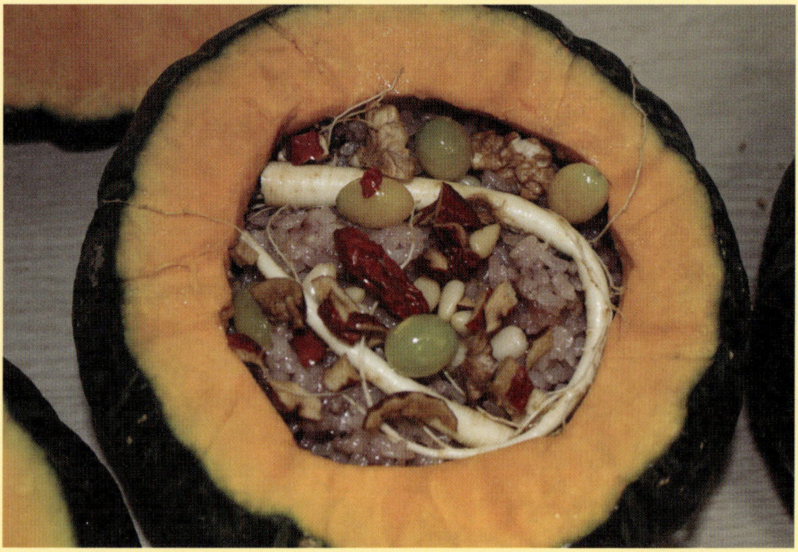

| 재 료 |

- **약재료 :** 호두 20g, 인삼 2뿌리, 은행 10g, 대추 10g, 잣 10g
- **주재료 :** 찹쌀 100g, 멥쌀 50g, 흑미 50g, 단호박 한 개
- **부재료 :** 간장 10g, 참기름 1작은 술

만드는 방법

(1) 호두는 껍질째 깨끗이 씻어 준 다음 물기를 제거하고 살짝 볶아준다.

(2) 인삼은 껍질째 깨끗이 씻어 준비 한다.

(3) 은행은 후라이팬에 기름을 두르고 은행을 볶은 후 껍질을 제거한다.

(4) 대추는 씻어서 씨를 빼고 껍질을 동그랗게 말아 채를 친다.

(5) 잣은 씻어서 건조시켜서 준비한다.

(6) 찹쌀은 씻어서 30분간 불린 다음 건져서 물기를 제거해준다.

(7) 멥쌀은 씻어서 30분간 불린 다음 건져서 물기를 제거해준다.

(8) 흑미는 씻어서 30분간 불린 다음 건져서 물기를 제거해준다.

(9) 단호박은 겉을 씻은 후 속을 파내서 준비한다.

(10) 단호박 속에 6, 7, 8번을 넣고 물을 부어 주고 간장, 참기름을 넣어서 밥을 한다.

(11) 준비 해 놓은 인삼, 호두, 은행, 대추, 잣을 올리고 뜸을 들인다.

약선 재료의 효능

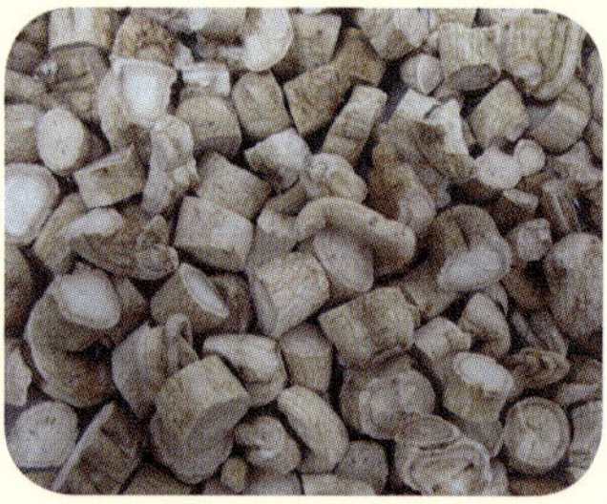

(1) 인 삼

- 성 질 - 따뜻하고 맛은 달고 약간 쓰다. 비경, 폐경으로 들어간다.
- 효 능 - 대보원기(大補元氣), 고탈생진(固脫生津), 안신증지(安神增智), 일체의 기혈진액부족으로 인한 병, 식욕부진, 부인병, 남성병, 허약한 체질로 식욕이 없고 신트림이 나고 힘이 없는 증상, 식은땀, 어지럽고 건망증, 비뇨기 계통.

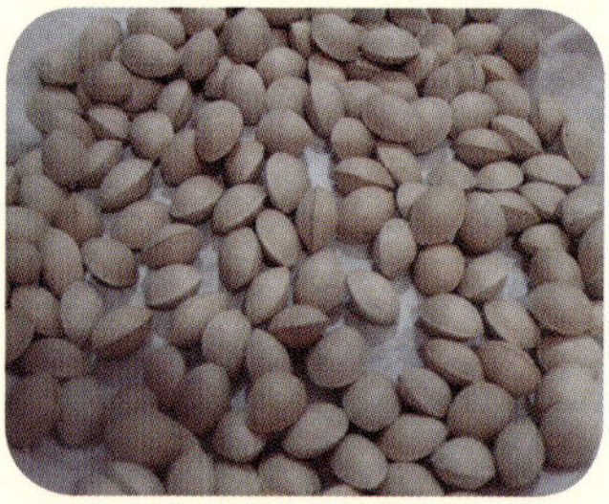

(2) 은 행

- 성 질 - 평하고 맛은 달고 쓰며 떫다. 약간 독, 폐경, 신장경 들어간다.
- 효 능 - 염폐정천(斂肺定喘), 섭정(攝精), 축뇨(縮尿), 지대(止帶), 폐기종, 소변이 쌀뜨물 방출, 여성 냉대하, 소변이 자주 마려운 증상, 폐 기운 허한 만성 기관지염, 천식, 폐결핵, 기침에 효과.

(3) 대 추

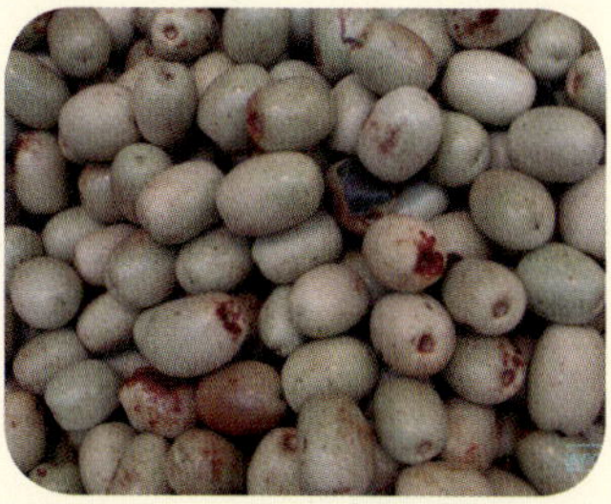

- 성 질 - 따뜻하고 맛은 달다. 비경, 위경으로 들어간다.
- 효 능 - 보익비위(補益脾胃), 자음양혈(滋陰養血), 양심안신(養心安神), 완화약성(緩和藥性), 신경쇠약빈혈, 정신 허약한 자, 심혈관질환, 비기허(脾氣虛)식욕부진으로 기혈 모두가 허해 양양불량인 사람, 혈소판, 백혈구감소로 면역력이 약한 사람. 간병, 과민성 질병.

(4) 단호박

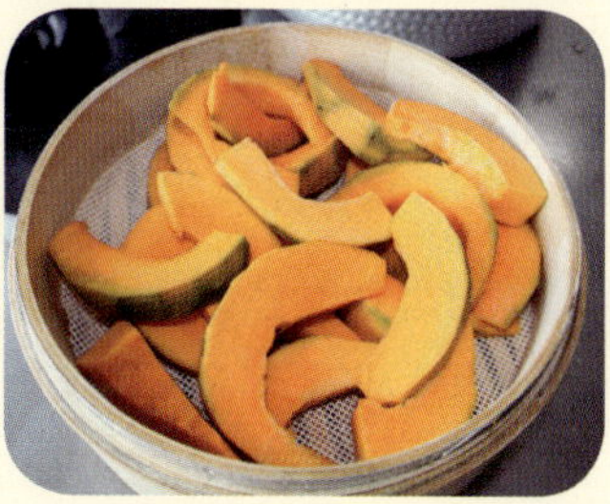

- 성 질 - 따뜻하고 맛은 달다. 비경, 위경으로 들어간다.
- 효 능 - 해독소종, 중초보호, 기운생김, 혈지방과 혈당을 낮춘다. 고혈압, 심장병, 고혈지방, 당뇨병, 비만, 노인들 변비, 비뇨기결석, 폐용, 해소천식, 흉막염, 당뇨병에도 적합하다.

29

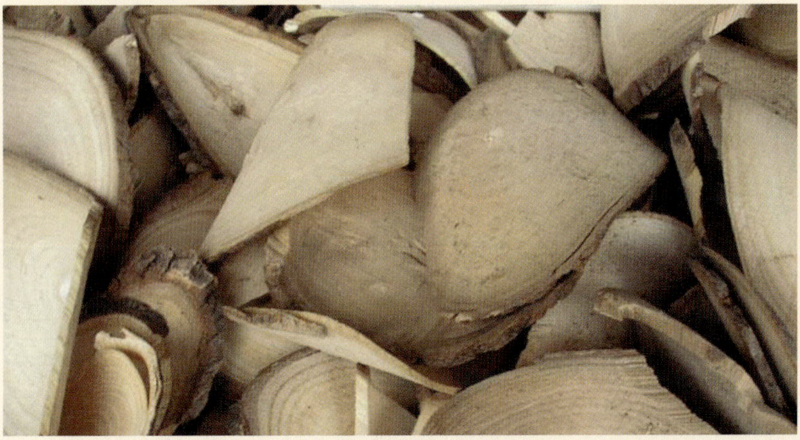

해동피(海桐皮), 해동목(海桐木), 자동(刺桐), 개두릅나무

해 동 피

- **성 질**: 평하고 맛은 쓰고 맵다. 비경, 위경, 신장경, 간경으로 들어간다.
- **효 능**: 풍습제거, 사지구련, 요슬 동통, 살충, 습진, 신경통, 근육통, 관절염, 근육마비, 신 허요통, 중추신경진정, 류마티스 관절염, 경맥소통, 염증, 혈액순환, 동맥경화, 고혈압, 각종성인병, 풍 습사, 이질, 복통, 구내염, 풍치, 타박상, 뼈와 근골강화, 피부병, 풍습 , 허리, 무릎동통.
- **한 방**: 거풍, 제습, 살충, 활혈, 옴류머티즘, 근육마비, 근육통, 관절염.

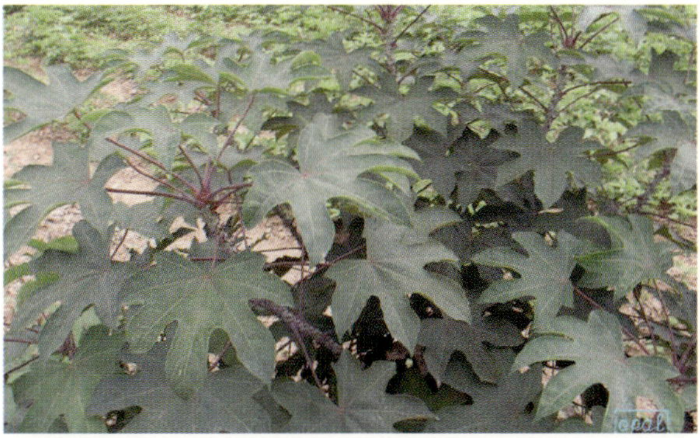

[엄나무 잎사귀]

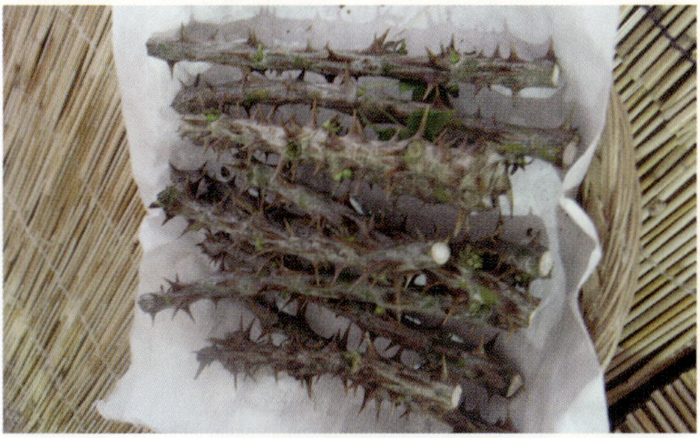

[엄나무 줄기 잔가지]

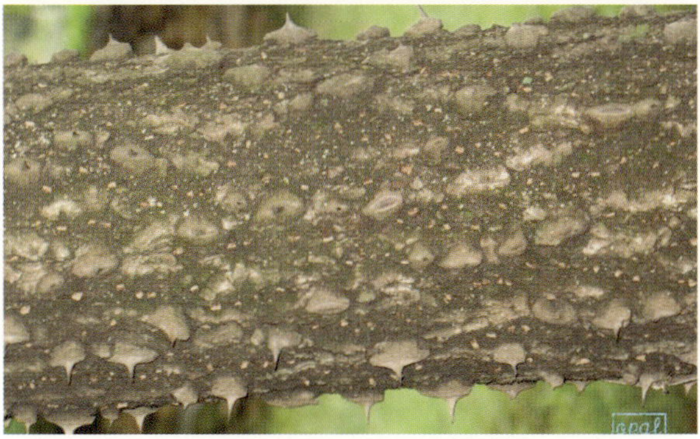

[오래된 엄나무 줄기껍질 (해동피)]

약선 음식 레시피

해동피 오골계 탕

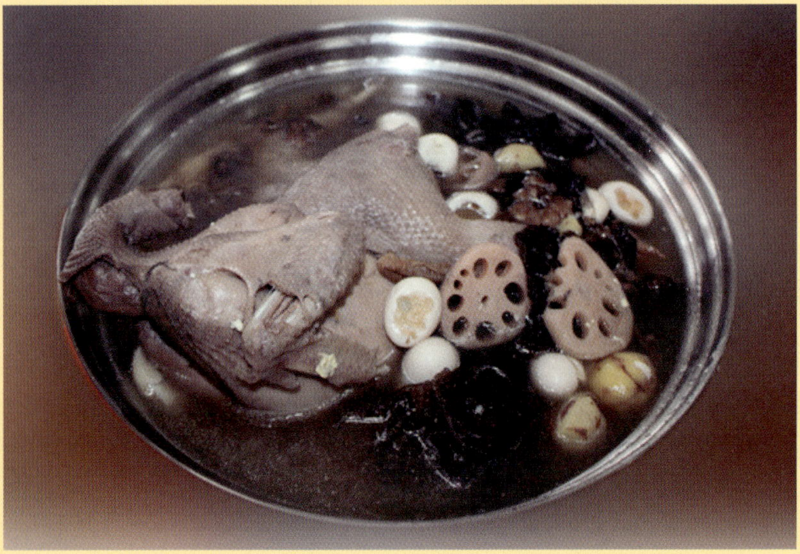

| 재 료 |

- **약재료 :** 해동피 30g, 당귀 20g, 수삼 20g, 황기 10g, 대추 10g, 숙지황 5g, 감초3g
- **주재료 :** 오골계 1마리, 찹쌀 50g, 건 표고버섯 10g
- **부재료 :** 메추리알 30g, 연근 10g, 목이버섯 10g, 밤 10g, 생강 10g, 청주 3큰 술, 천일염 2큰 술

만드는 방법

(1) 해동피는 씻어서 건조시킨다.

(2) 당귀는 씻어서 청주에 30분간 담근 후 건져서 후라이팬에 볶아준다.

(3) 수삼은 껍질째 씻어서 건조시킨다.

(4) 황기도 씻어서 건조시킨다.

(5) 대추는 씻어서 씨를 제거하고 준비한다.

(6) 숙지황은 흐르는 물에 가볍게 씻어준다.

(7) 감초는 씻어서 건진 후 무기를 말리고 후라이팬에 볶아준다.

(8) 1~7번 까지를 냄비에 넣고 물을 부어서 2시간 정도 푹 삶은 다음 체에 밭쳐서 약물을 만든다.

(9) 오골계는 뱃속을 깨끗하게 긁어내고 물로 씻어서 준비한다.

(10) 찹쌀은 씻어서 30분간 물에 불린 후 건져서 물기를 뺀다.

(11) 건 표고버섯은 씻어서 미지근한 물에 30분간 불린 후 물기를 꼭 짠 다음 곱게 채를 친다.

(12) 오골계 뱃속에 찹쌀, 건 표고버섯을 넣고 냄비에 약물을 넣고 익힌다.

(13) 메추리알은 삶아서 물에 식힌 후 껍질을 벗긴다.

(14) 연근은 껍질을 벗기고 얇게 잘라서 물 속에 담근다.

(15) 목이버섯은 씻어서 미지근한 물에 30분간 불린 후 알맞은 크기로 잘라서 준비한다.

(16) 밤은 껍질을 벗기고 물 속에 담근다.

(17) 생강은 껍질을 벗기고 씻은 후 얇게 자른다.

(18) 오골계가 익으면 약물을 추가하고 13, 14, 15, 16, 17을 넣고 한 번 더 끓여준 다음 청주를 넣고 한소끔 더 끓여낸다.

(19) 천일염으로 간을 맞춘다.

약선 재료의 효능

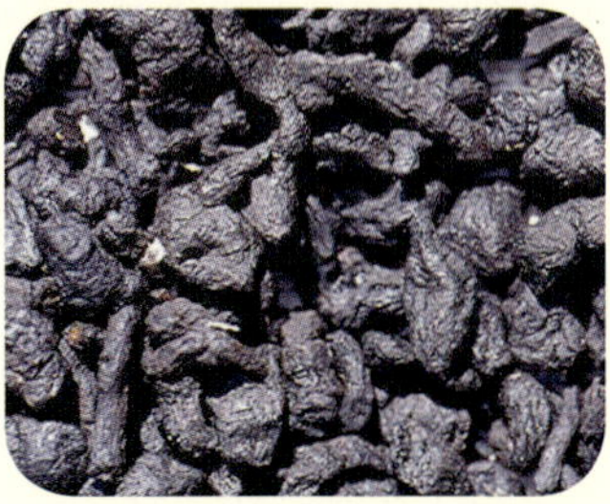

(1) 숙지황

- 성 질 - 약간 따뜻하고 맛은 달다. 간경, 신장경으로 들어간다.
- 효 능 - 허약한 증상에 대표약, 혈액 만들어주는 효능, 음을 크게 보호, 신장 정기 채움, 골수에 유익, 음이 부족하여 나타나는 증상, 몸이 허약한 사람, 혈액이 허약해 발생하는 각종 증상.

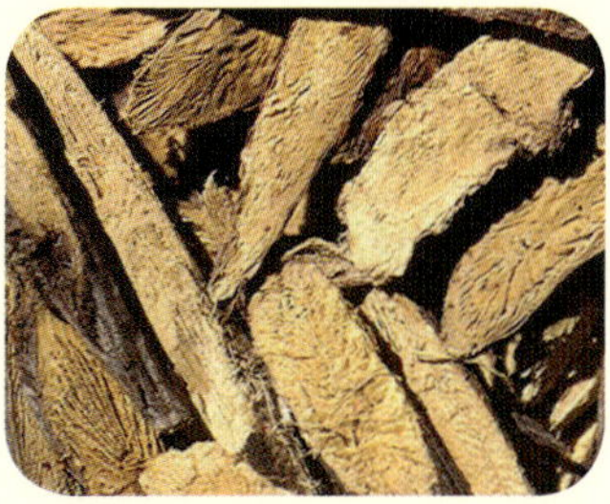

(2) 감 초

- 성 질 - 평하고 맛은 달다. 신장경, 폐경, 비경, 위경으로 들어간다.
- 효 능 - 비장 튼튼, 기운을 내며, 폐를 윤택, 기침 멈춤, 급한 것을 완화, 청열 해독, 여러 가지 약을 조화시켜 주는 작용.

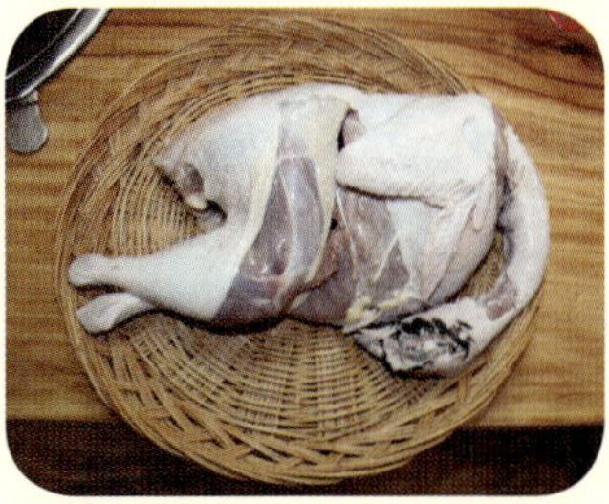

(3) 오골계

- 성 질 - 평하고 맛은 달다. 간경, 신장경으로 들어간다.
- 효 능 - 보간신(補肝腎), 익기혈(益氣血), 퇴허열(退虛熱), 조월경(調月經), 병후, 산후 허약한 자, 기혈부족, 영양불량자, 부인병, 하혈, 냉 대하, 생리불순, 요산통, 비장이 허한 설사, 당뇨병.

(4) 연 근

- 성 질 - 생것(시원), 익힌 것(따뜻), 맛 달다. 심장경, 간경, 위경 간다.
- 효 능 - 생것은 열 내림, 진액생성, 혈을 식힘, 지혈작용, 어혈 풀어준, 익히면 비장을 튼튼, 혈액보호, 식욕증진, 소화, 설사 멈춤.

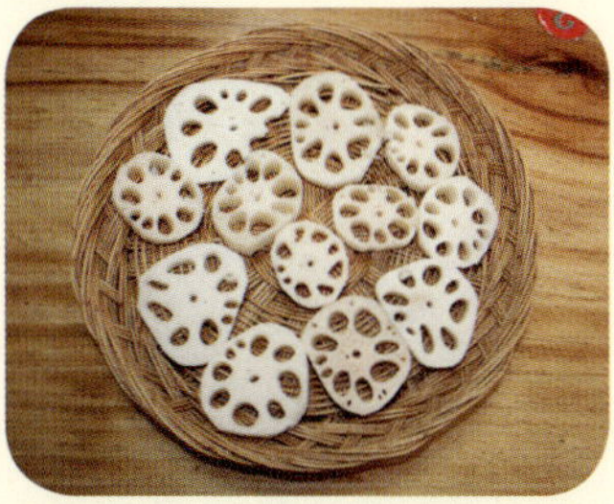

(5) 목이버섯

- 성 질 - 평하고 맛은 달다. 폐경, 비경, 대장경, 간경으로 들어간다.
- 효 능 - 자양작용, 폐를 윤택, 기침 멈춤, 위를 편하게, 지혈, 혈압 낮춤, 항암작용, 보혈작용, 신체를 튼튼하게 한다.

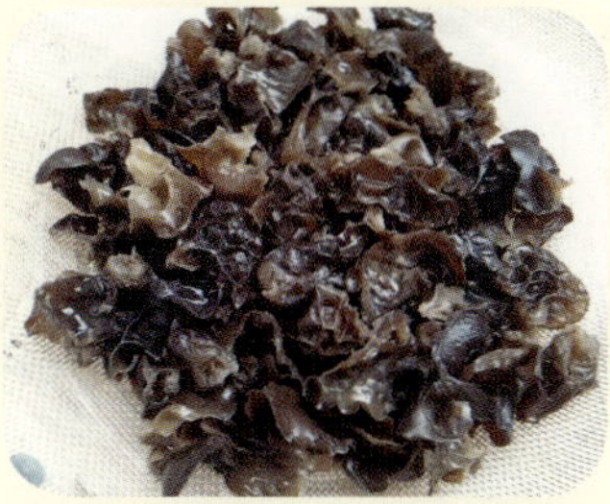

(6) 은 행

- 성 질 - 평하고 맛은 달고 쓰며 떫다. 약간 독, 폐경, 신장경 들어간다.
- 효 능 - 염폐정천(斂肺定喘), 섭정(攝精), 축뇨(縮尿), 지대(止帶), 폐결핵, 소변이 쌀뜨물 형태, 여성들 냉, 대하, 소변이 자주 마려운 증상, 폐의 기운이 허한 만성기관지염, 천식, 폐기종, 기침 등에 효과.

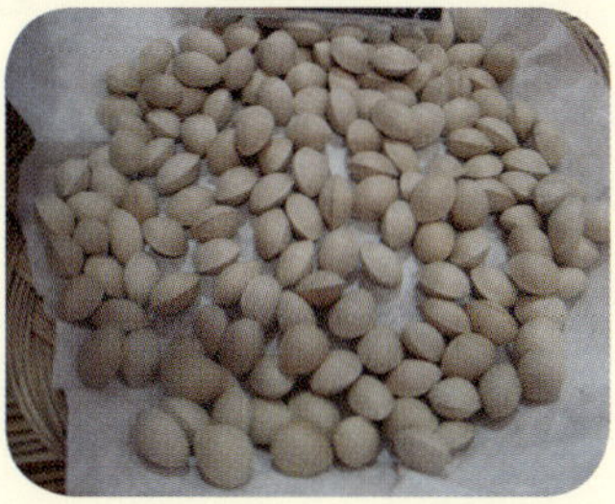

30

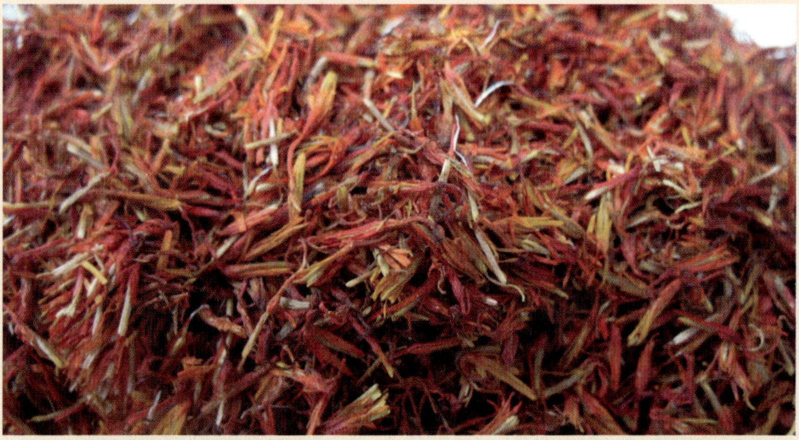

홍화(紅花), 잇꽃

홍 화

- **성 질**: 따뜻하고 맛은 맵다. 폐경, 신장경, 간경으로 들어간다.
- **효 능**: 활혈, 생리통, 어혈, 진통, 관절통증, 몸에 어반 나타날 때 효과, 폐경, 생리통, 생리양이 너무 적거나 심장통증, 반신불수, 요통, 동맥경화예방, 골절, 유산, 산후복통, 관절염, 중풍 성 구안와사, 가슴, 배속에 어혈이 뭉쳐 일어난 여러 가지 증상완화, 자궁근종, 사고로 인해 피멍이 생겼을 때.
- **한 방**: 활혈, 해독, 천연두로 신체의상태가 나쁠 때, 부인혈기정체복통.

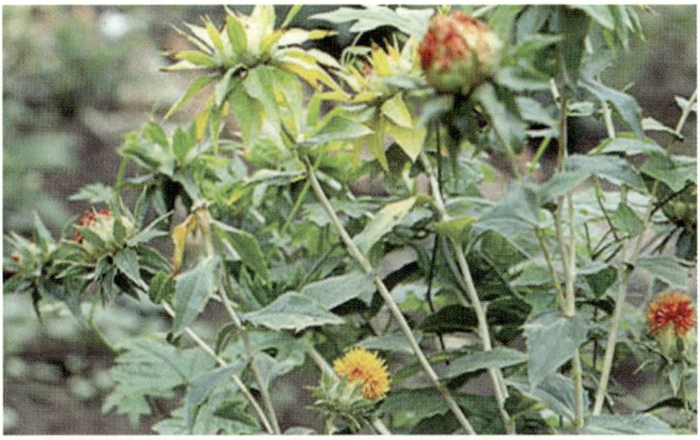

[홍 화]

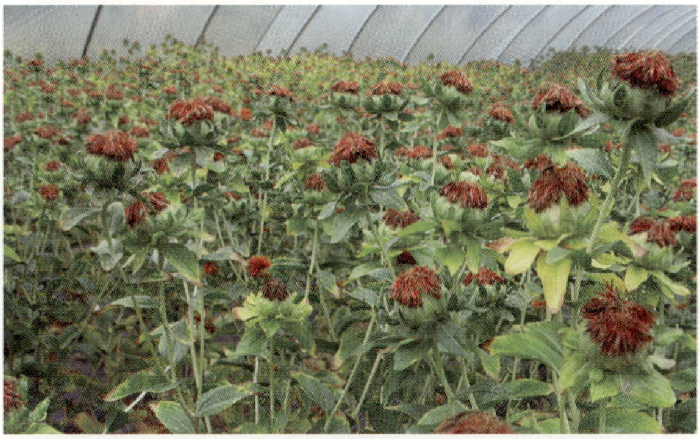

[홍화 전초]

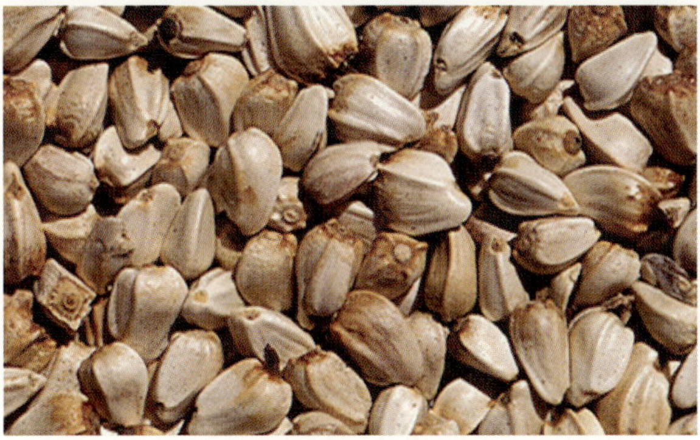

[홍화자(종자), 홍화인]

약선 음식 레시피

홍화 야채 메밀 물국수

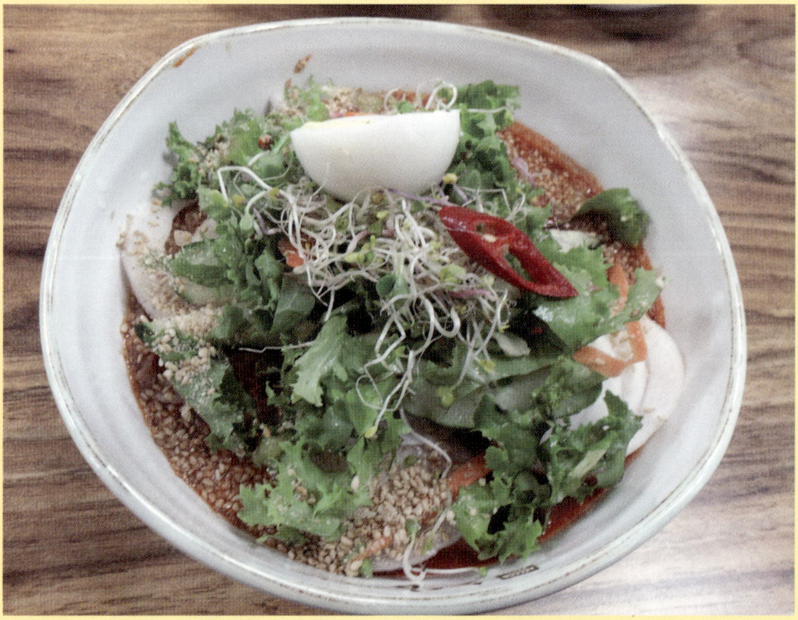

| 재 료 |

- **약재료** : 홍화 10g, 호두 10g
- **주재료** : 메밀국수 100g
- **부재료** : 계란 1개, 새싹 10g, 치커리 10g, 당근 10g, 오이 10g, 양파 10g, 홍고추 1개
- **양념장** : 고추장 2큰 술, 참깨 2큰 술, 참기름 1작은 술, 간장 1작은 술

만드는 방법

(1) 홍화는 씻어서 건조시켜서 양념장에 넣는다.

(2) 호두는 껍질째 씻어서 후라이팬에 볶은 다음 믹서기로 곱게 갈아서 국물을 만들어 준다.

(3) 계란은 물에 소금을 약간 넣고 10분간 삶아서 찬물에 건진 후 껍질을 벗겨서 반으로 잘라 놓는다.

(4) 새싹은 씻어서 물기를 제거한다.

(5) 치커리는 씻어서 물기를 제거하고 손으로 알맞은 크기로 자른다.

(6) 당근은 씻어서 물기를 제거하고 곱게 채를 친다.

(7) 오이는 씻어서 물기를 제거하고 곱게 채를 친다.

(8) 양파는 씻어서 물기를 제거하고 곱게 채를 친다.

(9) 홍고추는 씻어서 물기를 제거하고 어슷썰기를 한다.

(10) 양념장은 갈아 놓은 호두 국물에 고추장, 참깨, 참기름, 홍화를 넣고 잘 섞어 준 다음 간장으로 간을 맞춘다.

(11) 메밀국수는 냄비에 물을 펄펄 끓이다가 국수를 넣고 잘 익힌 후 찬물에 빠르게 헹구고 얼음물에 한 번 더 씻어서 소쿠리에서 물기를 제거한다.

(12) 그릇에 국수를 넣고 10번을 부어주고 그 위에 8, 7, 6, 5, 4, 9를 순서대로 올리고 그 위에 3을 올린 후 참깨를 올려준다.

(13) 식초나 겨자는 취향에 따라서 넣어 먹는다.

약선 재료의 효능

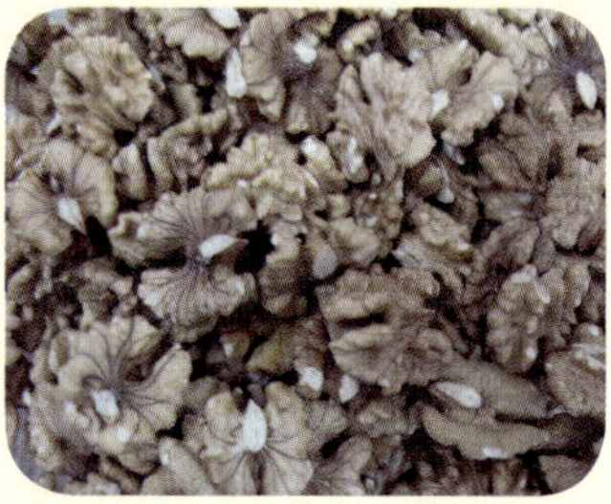

(1) 호 두

- 성 질 - 평하고 맛은 달다. 심장경, 간경, 폐경, 대장경으로 들어간다.
- 효 능 - 보신고정(補腎固精), 온폐정천(溫肺定喘), 익기양혈(益氣養血), 보뇌익지(補腦益智), 윤장통변(潤腸通便), 폐신양허(肺腎兩虛), 오래된 기침, 노년 만성기관지염, 양위(陽痿), 유정(遺精), 변비, 요슬산통(腰膝酸痛), 기억력을 향상, 피부미용, 지능을 발달.

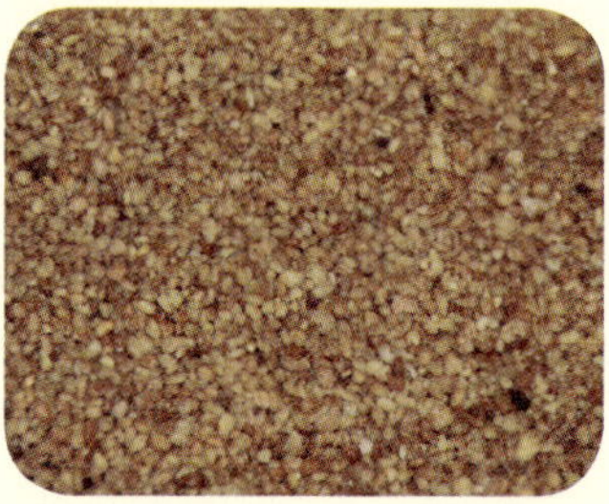

(2) 메 밀

- 성 질 - 차고 맛은 달고 약간 시다. 비경, 위경. 대장경으로 들어간다.
- 효 능 - 건비소적(建脾消積), 하기관장(下氣寬腸), 해독염창(解毒斂瘡), 장, 위에 적체, 설사, 이질, 냉 대하, 도한, 자한, 피부병, 화상.

(3) 계 란

- 성 질 - 평하고 맛은 달다. 폐경, 비경, 위경으로 들어간다.
- 효 능 - 자음윤조(滋陰潤燥), 양혈안태(養血安胎), 건뇌(建腦) 작용, 영양불량, 체질허약자, 기혈부족자, 산후조리, 태동불안.

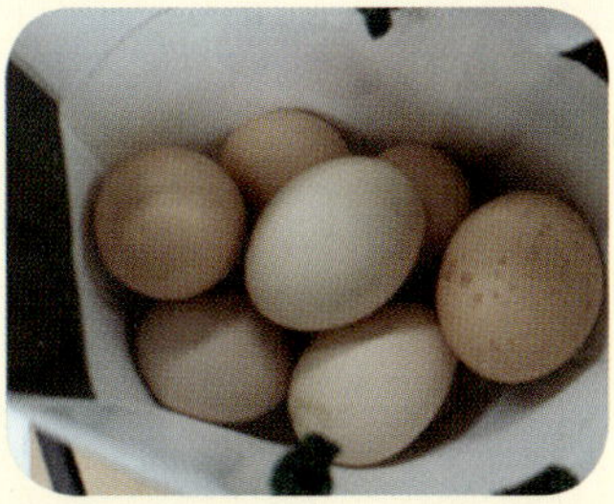

(4) 당 근

- 성 질 - 평하고 맛은 달고 맵다. 비경, 간경, 폐경으로 들어간다.
- 효 능 - 건비조소화(建脾助消化),보혈조발육(補血助發育), 야맹증, 고혈압, 영양불량, 발육부진, 두드러기, 수두, 콜레스테롤, 빈혈, 담결석.

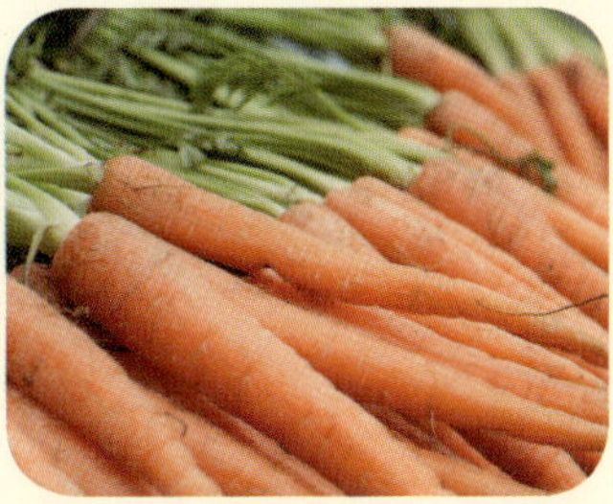

(5) 오 이

- 성 질 - 시원하고 달다. 폐경, 비경, 위경으로 들어간다.
- 효 능 - 청열(淸熱), 이수(利水), 해독(解毒), 화상, 땀띠, 수종.

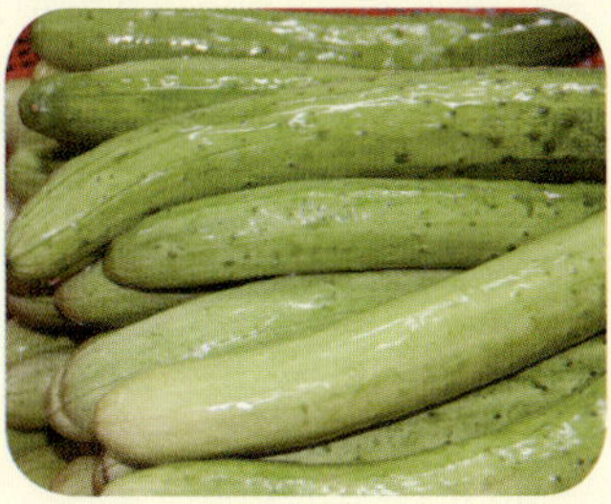

✠ 참고문헌 ✠

1. 김민서외 13인(2013).「맛있는 힐링 변증약선」, 백산출판사.
2. 양승(2012).「도호 약선 조리학」, 백산출판사.
3. 안덕균(1962).「한국본초도감」, (주) 교학사.
4. 조정순 등(2011).「한방음식의 이해」, 학술정보.
5. 조정순, 한복선, 양미옥(2011).「약선조리 이론과 실제」, 교문사.
6. 신민교(2002).「임상본초학」, 영림사.
7. 김범(2005).「약선이론」, 약선코리아.
8. 윤덕인(2010).「녹색건강음식 개발론 - 약선음식문화 연구」, 신광출판사.
9. 최예식(2013).「음식 디미방에 수록된 전통음식의 약선적가치 및 식재료의 기능성」
10. 윤숙자, 이미영(2009).「몸에 약이 되는 약선음식 111가지」, 질시루
11. 김호철(2006),「약선의 소재」. 경희대학교 임상영양연구소(1).
12. 박건태, 김도완(2003).「약선을 이용한 건강기능식 개발에 관한 연구」, 한국 조리학회지.
13. 안문생(2002).「고추와 마늘에 대한 약선 식료학적 고찰」, 동아시아생활 학회지.

뜨거운 사랑의 기술

뜨거운 사랑의 기술

Prologue

♂ **남:** 요즘 결혼한 사람들끼리도 섹스리스가 그렇게 많대.

♀ **여:** 응, 내가 아는 사람도 그렇다고 하더라고.

♂ **남:** 서로 사랑해서 결혼했는데 섹스리스는 좀 이상하지 않아?

♀ **여:** 이상하지. 사랑하고 섹스가 별개일 수 있나? 사랑해야 섹스하고 섹스해야 사랑하잖아. 물론, 일부 어떤 사람들은 사랑 없이 섹스를 하고, 섹스 없이 정신적인 사랑만 한다는 사람도 있을 수 있겠지만... 일반적으로 생각해보자고. 팥 없는 붕어빵, 휘핑크림 없는 카페모카... 뭐 그런 느낌 아니야?

그렇다. 우리는 사랑하는 사람과의 접촉으로 서로의 존재를 확인한다. 상대를 바라보는 눈빛을 느끼고 쓰다듬는 손길에 짜릿하다. 표정으로 상대방의 기분이 파악되고 말하지 않아도 알 것 같은 느낌. 사랑이다.

서로 사랑하는 남녀는 스킨십으로, 키스로, 섹스로 사랑을 표현한다. 표현해야 사랑이다. 어떤 책에서도 말하지 않았나? 종은 울려야 종이고 사랑은 표현해야 사랑이라고. 울리지 않는 종은 쇳덩어리에 불과하고 표현되지 않는 사랑은 단지 생각일 뿐이라는 말에 전적으로 동감한다. 그런 의미에서 섹스는 사랑을 표현하는 가장 좋은 방법이다. 백날 내가 내 손을 잡아봐라. 그 느낌이 오는지… 누군가 내 몸을 소중하게 다루는 느낌. 그건 받아본 사람만이 알거다. “아, 이 사람이 나를 정말 사랑하고 있구나.”

섹스는 날 것 그대로의 느낌이다. 있는 그대로의 나를 보여주고, 본능에 충실한 서로만을 바라보기 때문이다. 분장에 변장까지 한 여자보다는 발갛게 달아오른 쌩얼이 아름답고 괜히 키높이 구두 신은 남자보다 자기 여자를 든든하게 안아주는 남자가 멋지다. 남자를 유혹하기 위해 했던 뽕브라도, 뱃살을 숨기기 위해 입었던 보정속옷도 없다. 화려한 이야기로 여자를 홀렸던 입담도, 쩍벌남으로 자신의 페니스 사이즈를 과시했던 모습도 사라진다. 우리는 한 여자 앞에 남자로, 한 남자 앞에 있는 여자가 된다. 브랜드 옷 없이, 명품 가방 없이, 그냥 본래의 내가 된다. 있는 그대로의 모습을 서로에게 보여주고 그 모습을 사랑해주는 것, 그게 사랑이다.

그래서 섹스를 잘 하고 싶은데, 어쩐지 쉽지 않다. 가만 생각해보면 이유는 2가지이다.

잘 모르거나 잘못 알거나.

근데 생각해보면 후자가 문제다. 잘 모르는 것은 배우면 된다. 모르는 것은 그냥 배우면 해결이 된다. 잘못 알고 있으면? 일단 잘못 알고 있다는 것을 인정하지 않는다(대체로 남자들이 심하다). 마치 자신이 하고 있는 것이 최고이고 정답이라고 생각한다. 자신이 본 야동을 따라하거나 “누구는 몇 번 했다더라.”, “여자가 좋아 죽는다더라.” 이런 거, 위험하다. 느끼지 못했는데 오르가즘을 연기하는 여자도 있다고 하니 어쩐지 좀 서글프다.

솔직해지자. 사랑하는 사람 앞에서 솔직하지 못하면 어디 가서 누구에게 솔직해질까? "내가 여기 만질 때 좋았어?", "조금 천천히 하는 게 좋아.", "어. 방금 스친 거기 기분 좋다." 상대방의 기분을, 감정을, 느낌을 물어보고 내 기분을, 감정을, 느낌을 말하자. 내가 섹스 못하는 거 같아 상대에게 말하기 쑥스럽다고? 그럼 지금처럼 그냥 그렇고 그런 섹스밖에 할 수 없다. 상대에게 물을 용기가 없어 야동을 기웃거리는 그대, 선택은 당신의 몫이다. 누구도 대신해 줄 수 없다. 섹스의 즐거움은 온전히 본인의 것!!

1. 사랑에 대한 어떤 생각

(1) 당신은 기본적인 욕구를 충족하고 있는가?

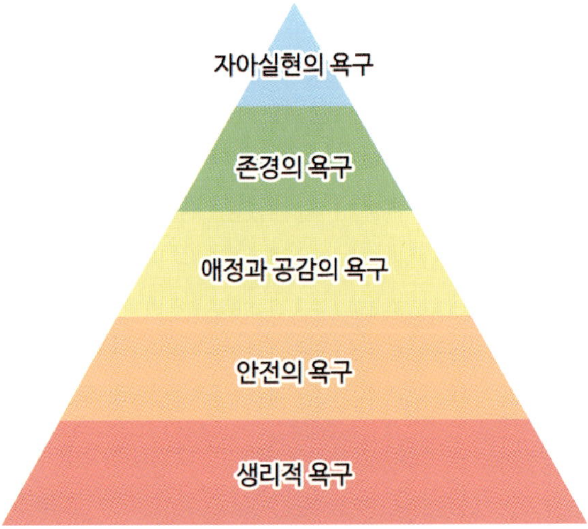

[매슬로우의 욕구 위계론]

매슬로우(H.Maslow)는 인간의 욕구를 5단계로 말했다(학생 때 많이 본 피라미드 욕구위계론). 이 이론에 의하면 사람은 누구나 5가지 욕구를 가지고 태어나는데 이들 5가지 욕구에는 우선순위가 있어서 단계가 구분된다는 것이다.

사람은 가장 기초적인 욕구인 생리적 욕구(physiological needs)를 맨 먼저 채우려 하며, 이 욕구가 어느 정도 만족되면 안전해지려는 욕구(safety needs), 안전 욕구가 어느 정도 만족되면 사랑과 소속 욕구(love&belonging)를, 그리고 더 나아가 존경 욕구(esteem)와 마지막 욕구인 자아실현 욕구(self-actualization)를 차례대로 만족하려 한다는 것이다. 즉, 사람은 5가지 욕구를 만족하려 하되 우선순위에 있어서 가장 기초적인 욕구부터 차례로 만족하려 한다는 것이다. 그렇다면 가장 기초적인 생리적 욕구는 무엇인가?

인간의 3대 욕구로 식욕, 수면욕, 성욕을 꼽는다.

어쩌면 세상사는 사람들이 다 비슷비슷하다. 생리적 욕구에서 자유롭지 못하다. 사흘 동안 잠을 못자거나 밥을 안 먹는다고 생각해봐라. 생각만 해도 아찔하다(벌써 어지럽다). 어느 것 하나 포기할 수 없는 우리네다. 본능에 충실한 것은 그만큼 중요하다. 그러면 우리는 본능에 충실하고 있을까?

① **식 욕**: 요즘 TV를 켜면 맛있는 음식들이 많이 나온다. 흔히 먹방(먹는 방송)이 나온다. 맛있는 것을 맛있게 먹는 사람들. 방송에 나오는 사람들이 무언가를 먹으면 나도 모르게 먹고 싶어진다. 먹는 행위는 단순히 생존을 위해 먹는 것을 넘어선다. 어느 누구도 아침, 점심, 저녁을 군만두만 먹거나 365일 김밥만 먹지는 않을 것이다. 우리는 이렇게 먹는 것에 대해 생각도 많이 하고 실천으로 옮기기도 한다. "오늘 점심 뭐 먹을까?" "기념일에 어디 근사한 데 가서 식사할까?" "이 계절에는 그 음식을 먹어야 제 맛이지" 등. 같은 음식을 먹더라도 깨작깨작 먹는 것보다 복스럽게 먹는 것을 누구나 좋아하고 이왕이면 맛있게 먹는 것을 좋아한다.

② **수면욕**: 꿀잠이라는 말을 들어본 적 있는가? 잠을 푹 잘 자면 꿀처럼 달게 잤다는 말에서 꿀잠 잤다고 표현하기도 한다. 요즘엔 수면방이 많이 생기기도 한다. 말 그대로 수면을 위한 방인데 만성피로에 시달리는 직장인이나 잠이 부족한 사람들에게 인기다. 잘 자기위해 노력하는 사람들이 많아지고 있다.

③ 성욕: 성욕은 어떤가? 잘 하기 위해 노력하는 사람이 내 주변에 있나 살펴보자. 내 성생활을 맛있게 하기 위해 노력하는 사람, 상대방을 배려하고 알아가기 위해 애쓰는 사람. 어디 있을까? 가벼운 만남으로 원나잇 하는 사람, 일과 업무에 치여 섹스도 기능적으로 효율적으로만 하는 사람, 상대방 배려 없이 이기적으로 하는 사람, 가족끼리는 그런 거 하는 거 아니라고 말하는 사람, 부부가 된지 오래면 샤워 물소리만 들어도 무섭다는 사람, 나는 안한지 오래되어 메말랐다고 자랑하듯(?) 말하는 사람. 안쓰럽고 안타깝다. 서로가 보듬지 못하고 사랑하지 못하면 어디에서 우리는 섹스 할 수 있을까?

인간의 3대 욕구 중 가장 막막하면서도 갈급한 것이 성욕이 아닐까싶다. 무엇보다 성욕 역시 본능이기 때문에 성욕이 생기지 않는 것은 우리 몸이나 마음 어딘가가 문제가 생겼다는 신호일 것이다. 어디 가서 물어볼 수도 없고 배울 수도 없고. 과외나 학원이 있으면 사교육이라도 할 텐데 그런 것도 아니다보니 어쩌다가 기웃기웃 뒤적여보는 게 온라인 교육(?)이다. 이건 뭐, 선행학습도 아니고 선생님도 이상하고 학습콘텐츠도 이상하다. 야동이니 에로물이니 이런 것만 보다가 그게 전부인양 잘못된 판타지만 잔뜩 가지게 된다.

그래도 다행인 것은 요즘 젊은 사람들은 이런 본능적인 것에 솔직하다. 숨기고 가리고 뒤에서 찾는 것이 아니라 물어보고 찾아보고 해보고 말한다. '에헴~' 하고 뒷짐 지고 바라만 보고 있지 말고 몸을 앞으로, 책 안으로 깊숙하게 들어오길 바란다. 적어도 앞으로의 섹스는 지금보다 즐거워야 되지 않겠나.

(2) 사랑하는 사람은 닮아간다? 닮아서 사랑한다?

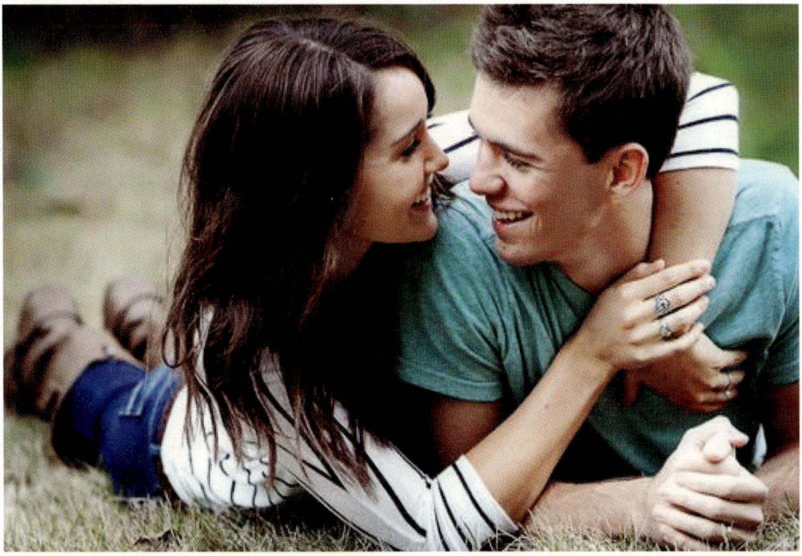

사랑하는 사람끼리는 닮아간다는 말이 있다. 함께 하는 시간이 많아지면서 표정이나 성격이 비슷해진다는 말이다. 굳이 어려운 연구가 아니더라도, 충분히 이해가 되는 말이다. 함께 같은 음식을 먹고 같은 먹을 보고, 서로 공유하는 시간이 많아지면 생각하는 법도 감정을 주고받는 방식도 비슷해질 것 같다. 주변에서 흔히 보기도 한다. 관상학을 따로 배우지 않았더라도 유난히 닮은 부부들이 있다. 딱 봐도 저 둘은 통할 것 같은 부부. 그런 사람들은 보고 있노라면 '저 둘은 서로 잘 맞겠다, 큰 이견없이 잘 살겠다' 그런 생각이 든다(돗자리 깔아야 할까?).

그런데 얼마 전 사랑해서 닮아가는 게 아니라 서로 닮아서 사랑한다는 연구결과가 나왔다는 것을 인터넷으로 본 적 있다. 본능적으로 생물학적 유사성이 높은 상대를 선택해 사랑한다는 말이다. 전 세계 유명한 연구진이 공동연구한 거라고 한다. 400여명의 공동연구진은 부부 2만 4600여 쌍의 생물학적 데이터를 분석한 결과(실화냐? 연구자는 대단하다) 유전적으로 닮거나 유사성이 강한 사람들끼리 결혼한다는 사실을 밝혀냈다고 한다. 물론 서로 닮아서 사랑하기도 하고 사랑하다보니 닮아가는 것도 맞다. 어느 주장이 틀렸다는 것이 아니라 이미 닮은 사람들이 만나고 그렇게 살아가다보면 더욱 닮아간다는 말이다. 심리학자 파인스(Ayala Malach Pines)는 성격의 유사성은 자기 인식에 대한 불안을 감소시킨다고 말했다.[1] 즉 비슷한 성격의 사람과 관계를 맺음으로써 자기 성격의 안정성을 유지하는데 도움을 얻는다는 말이다.

동의한다. 내 마음과 같은 사람이 나 외에 누군가 또 있다는 것. 얼마나 힘이 될까? 나와 비슷한 성격을 가지고 어떤 일에 비슷한 반응을 보이며 비슷한 태도를 가지고 비슷한 취향을 공유하다보면 내 마음과 같은 사람이 내 옆에서 나를 지켜주는 것 같은… 그래서 상대방을 자기라고 부르나 보다. 자기 자신. 내가 사랑하는 상대방은 나 자신인거다(자기야, 그치?).

---

1) 아얄라 파인스, 〈사랑에 대해 알아야 할 모든 것〉 19세기 말 영국, 커플 사이의 유사성을 처음으로 분석한 연구. 부부 사이에 나이, 인종, 종교, 교육수준, 사회적 지위와 같은 문화적인 변수들이 서로 유사한지 다른지 설문조사 하였다. 19세기 영국 부부들 사이에는 육체적인 특성이나 문화적인 배경에서 상당한 유사성이 발견되었고 비슷한 성격, 문화적 배경, 신체적 특성을 가진 사람들끼리 결혼하더라.

그런데 이쯤 되면 생각해볼 것이 있다. 보자, 보자. 나는 어떤 사람을 사랑해왔나? 앗! 반대여서 끌렸던 사람도 있는데? 나랑 달라서 그 사람이 좋았는데? 나한테 없는 면이 상대방에 있어서 빠졌는데?

물론 상호보완적인 역할을 해줄 것 같은 사람, 상반되는 사람에게 더 만족하고 성적으로 매력을 느낀다는 연구결과도 있다고 한다(그래, 이런 연구도 있고 이것과 반대되는 저런 연구도 있다. 온갖 연구들이 다 있다). 나랑 비슷한 성향도 좋지만 전혀 다른 가치관과 성향도 흥분되는 일이라는 것이다. 어쨌거나 반대성향이 끌리는 이유는 그 '차이'라기 보다 서로를 '보완'해준다는 믿음에서 비롯된다고 한다(어쩐지 꿈보다 해몽 같다. 괜히 로맨틱하다). 이 사람을 만나 내 부족한 점이 보완되고, 더 나아지고, 서로가 채워주는 느낌. 그 사람의 반대성향은 나에게 필요했던 것이라는 말이다.

사랑해서 닮아가거나 닮아서 사랑하거나 혹은 달라서 사랑하거나 상관없다.

중요한건 사랑하는 거 아닐까? 사랑하는데 이유가 없듯이 나는 누군가가 나와 닮아서 사랑하고 싶고 나와 달라서 사랑하고 싶다. 우리는 누구나 사랑할 수 있지만 아무하고나 사랑하지는 않는다. 나는 내가 사랑하는 그 사람과 충분히 사랑하길 바란다. 그리고 여러분도 여러분이 사랑하는 그 사람을 충분히 사랑하길 바란다! 깊고 진하게~

(3) 섹스는 건강에도 좋다니까

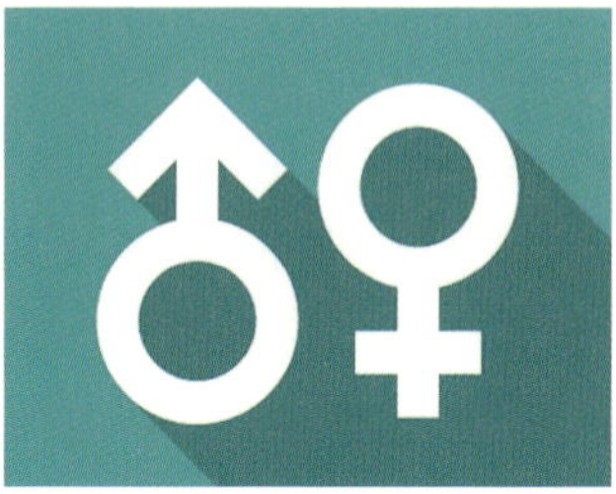

'좋은데, 참 좋은데. 어떻게 표현할 방법이 없네.'

한 때 유행어처럼 번졌던 말이다. OO식품의 광고 문구로 유명세를 얻었다. 좋다는 건 알겠는데 어떻게 좋은지 꼭 저거를 표현을 해야 되는데 그 표현이 말로 하기는 어렵고 어쨌거나 좋은 건 확실하고. 뭐 이런 느낌이다. 몸이 빌빌 꼬아지는 느낌. 섹스야 말로 그렇지 않을까? 섹스, 그거 좋은데, 참 좋은데. 그걸 어떻게 표현할 방법이..... '그걸 굳이 말로 표현해야 하나?' 싶기도 하지만 그래도 표현해봐야겠다. 언어로 표현하는 것이 부족할지라도 혹시 모를 누군가를 위해 표현을 하는 것이 낫겠다.

섹스는 건강에 좋다. 어디가 어떻게 좋으냐고? 의학전문 웹사이트 'WebMD'가 발표한 섹스가 건강에 좋은 10가지 이유를 코리아헤럴드에서 기사로 보도했다.[2)] 간략히 정리하면 다음과 같다.

① 면역체계가 활발해진다.

성적으로 활발한 사람들은 면역체계가 활발하여 아파서 유급휴가를 내는 일이 적다고 말한다. 실제로 병균에 강해진다고 보고되었다.

---

2) 코리아헤럴드(2014), "섹스가 건강에 좋은 10가지 이유" 2014-02-23

② 성욕을 증진시킨다.

"섹스를 하면 할수록 관계가 좋아지며 성욕을 증진시킬 수 있다."고 노스웨스턴대학교 산부인과 교수 로렌 스트리쳐가 말했다. 특히 여성은 질건조증 예방, 원활한 혈액순환을 돕는다고 말했다.

③ 요실금을 예방할 수 있다.

탄탄한 골반저근은 방광제어에 도움을 준다. 여성 30%가 언젠가 겪게 되는 요실금을 피하게 해준다. 섹스는 이 골반저근을 키우는데 좋은 운동이다.

④ 혈압을 낮춰준다.

경영자이자 의사인 조셉 핀존은 섹스와 낮은 혈압에 관계가 있다고 말했다. 그는 다수의 연구결과에서도 성관계가 최대혈압 수치를 낮춘다고 보고했다고 말했다.

⑤ 섹스도 운동이다.

한 시간에 300 칼로리나 소모되며 런닝머신 등 일반적인 운동으로만 쓸 수 없는 근육을 쓸 수 있어 건강에 도움을 주는 것으로 알려졌다.

⑥ 심장마비의 위험을 줄여준다.

활발한 성생활은 심장 박동수를 조절해주고 여성호르몬인 에스트로겐과 남성호르몬 테스토스테론을 균형을 맞춰주어 심장마비뿐만 아니라 골다공증과 심장관련질환도 예방할 수 있다.

⑦ 고통을 줄여준다.

"오르가즘이 고통을 차단시킨다."고 러트거스뉴저지 주립대학 교수 배리 코미새럭은 전했다. 코미새럭 교수는 여성의 오르가즘은 만성요통과 다리통증에 효과적이며 연구에 참여한 많은 여성들이 오르가즘을 느낄 때 생리통, 관절염에 의한 통증 이외에 두통까지 해소시켜 줬다고 전했다.

⑧ 전립선암에 걸릴 확률을 낮춰준다.

미국의학협회지에 발표된 한 연구에 따르면 한 달에 적어도 21번 이상 사정을 한 남성참가자들은 전립선암에 걸릴 확률이 확연히 낮아졌다고 보고했다. 의사들은 꼭 성관계가 아니더라도 사정을 어떤 방법으로든 하기만 하면 된다고 더했다.

⑨ 불면증을 해소해준다.

정신과의사 쉬니 앰바다는 "오르가즘을 느낀 뒤 프로락틴이라는 호르몬이 나오는데 이 호르몬은 신체의 휴식과 졸음에 관여한다."고 말했다.

⑩ 스트레스를 완화해준다.

피부와 피부가 닿을 때 기분을 좋게 해주는 호르몬이 나온다. 섹스가 자존감과 행복을 높여 건강한 삶을 살게 해줄 수 있다고 전했다.

좋은 건 확실히 알겠다. 나쁜 게 하나도 없네. 남자한테도 좋고 여자한테도 좋다.

이 좋은걸 알면 뭐하나. 해야 말이지.

(4) 그런데 섹스리스(sexless)?

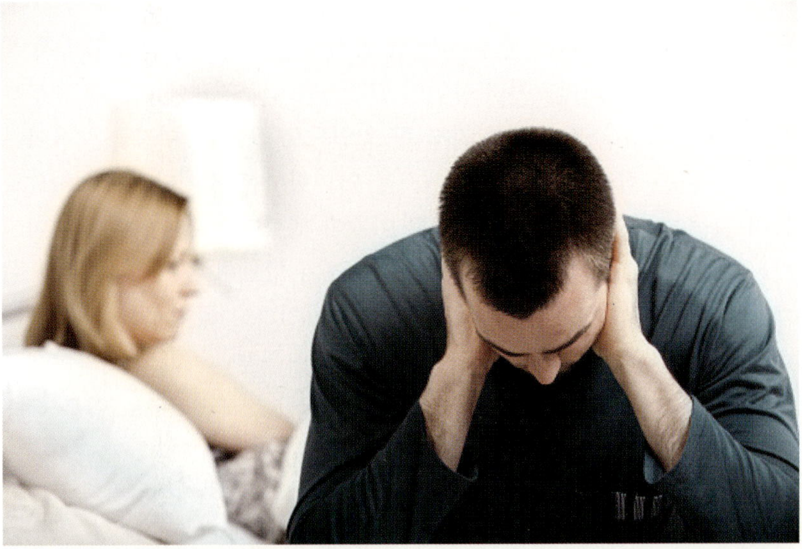

우리나라 부부들의 성관계 횟수가 전 세계에서 두 번째로 적은 수준이라는 결과가 나왔다(진짜일까? 어쩐지 충격적이다. 전 세계에서 두 번째는 너무 하지 않은가).

섹스리스. 섹스리스는 최근 1년간 성관계 횟수가 월 1회 이하일 때를 말한다. 라이나생명의 라이프헬스 매거진 '헤이데이'와 강동우 성의학연구소가 공동으로 1090명 성인남녀를 대상으로 설문조사한 결과, 기혼자 중 성관계가 월 1회 이하이거나 없다고 응답한 비율은 36.1%였다.[3] 기혼과 미혼 구분을 없앤 성인 남녀의 섹스리스 비율은 38.2%라고 한다. 더 충격적이다. 아니, 연애할 때도 섹스를 안 하면 정신적인 사랑만 한다는 건가? 굳이 우리가 여기서 플라토닉 사랑이니 에로스 사랑이니 말할 건 아니지만 어쩐지 좀 그렇다.

3) 라이나생명 헬스&라이프 매거진 '헤이데이', 강동우 성의학연구소가 공동으로 성인 남녀 대상 성생활 설문조사를 시행했다. 자세한 내용은 https://www.junsungki.com 에서 확인할 수 있다.

어쨌거나 문제는 이렇게 섹스리스가 많다는 거다. 신체적으로 기능에 아무 문제가 없어도 외도하는 것도 아니고 그냥 섹스리스인 경우가 있다. 왜 섹스리스가 되었냐고 묻거든 둘 중 한사람이 기피하면 그냥 그렇게 섹스리스가 되는 거라나? 여러 사연이 있겠지만 연구결과에 따르면 대부분은 '육아와 직장 스트레스'를 가장 큰 원인으로 꼽는다. 여자들은 육아문제, 남자들은 직장 스트레스로 섹스를 기피한다는 것이다. 이런 이유로 몸이 힘들어 성에 대한 흥미를 잃고 이것이 섹스리스로 자연스레 이어진다는 이야기다. 그럼 육아와 직장 스트레스가 없으면 괜찮을까? 물론 쉽게 사라지는 것은 아니겠지만 설사 이게 사라진다고 해도 다른 이유를 대면서 섹스리스일 것 같다. 아니, 육아와 직장 스트레스가 우리나라에만 있는 것은 아니지 않나. 미국에도, 아프리카에도, 북유럽에도 있을 텐데 말이다.

프랑스 여성들은 피곤할수록 섹스한다고 한다(어쩐지 멋있다). 하루가 피곤할수록 "오늘은 오르가즘 느끼며 즐거운 섹스를 해야지!"라는 생각을 한다고 한다. 섹스가 그 어떤 것 보다 좋은 스트레스 해소방법인 것을 알고 있기 때문이다. 그렇게 즐겁게 섹스 한 다음날, 피로와 스트레스를 풀고 다시 새로운 날을 맞이하게 된다. 우리는 어떤가? 남성들은 업무로 인한 스트레스를 술이나 담배로 해결하려고 하고, 주위를 배회하며 돌아다닌다. 여성들 역시 일이나 육아로 인한 스트레스를 외식하는 것으로, 쇼핑하는 것으로 푼다고 생각한다. 아기를 키우고 직장에 다니는 것이 한국인만의 숙명(?)은 아닐 것이다. 더 건강한 방법으로 해소하기 위해 섹스하는 것은 어떨까? 물론 제대로 하는 섹스에 한해서 말이다. 사랑하는 사람의 몸을 농밀하게 만져주고, 서로 느끼고, 기분 좋게 해주는 것. 하루의 스트레스를 나른하게 풀어주고 긴장되었던 몸과 마음을 어루만져 주는 것.

괜히 바깥에서 기웃거리며 찾아봐도 별 거 없다. 내 옆의 상대방에게 최선을 다하자.

(5) 사랑의 유통기한

"사랑에도 유통기한이 있다면 나의 사랑은 만년으로 하고 싶다."

이렇게 로맨틱한 표현이 어디있을까? 중경삼림에 나오는 이 대사는, 너무 빠르게 변화하는 요즘세상에 어쩐지 어울리지 않은 것 같다. 그러나 한편으로는 사랑하는 애틋한 마음, 어떻게 표현할 수 없고 다 꺼내 보여주기 어려운 이 감정을 만년이라는 유통기한으로 표현한 순수함에 오래도록 생각나는 영화대사이다.

사랑이라는 감정을 과학적으로 해석하는 사람들은, '도파민', '엔돌핀' 등 신경전달물질 분포라고 말한다. 그런데 이런 신경전달물질의 분포양은 2~3년이 지나면 줄어들기 시작한다(사랑에 빠진 남녀의 뇌를 MRI로 촬영한 결과라고 하니 사랑이라는 감정마저 분석되고 관찰되는 그런 세상인가보다). 그래서 사랑의 유통기한이 3년이네, 이후에는 그냥 정으로 사는 거네, 이런 소리를 한다. 그러나 우리는 행복하고 즐거운 떨림만을 사랑이라고 표현하지 않는다. 서로가 존재할 때 느끼는 안정감, 편안함. 긴장이 완화되고 얼굴 보면 웃게 되는 애착관계도 모두 사랑이다. '도파민'이 사라지면 '옥시토신'이 사랑의 빈자리를 메우게 되어 사랑이 지속된다. 실제로 미국 에모리대학 래리 영 박사의 실험에 따르면 대초원에서 서식하는 수컷 들쥐에게 '바소프레신'이란 호르몬을 차단하는 약물을 투여하고, 암컷에게는 옥시토신을 차단하는 약물을 투여했다. 바소프레신과 옥시토신은 애착을 유발하는 호르몬인데 이것을 차단하자 수컷은 교미가 끝난 뒤 사라지고 암컷 역시 수컷을 본 척도 안한다. 태도가 돌변한 것이다. 더 흥미로운 건 들쥐 유전자를 변형시켜 바소프레신 수용체와 옥시토신 수용체의 양을 늘렸더니 서로 쳐다도 보지 않았던 암컷, 수컷 들쥐가 서로에게 전념하고 잉꼬들쥐처럼 행동한다는 것이었다.

호주 시드니대학 아담박사 실제 부부에게 옥시토신 약물로 투여하는 실험을 했는데 앙숙이었던 부부 사이가 좋아졌다는 연구결과도 있다. 참 신기할 노릇이다. 어쨌거나 도파민이든, 옥시토신이든 상관없다. 무엇이라 설명해도 사랑은 사랑이다. 많고 많은 사람 중에, 그 수많은 사람중에 너와 내가 만나 서로를 향해 같은 마음을 갖는 것. 이것은 기적이다. 중경상림 영화에 나오는 대사처럼, 사랑의 유통기한을 굳이 만년이라고 표현하지 않다 해도, 서로가 서로를 바라보는 동안 충분히 아낌없이 사랑한다면 그 사랑은 그 사랑으로 충분하다.

2. 뜨거운 사랑을 위한 탐구생활

(1) 여성의 신체 탐구

눈을 꿈뻑 꿈뻑, 상대를 쳐다본다.

남자들은 시각적인 영향을 많이 받는다고 하지 않나. 반짝이는 두 눈, 동그란 콧구멍이 벌름거리는 귀여운 코, 오밀조밀 말하는 저 입술. 제 눈에 안경이란 말처럼 제 눈에 예쁜 상대를 실컷 쳐다본다. 그리고 시선은 이동한다. 머리카락이 살짝 닿는 목덜미, 작지만 반듯한 어깨, 봉긋한 가슴라인, 그리고 유연한 허리… 시선은 아무렇게나 엉덩이로 허벅지 사이를 마구 훑어본다. 그렇게 상대를 스캔(또는 감상)하고 눈에 담아본다. 아, 생각만 해도 야하다.

그러다가 섹스를 하게 되면 여자의 몸이 궁금하다. 그 곳이 궁금하다. 어떻게 생겼는지 어떤 모양인지 보고 싶다. 사랑하는 사람의 귀를 쓰다듬고 뺨을 맞대고 입술을 빤히 바라보는 것처럼 여성의 생식기를 찬찬히 들여다보자. 훔쳐보는 것처럼 흘깃 보지 말고 제대로 바라보자. 물론 이 경지(?)에 이르려면 상호간 신뢰와 사랑이 밑바탕이 되어야 한다. 성기를 보여주는 것, 특히 여성의 경우 쉽지 않다. 남자들이여, 여성이 자신의 몸을 모두 보여주는 것은 그만큼 당신을 믿고 의지한다고 봐도 무방할 것이다. (여성 몸을) 잘 알아야 (애무를, 섹스를) 잘 한다.

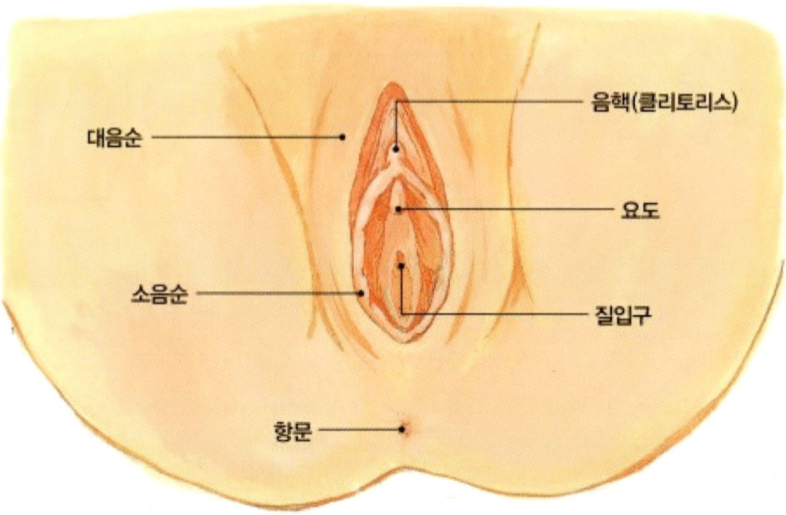

대음순

음부 바깥쪽의 음모가 나 있는 부드러운 곳으로 소음순 바깥쪽에 있는 큰 주름이다. 클리토리스와 요도, 질의 입구를 덮고 있다. 이 부분의 털 색깔이나 대음순의 모양, 크기는 개인마다 모두 다르다. 성적으로 흥분되는 동안 남성의 페니스에 피가 몰리는 것처럼 여성 역시 흥분이 고조되면 대음순으로 피가 몰린다. 여성의 대음순과 남성의 페니스 귀두가 태아 초기 발달 단계에서 같은 조직이었기 때문이다. 섹스하는 동안 부드럽게 만져준다면 아주 민감해진다.

지방 분비선과 땀샘이 모여 있다.

소음순

대음순 안 쪽에 한 쌍의 입술처럼 접혀 있는 민감한 부위이다. 사람마다 모양과 색깔이 천차만별이다. 대칭과 비대칭, 매끈한 경우와 주름진 경우, 부드러운 경우와 울퉁불퉁한 경우, 안쪽에 가려져 있는 경우와 대음순 바깥으로 나온 경우 등 매우 다양하다. 소음순의 모양과 색깔, 색소 침착의 정도는 성관계 경험횟수보다는 유전적, 선천적 요인이 크다. 동양 여성의 질 주변은 대게 대음순이 크고 발달되어 있으며 유럽 여성은 비교적 연분홍색에 주름이 적다. 국적과 인종에 따라 질 주변의 색과 모양이 다르므로 크게 신경쓰거나 비교할 필요는 없다.

요 도

질구 조금 위쪽에 있는 조그만 구멍으로 소변이 나오는 곳이다.

클리토리스

남성의 페니스 귀두와 해부학적으로 같은 구조를 가지고 있으며 여성 몸 중 유일하게 성적 쾌락 하나만을 위해 존재하는 민감한 성기관이다. 페니스의 귀두처럼 수많은 말초신경을 가지고 있지만 아주 작은 공간에 집약되어 있다는 점에서 다르다. 남성 귀두의 말초신경은 4000개인데 비해 클리토리스는 8000개로 더 많으며 클리토리스 주위를 덮고 있는 피부를 들춰보면 아주 부드럽다. 성적 흥분 동안 부풀어 오르고 커진다.

질

질 내부의 분비물이 나온다. 보통 맑거나 하얗고 약한 노란색을 띠기도 한다. 아주 정상적인 현상이며 질 자체의 세정 작용이다. 질은 월경혈이나 아기의 통로이기도 하며, 성교 시에는 페니스를 받아들이는 곳이다. 안쪽은 잘 늘어나는 부드러운 주름 같은 점막으로 덮여 있다. 평소에는 좁지만, 성교나 출산 시에는 페니스나 아기의 크기에 맞추어 늘어나며 넓어진다.

항 문

대변이 나오는 곳이다. 항문에는 많은 신경이 모여있기 때문에 잘 활용하면 훌륭한 성감대가 된다. 대부분의 여성은 항문애무에 상당한 부담감을 느끼기도 한다. 만약 청결이 걱정된다면 자위나 성교를 하기 전 비누와 물로 항문을 씻는 것으로 해결할 수 있다. 손이나 기구로 항문 부위를 만진 다음에 질을 만지고 싶다면 반드시 씻은 후에 시행해야 하거나 항문애무를 할 때부터 라텍스장갑이나 콘돔을 사용하는 것이 좋다. 항문의 세균이 질에 들어가지 않아야 하기 때문이다.

회음

질과 항문 사이에 위치하며 골반의 바닥을 형성한다. 여성이 멀티 오르가즘을 느끼는 데 가장 중요한 역할을 한다. 여성의 회음은 자극에 매우 민감하게 반응하여 때때로 성적으로 아주 흥분되기도 한다.

대음순, 소음순을 검색해보면 '성형'이라는 단어도 함께 연관검색어에 뜬다. 성기모양을 성형할 필요는 없다. 눈, 코, 입의 모습이 다른 것처럼 성기의 색깔도 모양도 모두 다른 게 정상이다. 우리 몸의 각 부위처럼 성기의 모습도 모두 다르게 생겼음을 보여주는 책이 있다. 책의 한 면에는 여성의 얼굴이, 그리고 그 옆에는 그 사람의 성기가 있는데 '프래니 아담스의 푸시 포트레이트(음부의 초상들)'라는 책이다.[4] 더 궁금하다면? 구해서 봐도 좋다.

4) Pussy Portraits(2009), 프래니 아담스 저. 로이스 출판사에 의해 간행되었다. 2014년에 Pussy Portaits 2도 간행되었다.

(2) 남성의 신체 탐구

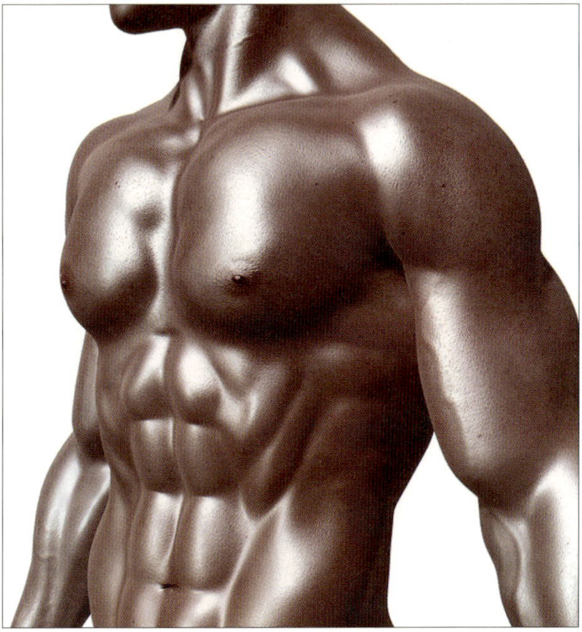

왜 남자의 몸이라고 하면 남자의 물건부터 생각하는지 모르겠지만 여자가 생각하는 남자의 몸은 꼭 그곳에서만 섹시함을 느끼는 것은 아니다. 물론 그렇다고 초콜릿복근의 근육만을 원하는 것도 아니다. 훈훈한 뒷모습만으로도 섹시함이 폴폴 풍기는 남자는 심쿵이다. 나를 꽉 안아줄 것 같은 넓은 어깨(어깨깡패라고 들어봤나?)에 듬직한 등, 간간하게 보이는 팔뚝의 잔근육과 힘줄은 섹시함을 한층 업그레이드 시켜준다. 게다가 동그랗게 튀어나와 잔뜩 힙업이 된 엉덩이는 그의 운동능력까지 가늠하게 한다.

남자의 몸은 여자의 몸 못지않게 아름답다. 그리고 남자의 성기도 아름답다. 길이와 상관없이 굵기와 상관없이 말이다(그럼에도 불구하고 크기에 집착하고 재는 방법에 대해서도 궁금하다면? 네네, 곧 알려줄게요). 남자의 성기에 대해 알아보자.

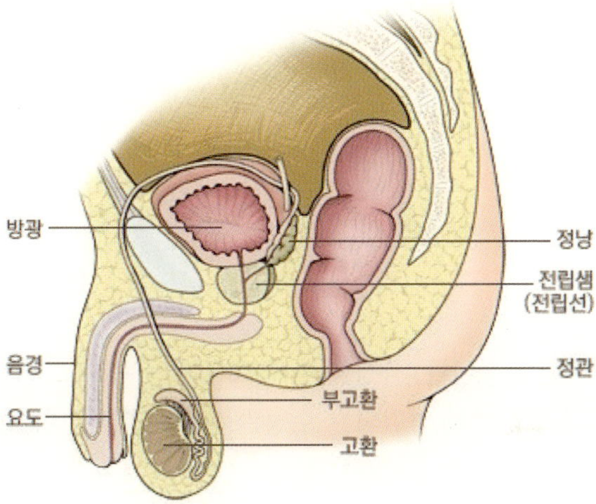

음경(페니스)

소변과 정액을 배출하는 요도를 감싸고 있다. 발기는 음경내로 유입되는 혈액이 늘어나면서 음경이 팽창하고 길이가 길어지는 현상을 말한다.

요 도

방광에 모인 오줌을 몸 밖으로 배출하는 기관으로 정액을 배출하는 통로다. 성적 흥분이 고조되면 약알카리성의 투명하고 점성이 있는 체액이 분비된다. 일명 쿠퍼액이라고 한다.

음 낭

음경근육에서 주머니처럼 밑으로 늘어진 피부조직으로 고환과 부고환을 담고 있다. 음낭은 고환을 보호하는 역할을 한다.

고 환

정자가 생산되는 곳이다. 사정 직전에 고환이 몸 쪽으로 당겨진다. 정액은 고환에서 전립선까지 연결되는 수정관을 통해 이동한다. 고환은 보통의 체온보다 낮은 온도를 유지해야 한다.

전립선

치골 바로 밑 회음 바로 위, 골반 중앙에 위치하는 선이다. 대부분 전립선은 성적 자극에 매우 민감하다.

(3) 성기 측정법, 그리고 크기에 대하여

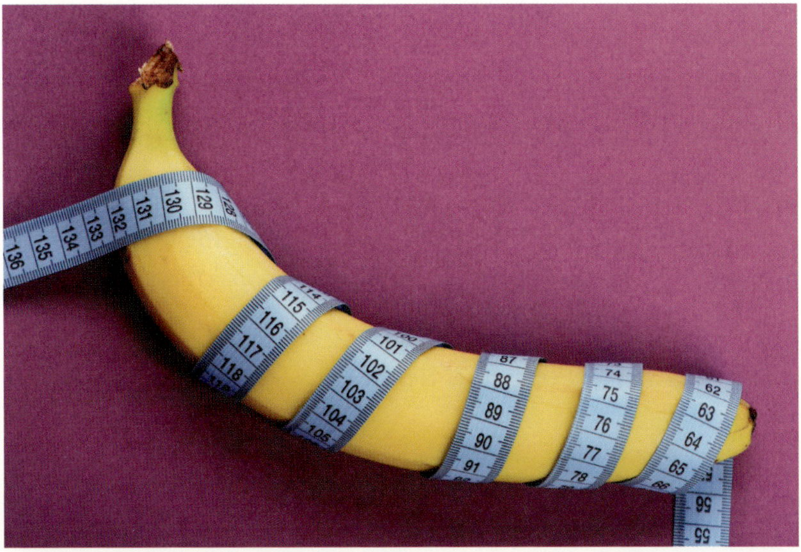

- **성기 길이**: 성기가 치골과 맞닿은 부분부터 음경의 끝부분까지의 길이 (주의! 골반 아님. 치골 즉, 자기 아랫배를 눌러서 치골에 닿아야 함.)
- **방 법**: 자기 치골에 닿도록 아랫배를 누른 뒤 발기 시의 최단거리를 자로 잰다.
- **성기 둘레**: 둘레는 음경(페니스)의 중간을 말한다. (주의! 귀두의 둘레 아님.)
- **방 법**: 발기 시 페니스의 중간부위를 자로 잰다.

한국남자의 발기 시 성기 평균 길이는 11~13cm, 평균 둘레도 11~13cm라고 한다.

이걸 보고 재보려고 하는 사람이 있을까? 있겠지. 그럼에도 불구하고 안 재보라고 말하고 싶다(방법을 알려주고 해보지 말라는 건 무슨 심리인가!). 평균보다 길고 굵다고 우쭐할 텐가, 짧고 작다고 슬퍼할 텐가.

한국비뇨기과학회에서 발표된 한국 남성의 평균 사이즈는 평상시 길이 7.4cm, 발기 시 12.7cm, 둘레가 11.5cm로 확장된다고 한다. 사실 비뇨기의학과 전문의들은 남성의 성기 사이즈가 5cm만 되면 성관계 하는데 전혀 지장이 없다고 말하지만 실제 임상인 침대에서는 남성 성기의 사이즈는 크면 클수록(?) 여러모로 자신감을 주나보다.

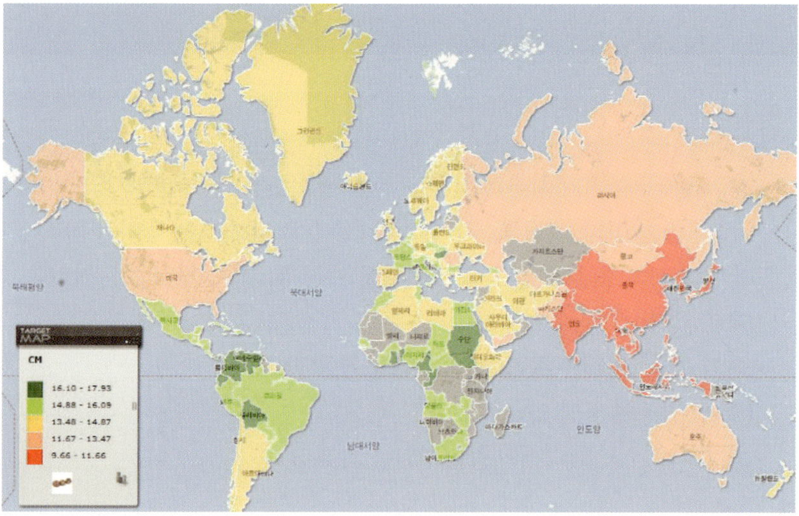

오죽하면 전세계 남성들의 평균 크기사이즈를 표현하는 지도가 나왔을까. 출처를 정확히 밝히긴 어렵다. 인터넷에 떠돌아다니는 자료이기 때문에, 너나할 것 없이 퍼나르며 확산되는 자료다. 그런데 이 자료를 보면, 한국을 비롯한 동아시아인의 성기 크기가 전 세계에서 가장 작긴 작다. 짙은 초록색인 나라들을 살펴보면, 실제 보지는 못했지만 고개가 절로 끄덕여지기도 한다.

아, 핵심은 이게 아니다. 섹스에서 성기의 크기보다 중요한 것이 훨씬 많다는 것이다. 정말이다. 페니스가 길다고 잘하는 게 아니다. 굵다고 끝내주게 잘하는 것도 아니다. 마치 페니스의 길이나 굵기가 남자의 힘!!을 상징한다고 생각하지만 그게 여성의 섹스만족도를 결정하는 것은 아니기 때문이다.

그리고 무엇보다 기쁜 소식은(?) 연인의 페니스 크기에 만족하냐는 질문에 85%의 여성이 만족하다고 답했다는 사실이다. 그러나 애석하게도 본인의 페니스 크기에 만족하냐는 질문에는 55%의 남성만이 만족한다고 한다. 자기만족을 위해서일까? 연인을 위해서일까? 어쨌거나 여자들은 대부분 만족한다고 하고 게다가 여자의 오르가즘을 결정짓는 핵심은 남자의 페니스 크기가 아니라는 연구결과도 있는데 굳이 크기에 목숨 걸 필요 없다. 음경확대술 고민할 시간에 연인과 대화를 더 많이 하자. 스킨십과 관련된 대화를 많이 나누자. 뭘 좋아하는지 어떻게 해주는 게 좋은지, 표현하자. 이런 대화가 서로의 섹스 만족도를 결정하는데 정말 중요하다. 성기 크기보다 훠~얼씬 더!

(4) 완벽함의 절반은 부드러움, 나머지 반은 정교함

전희란 섹스 전에 하는 애무를 말한다. 섹스를 위한 분위기를 조성하는 것부터 물고 빨고 삽입 전에 하는 모든 것을 전희라고 보면 된다. 그러나 요즘에는 전희, 후희의 구분이 없다. 삽입만이 섹스라고 보지 않기 때문이다. 서로를 충분히 달아오르게 만들자.

여자를 흥분시키는 애무

특히 여자는 갑자기 흥분하지 않는다(음, 물론 갑자기 흥분할 때도 있긴 있다). 충분히 밀어를 속삭이고 대화하고 스킨십을 하면서 애태우게 만들자. 침대에서 대화로 흥분시키는 것도 좋은 방법이다. 얼마나 당신이 섹시한지 말로 표현하자. 이런 표현이 더 자극적일 때가 있다. 그리고 부드럽고 천천히 약하게 시작하자. 닿을 듯 말 듯, 천천히 하는 게 중요하다. 너무 세게 물거나 급하게 서두르는 것은 여성의 성감을 떨어뜨린다. 빠르게 서두르지 말고 여자가 배려 받고 있다는 느낌이 들도록 서서히 부드럽고 젠틀하게 애무하자. 그리고 어느 부위를 만졌을 때 신음소리가 났는지 성감대를 고려하여 만지자. 물론 어제의 성감대가 반드시 오늘의 성감대는 아닐 수 있다. 그럼에도 불구하고 서로의 신체를 만져보며 어디가 성감대인지 알아둘 필요는 있겠다. 온 몸을 훑다보면 새로운 성감대 영역이 개발(?)되기도 한다. 이때도 마찬가지로 천천히 부드럽게 만질 것. 살짝 깨물거나 빠는 것도 좋다. 몸 전체를 쓰다듬으며 머리 끝부터 발끝까지 해보라. 그런 뒤 서로를 위한 성감대 지도를 만들어 보는 것도 좋겠다. 서로의 몸을 터치하면서 잠자고 있던 감각을 깨워보는 거다.

남자를 흥분시키는 애무

물론, 여자도 남자에게 충분히 애무해주어야 한다. 여자들이여, 남자에게 해달라고만 하지 말자. 키스하고 나서 자연스럽게 귀를 빨아보자. 그의 귓가에 속삭이듯 입술을 가져가서 귓불을 쪽쪽 물고 귓바퀴를 혀로 날카롭게 쓸어올린다. 혀를 이용해 그의 귀 구석구석을 빤다. 부드럽게 반대편 귀도 빨아준다(공평하게, 한쪽 귀만 호강하면 안되니까). 귀에서 할짝거리며 혀가 내는 소리는 더욱 가깝게 들리기 때문에 청각은 물론 혀의 감촉까지 충분히 흥분될 수 있다. 입술은 그의 목덜미를 타고 천천히 내려온다. 때로는 가볍게, 또 진하게 키스한다. 내려오다 보면 남자의 젖꼭지가 있다. 여자만 가슴애무를 좋아하는 게 아니다. 남자의 젖꼭지도 혀로 부드럽게 원을 그리며 애무해본다. 한 손으로는 반대편 젖꼭지를 부드럽게 만지는 것도 좋고 페니스를 자극해도 좋다. 남자의 젖꼭지가 단단해지고 커지는 것을 느낄 수 있을 것이다. 혀로 꼭지 부분을 깔짝깔짝 건드려도 좋고 입안에 가슴을 물고 진공청소기처럼 흡입해서 쏘옥 빠는 것도 좋다. 남자의 젖꼭지 애무, 꼭 해보자.

"완벽함의 절반은 부드러움. 나머지 반은 정교함"

질레트 면도기 광고 문구다. 정말 천재적인 문구가 아닐 수 없다. 부드러운 정교함으로 남성을 완성한다니, 맞는 말이다. 부드럽지도 않고 정교하지도 않은 남자들이여, 면도만 잘하지 말고 다시 한번 생각해보자. 남자들이 해야할 것은 초정밀 나노텍 면도날로 면도를 더 부드럽게 하는 것만이 아니라 여성의 몸을 부드럽고 정교하게 만지는 것이다. 여자 몸을 만지는 부드러운 손길에 긴 손톱은 어울리지 않는다. 특히 생식기를 만진다면 손톱은 최대한 짧게 깎아 청결하게 해야 한다. 그리고는 서로의 몸을 부드럽고 정교하게, 어루만진다. 남성의 몸을 만지는 여성도 마찬가지다. 다시 한번 강조하지만 서로를 부드럽게, 그리고 정교하게~

3. 오르가즘이 뭔데?

(1) 오르가즘 이해하기

오르가즘. 요즘은 화장품 이름이 오르가즘인 것도 있다(필자도 처음에 알고 깜짝 놀랐다). 이름이 나* '오르가즘' 블러셔다. 아무리 블러셔를 사러간다고 해도 오픈해서 말하기 민망하지 않을까, 판매하면서도 민망하지 않을까 했는데 역시 그건 필자만의 생각이었다. 나* '오르가즘' 블러셔는 출시일인 날, 백화점에서 한 시간 만에 완판 되었다고 한다. 왜 이렇게 도발적으로 지었을까? 화장품 창업자는 인터뷰에서 "여성들이 화장하는 동안 섹시해진다는 기분을 느낄 수 있도록 제품명을 지었다"고 설명했다. 그의 전략은 들어맞았다. 다른 블러셔의 이름은 '섹스어필' 이라고 하니 어떤 블러셔를 가지고 화장해도 섹시할 것 같다. 오르가즘이라는 단어가 주는 힘만으로도 섹시함이 바로 연상된다. 그래도 그렇지 화장할 때만 오르가즘을 이용하면 안 된다. 섹스할 때 느껴야 진짜 오르가즘이지. 섹스할 때 느끼는 오르가즘은 블러셔고 뭐고 비교가 되지 않는다. 연인이 최고 이쁘고 최고 사랑스럽다.

뉴욕의 영양학자 다비드 린덴 박사는 "인간이 오르가즘을 느낄 때 극도의 기쁨을 경험하게 되고 이는 마약을 했을 때와 동일한 뇌의 도파민을 증진시킨다."고 말했다. 그만큼 중독성이 있다는 말 아닐까. 오르가즘을 맛본 여성은 상대에게 중독되어 있고, 내 여자를 느끼게 한 남성 역시 그 여성에게 중독되기 마련이다. 오르가즘은 쾌감뿐만 아니라 스트레스, 면역체계, 수면에까지 이롭다.

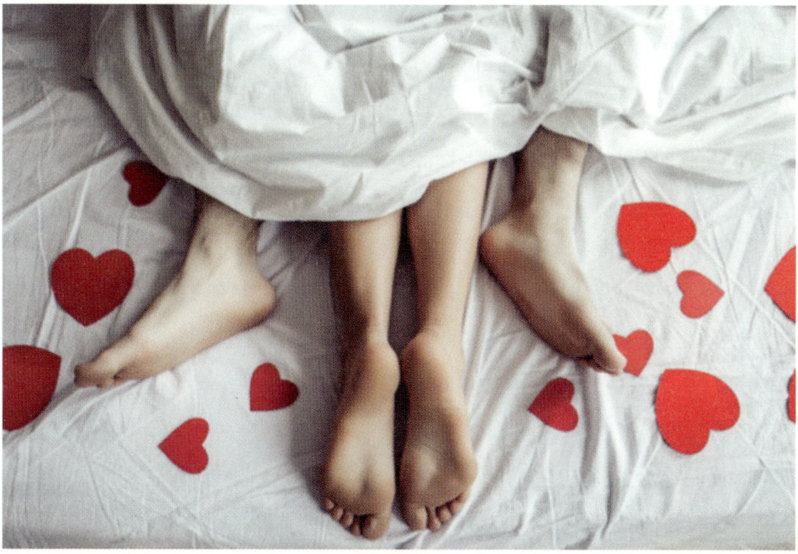

(2) 타이밍이 중요해

성적 절정(性的絶頂)은 지속적인 성적 자극에 대한 고조기 마지막 절정으로, 강렬한 감정적 쾌감으로 정의할 수 있다. 오르가즘은 종종 신체 여러 부위의 근육 경련과 도취감, 몸의 움직임이나 발성 등 무의식적인 기타 행위들을 동반한다(절정이었을 때의 모습을 생각해봐라. 그 소리, 그 몸짓).

오르가즘은 우리 몸이 자신으로부터나 상대로부터 받는 성적인 자극, 특히 성기의 애무를 받을 때 자연스럽게 나타나는 자율 생리반응이다. 일반적으로 남성은 귀두, 여성은 클리토리스의 자극과 관련이 있다. 앞서 귀두에는 4000개의 말초신경이, 클리토리스에는 8000개의 말초신경이 몰려있다고 하지 않았나!

최고의 기분을 선물하는 그런 오르가즘을 서로가 동시에 만끽할 수 있다면? 두 사람 사이는 더 가까워진다. 내가 절정으로 느낄 때, 상대방도 황홀함에 빠져있다면 얼마나 좋겠는가. 나의 쾌감도 있지만 상대를 만족시켰다는 행복함도 크기 때문이다. 하지만 문제는 남자와 여자의 오르가즘 주기가 다르다는 것. 남자는 절정 단계에서 사정을 하게 되고, 여자는 질 근육 수축과 더불어 극치감을 느낀다. 남자는 빠르게 흥분을 느끼고 휴식기로 식어버리는 반면 여자는 천천히 흥분을 느끼게 된다. 그래서 남자와 여자가 동시에 오르가즘을 느끼기에는 힘들다. 실제로 한 연구에 따르면 남자가 여성의 질에 삽입한 이후부터 사정하기까지 평균 5분 24초가 걸린다고 한다. 그러나 여성이 오르가즘에 도달할 때까지는 평균적으로 15분 정도가 소요되니 남성이 사정하고 일방종료 해버리다면? 여성은 오르가즘에 도달할 수 없다. 게다가 남성은 사정하고 나면 약 10~20분 동안 발기되지 않기 때문에 섹스를 지속할 수도 없다.

남자가 이렇게 일방적으로 끝내다보니 기혼 여성들 중에 오르가즘을 단 한 번도 느껴보지 못한 사람이 있다는 게 이상할 일도 아니다. 실제로 오르가즘을 제일 적게 느끼는 집단은 이성애자 여자들이라고 하니 남자들의 책임(?)도 크다(진짜 이런 연구결과가 있다고 한다. 오르가즘을 늘 혹은 보통 느낀다고 답한 레즈비언의 비율이 86%인 반면 양성애자 여성은 66%, 이성애자 여성은 65%만이 늘 혹은 보통 오르가즘을 느낀다고 답했다)[5]. 레즈비언 여성과 이성애자 여성이 느끼는 오르가즘을 관찰한 결과 레즈비언들은 '서로 번갈아 가며 상대를 만족시켜 주기'를 하면서 몸에서 느끼는 반응을 살펴본다. 또한 여성 신체에 대해 더 잘 이해하는 것은 물론 클리토리스를 더 섬세하게 자극하기도 하였다. 삽입만으로 섹스하는 것이 아니라 서로의 쾌감 극치를 맛보게 하는 것이 중요하다. 이성과의 섹스는 보통 남성의 오르가즘에서 끝이 난다. 남자가 삽입하고 피스톤 운동을 여러번 한 뒤 사정을 하는 순간 종료되기 쉽다. 반면, 레즈비언 여성들은 오르가즘을 느끼기 위한 다양한 섹스를 시도한다. 오럴 섹스에 충분한

5) 허프포스트(2018), "이성애자 남성들은 오르가즘을 느끼게 해주는 방법을 레즈비언에게 배워야 한다", 2018-09-07

시간을 할애하고 필요하다면 토이를 이용하기도 하다. 삽입으로 오르가즘을 느끼는 경우는 사실 많지 않기 때문에 여성들이 오르가즘을 느끼는데 필요한 클리토리스 자극에 더 신경을 쓴다는 것이다. 레즈비언의 섹스에 대해 무엇이 어떻다고 말하는 것은 아니다. 다만, 이성애자가 가장 적게 오르가즘을 느낀다는 점에서 우리는 여성의 몸에 대해 조금 더 이해하는 노력이 필요하며, 남성 위주의 오르가즘만 생각하지 말자는 것이다. 남자 혼자 일방적으로 사정하는 섹스 말고, 함께 peak에 이르는 섹스를 해보자는 것이다.

(3) 나(오르가즘)로 말할 것 같으면

성감은 개발할수록 발달하기 마련이다. 우리 몸은 너무 놀랍게도 쓰면 쓸수록(?) 점점 더 세밀해지고 느끼게 된다. 오르가즘의 느낌을 뭐라고 딱 정의하기는 어렵지만 소변 마려운 느낌에서 시작해서 온몸이 뜨거워진다거나 가슴 속에서 무언가 울컥한다거나 심하게 호흡이 가빠진다거나 간지럽다는 느낌으로 설명하기도 한다. 또 배꼽부터 시작해서 전기가 찌릿하게 오는 느낌이 손끝 발끝까지 퍼져가는 느낌, 높은 롤러코스터를 타고 급속도로 내려오는 기분이라고 말하기도 한다. 어떤 이는 눈물이 나올 것 같다고 표현하기도 하고, 바다 속에 빠진 느낌, 영혼과 육체가 분리되는 기분, 참을 수 없는 간지러움이 지속되는 느낌 등 오르가즘을 수식하는 말은 다양하고 현란하다. 게다가 그 주체는 제각각이어서 오롯이 느껴본 자신만의 것이다. 설명을 한다고 해도 다 표현할 수 없고 남이 대신해 줄 수 없는, 온전히 서로의 몸 안에 간직하고 있는 강렬한 느낌. 가지고 있는 두 에너지가 서로의 열정으로 불타올라 솟구치는 폭발. 그래서 오르가즘은 욕망의 표현, 야성의 모습이 나오기 마련이다. 오르가즘을 느끼는 여자는 의식적으로 소리를 내는 것이 아니라 의도적으로 몸을 흔드는 것이 아니라 강한 어떤 힘에 의해 쓸려가는 것처럼 남자 몸을 붙잡기도 하고 괴성 같은 소리를 질러대기도 한다. 오르가즘을 느끼는 여자의 질은 쫀득하게 수축되고, 페니스를 물었다 쥐었다 쭉쭉 빨아들이기도 하여 남자의 정신을 혼미하게 만들기도 한다. 마치 여자의 몸 안속으로 빨려 들어가는 강렬한 느낌으로 두 사람의 몸은 연결된 하나가 된다.

이렇게 황홀한 느낌을 가져다주는 오르가즘이지만, 섹스할 때마다 오르가즘에 이르러야 한다는 목표를 갖는 것은 부담스럽다. 자칫 오르가즘만을 목표로 섹스 하다보면 서로 지칠 수도 있기 때문이다. 상대방을 위해 오르가즘을 거짓으로 연기하는 경우도 생긴다. 심지어 영화나 동영상에서는 사랑하는 남녀가 동시에 절정에 이르는 것처럼 보이는 경우가 많아 마치 남자가 사정할 때 여자들도 오르가즘을 느끼고 황홀해하는 것처럼 보인다. 그러나 그것은 영화일 뿐 현실과는 다르다. 주로 여자들이 오르가즘을 연기하는 경우가 많은데 상대방에게 미안해서 또는 내가 느끼지 못하는 것으로 보이는 것이 싫어서, 불안해서 등의 이유로 가짜 오르가즘을 표현한다. 그러나 벌거벗은 몸으로 쾌감의 절정을 느끼는 순간을 연기한다면 얼마나 슬픈 일인가. 또 하나, 가짜는 굳이 노력하지 않아도 쉽게 알 수 있다. 그러므로 여자들은 남성을 위해 연기하지 않아도 된다. 그 대신 적극적으로 표현하자. 어떻게 하냐고? 다음 장에서 알려준다.

(4) 그곳으로 가는 길

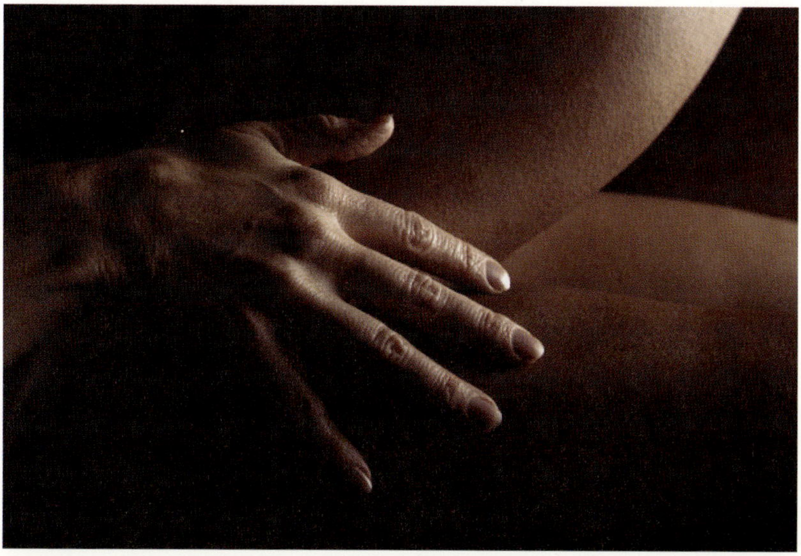

뭐든지 한번이 어렵지 두 번, 세 번은 쉽다. 물론 아직 오르가즘을 한 번도 느껴보지 못한 여성들이 있지만 이 또한 한번 느껴보면 그 이후에는 자연스레 개발하게(?) 된다. 아직 오르가즘을 느끼지 못한 여성은 성이나 섹스가 귀찮고 성가시는 것, 남성 위주의 삽입섹스에 길들여 남성이 요구하면 주는 것으로 인식하는 경우가 많다. 그래야 조신하고 참한 여자가 된다. 섹스할 때 여자가 먼저 요구하다면? 밝히면 여자, 어디서 좀 놀아본 여자가 되어버리니 여자는 자신이 필요한 것을 요구하지 않도록 사회화된다. 그러다보니 남성의 쾌감을 위해 오르가즘을 연기하는 것, 섹스를 견디듯이 한다. 그러므로 여자는 자신이 무얼 좋아하는지 알고 그것을 표현하는 것이 중요하다. 남자는 자신의 파트너를 만족시키기 위해 그것을 들어주고 요구하는 것을 실천하고, 시간을 들여 정성스럽게 섹스하는 것이 중요하다.

사실 섹스는 매우 심리적이면서 동시에 육체적이다. 그만큼 남녀 할 것 없이 심리적인 요소가 매우 중요하다. 서로를 온전히 받아주는 마음을 느낀다면 심리적인 안정감을 느낄 수 있다.

* 섹스를 기대하고 준비하자.

섹스하기 몇시간 전부터 섹슈얼한 것에 대해 전화나 이메일로 애를 태운다. 미리 몸을 달군다고나 할까? 또 섹시한 란제리를 입거나 섹스하는 장소의 분위기를 로맨틱하게 준비하는 것도 포함된다.

* 나를 가장 흥분하게 하는 게 무엇인지 알고 요구하자.

나를 가장 짜릿하게 만드는 게 무엇인지 어떨 때 기분이 최고조인지, 상대가 어떻게 해주었을 때 최고의 오르가즘을 느꼈는지 알아야 한다. 알게 되었다면 나만 간직하는 비밀이 아니라 그것을 상대방에게 알려주어야 한다. "방금 자기가 스쳤던 엉덩이, 거기 너무 좋아."라던가 "지금 클리토리스를 살살 만져줘" 식의 표현을 하자.

* 섹스에 대해서 충분히 이야기하자.

'그 사람이 알아서, 내 마음을 읽어서 내가 원하는대로 섹스해주겠지' 라고 생각한다면 섹스에 실패하겠다는 것과 마찬가지다. 특히 절정에 가까워질수록 더 구체적으로 소통해야 한다. 과감하게 표현해보자. 남자는 오르가즘 시점에 거의 도달했는데 여자는 아직 아니라고 한다면? 여자는 머뭇거리지 말고 말하고, 남자는 속도를 늦추면서 여자를 만족시키는 데 집중하는 거다. 섹시한 대화를 하고, 섹스 하는 중에 사랑을 표현하고, 상대가 침대에서 하는 것을 칭찬하라. 섹스 중에 말하는 것이 어쩐지 산통 깨는 것 같아 어렵다고? 그럼 섹스 전이나 후에라도 표현한다. 그래야 함께 즐거운 섹스를 할 수 있다.

* 시도하자.

서로가 즐거움을 갖기 위해 표현하는 다양한 방법들을 한 번 해보자. 도저히 내가 못할 것 같은, 거부할 수준이 아니라면 수용해서 해본다. 해본 다음 이건 아닌 것 같다면, 안하면 되니까. 새롭게 흥분되는 스팟을 찾기 위해 다양한 체위를 시도해보기도 하고 자신과 상대방에게 쾌감을 최고로 끌어올리는 애무방법을 찾아보기도 하자. 게다가 요즘에는 성인용품도 좋은 것들이(?) 다양하게 많이 있다. 적절하게 바이브레이터나 페니스링 등을 사용한다면 오르가즘을 느끼는 데 도움이 될 수 있다. 안 해본 새로운 체위를 시도하고, 항문도 살살 자극해본다. 윤활제도 써본다. 그렇게 안 해본 것들, 안 써본 것들을 시도해본다. 혹시 알아? 너무 좋을지.

* 배려, 서두르거나 집착하지 않는 것

오르가즘을 느끼는 것은 온전히 나의 오르가즘이지만 그것은 상대가 있기 때문에 가능한 것이다(물론, 스스로 자위를 통해 느낄수 있지만 지금은 섹스하는 중의 오르가즘을 말한다). 그러므로 내가 너무 좋을 때 혹은 오르가슴을 느낄 준비가 되었을 때는 반드시 상대방을 살펴보자. 상대방의 눈빛, 표정, 몸짓을 보며 이 사람도 느끼고 있는지, 아니면 조금 더 노력해야 하는지, 지금 자극이 너무 강한 것은 아닌지 등을 파악한다.

이렇게 저렇게 다 했는데 오르가즘을 느끼지 못했다고? 집착하지 말자. 즐기고자 하는 섹스가 괜한 압력으로 느껴지기 때문이다. "오늘 동시에 오르가즘 느끼자" "지금 오르가즘 느꼈어?"라고 묻는 것은 심리적으로 부담을 줄 수 있다. 마치 오르가즘을 섹스의 결과물인양 생각하지는 말자. 오르가즘을 동시에 느꼈는지, 한 사람만 느꼈는지 상관없이 서로 충분히 즐거움을 느끼며 섹스했다면 그것으로 충분하다.

(5) 오르가즘, 소녀경에서는

동양 최고의 성고전이라고 하면 소녀경일 것이다.

여성의 성반응에 대한 내용을 오징(五徵 부를 징), 오욕(五欲 하고자할 욕). 십동(十動 움직일 동)이라 언급한 부분이 있어 이에 대해 알아보자. 어떻게 이런걸 알았나 싶기도 하면서 예나 지금이나 섹스에 대한 관심은 역시 관찰하고 살펴본 자의 것인가 보다. [6]

그나저나 한문은 여기까지. 다음부터는 어려워서 생략하겠다.

오 징(五徵): 성적 흥분에 따른 여성의 5가지 징조
① 면적, 얼굴이 발그레 상기됨.
② 유견비한, 젖가슴이 꼿꼿해지면서 유두가 발기하고 코에서 땀방울이 남.
③ 익건인타, 목구멍이 말라 침을 침을 꿀꺽 삼킴.
④ 음활, 음부가 촉촉이 젖음.
⑤ 고전액, 음액이 넘쳐흐르는 현상이 나타남.

6) 더 자세한 내용은 "한방으로 풀어쓴 소녀경(2009), 김성범 저"를 참고한다.

오 욕(五欲): 여성의 성적 욕구에 따른 변화현상

① 이성을 그리는 마음이 생기면 호흡이 가빠져서 숨을 몰아쉰다.
② 음부에서 남성을 맞이할 때 코와 입이 벌어진다.
③ 성관계가 시작되어 정욕이 불타오르면 몸을 파르르 떨면서 남성을 꼭 껴안는다.
④ 성적 만족감이 차오르면 땀을 비 오듯 흘려 옷이나 침구를 적신다.
⑤ 극치감에 다다르면 몸이 굳어지면서 눈을 감는다.

십 동(十動): 성관계 중 여성이 나타내는 10가지 신체동작

① 두 손을 내밀어 상대방을 껴안는 것은 몸은 물론 서로의 성기까지 밀착시키고 싶기 때문이다.
② 두 다리를 쭉 펴는 것은 음부의 윗부분을 비벼 대고 싶기 때문이다.
③ 배를 쑥 내밀어 불뚝이는 것은 절정에 이르고 싶기 때문이다.
④ 엉덩이를 들썩거리는 것은 기분이 고조됐기 때문이다.
⑤ 두 다리를 들어 상대방을 휘감는 것은 남성을 깊이 받아들이고 싶기 때문이다.
⑥ 두 허벅지를 꽈배기 꼬듯 꼬아 대는 것은 안이 달아올라 간지럽기 때문이다.
⑦ 몸을 옆으로 흔드는 것은 깊은 곳의 좌우가 자극되기를 바라기 때문이다.
⑧ 몸을 일으켜 상대방에게 매달리는 것은 즐거움이 절정에 달했기 때문이다.
⑨ 몸을 올곧게 쭉 펴는 것은 온몸에 쾌감이 다다랐기 때문이다.
⑩ 음액이 흘러나와 매끄러워지는 것은 이미 만족했기 때문이다.

그 옛날에 이런 것은 어떻게 알았는지 모르겠다. 오징, 오욕을 읽어보는 것만으로도 약간은 신체의 변화(?)가 있을지 모르겠다. 신체의 변화를 어쩜 이렇게 구체적으로 기술해놨는지(선조들은 참 대단하다)... 에헴.

4. 몰라서 못하는 걸까, 알아도 안하는 걸까?

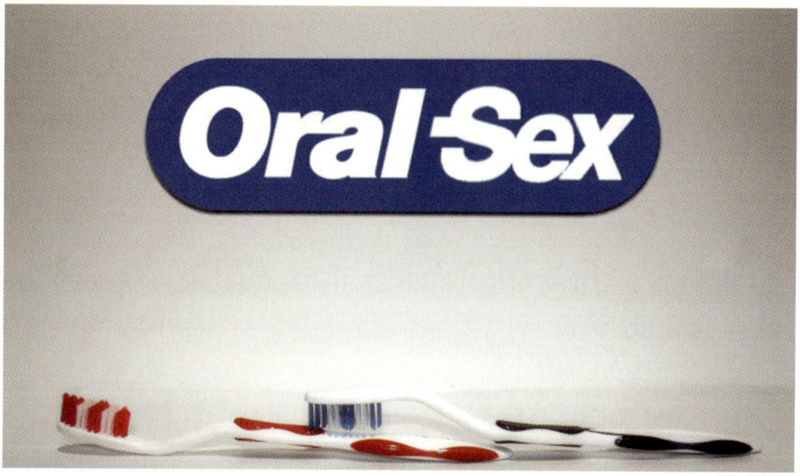

오랄 섹스

영국의 유명 섹스 카운슬러인 폴라 홀은 한 인터뷰에서 섹스에 대해 이렇게 말했다. “자기 일에 함몰돼 있는 사람들은 즐기는 방법을 모를 때가 많다. 이런 사람들에게 섹스라는 건 충족되어야 할 무엇이지, 쾌락을 얻기 위한 도구가 아니다. 말 그대로 충분한 시간을 들이지 않는다면 섹스는 그저 기능적인 수단에 불과하다. 긴장감이 이완되는 느낌은 있지만 그게 전부다. 즐거움을 위해서가 아니라 활동하기 위한 에너지를 얻기 위해 식사하는 것과 다를 바 없다.” 읽고 나서 뜨끔한 사람? 당신은 섹스를 충족을 위해 했는가 아니면 쾌락을 얻기 위해 했는가? 또는 섹스를 해야 한다는 의무감(?)으로 했는가? 자문해 보자.

섹스는 본디 즐거워야 한다. 재밌어야 섹스다. 사랑하는 사람을 물고 빨고 깨물고 만져보는 게 재밌지 않으면 어떠한 게 재미있을까? 적극적으로 물고 빠는(?) 행동이 있다. 오랄섹스. 당신은 오랄섹스를 해본 적이 있는가? 충분히 즐기면서 했는가?

(1) 오랄섹스(Oral Sex)의 효과

우리는 자손번영을 위한 수단만으로 섹스하지 않는다. 서로의 사랑을 표현하고자 상대방에게 온전히 집중하고 충분히 느낄 수 있도록 섹스 한다. 그러므로 서로를 즐기는 다양한 방법, 흥분을 고조시키기 위한 방법을 생각하게 된다. 그 중 하나가 구강성교일 것이다. 흔히 오랄섹스라고 말하는데 입, 혀, 식도, 치아, 구강을 사용하는 성행위를 말한다. 단무지(단순하고 무식하고 지루한) 섹스에 익숙해서 오랄섹스는 생각도 못하겠다고? 한 번도 안 해본 사람은 있어도 한 번만 해본 사람은 없다는(?) 오랄섹스의 우수한 효과를 보면 깜짝 놀랄 것이다.

영국 오클랜드 대학의 마이클 팸 교수는 사랑하며 헌신하는 커플들 중 여성에게 유독 커닐링구스(남성이 여성의 성기를 구강으로 애무)를 오랫동안 잘 해주는 243명의 남성들을 따로 선별해 조사해보았다. 그 결과 더욱 매력적인 애인이 있는 남성이 여성에게 커닐링구스를 해주는 것에 관심이 많고, 많은 시간을 소요한다는 공통점을 발견했다고 한다. 매력적인 여성은 다른 남성들이 관심을 가질 가능성이 크기 때문에 남성은 자신의 여성을 빼앗기지 않기 위해 여성에게 헌신할 수밖에 없다는 것이다. 여성은 남성의 입에 의해 클리토리스 애무를 받으면 오르가슴을 받을 확률이 높아지고 신체적 변화로는 '사랑의 호르몬'이라고 불리는 옥시토신과 DHEA(부신에서 생산되는 생식 호르몬)의 분비가 촉진된다고 한다. 그러니 매력적인 여성을 만족시키기 위해 남성들은 더욱 정성스럽게 커닐링구스를 한다는 것이다. 게다가 남성에게는 면역력을 향상시켜 주는 등의 이점이 있다고 하니 이렇게 좋은 것을 알고도 안할 수는 없겠다.

당신이 충분히 커닐링구스를 받는 여자라면? 부럽다. 좋겠다. 행복하겠다.

그렇지 않은 여자라면? 이제부터라도 남자를 가르치자. 몰라서 못할 수 있다.

당신이 충분히 커닐링구스를 하는 남자라면? 부럽다. 좋겠다. 행복하겠다. 정말 멋진 여성을 당신의 여자로 만족시키기 위해 노력하는 멋진 남자다.

그렇지 않은 남자라면? 에이, 그러지 말자. 이런 사람이 이 책을 읽고 있을 리 없다.

서로의 몸을 탐색하고 충분히 느낄 수 있도록 입으로 해보자!

오랄섹스는 남성이 여성의 성기를 구강으로 애무해주는 커닐링구스(Cunnilingus)와 여성이 남성의 성기를 구강으로 애무해주는 펠라티오(Fellatio)로 나누어진다.

△ 커닐링구스: 남성이 여성의 성기를 구강으로 애무

△ 펠라티오: 여성이 남성의 성기를 구강으로 애무

(2) 커닐링구스

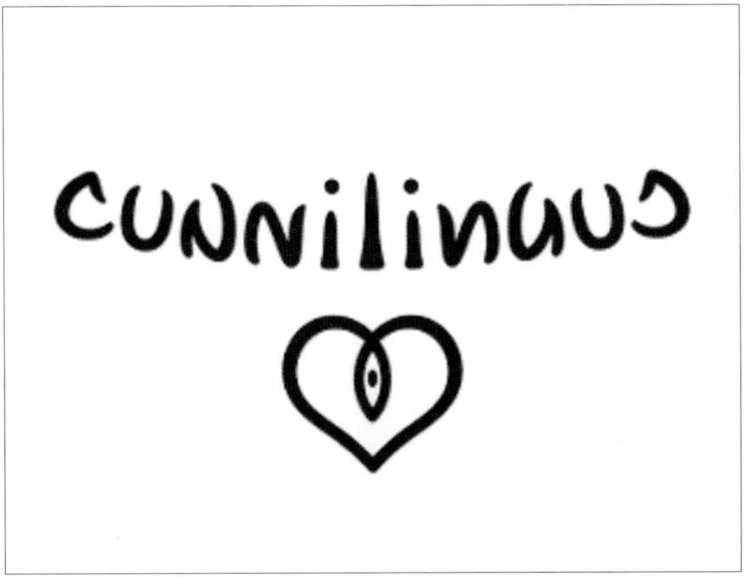

삽입 성교 시 여성이 오르가즘을 느끼지 못했어도 낙심하지 말자. 2011년 미국심리학회에 발표된 Understanding orgasm 논문에서는 75%나 되는 여성이 질 삽입만으로 오르가즘을 느낄 수 없다고 한다. 이 연구결과로 추정하면 확실하게 오르가즘을 느끼는 여성은 겨우 8%에 불과하다(당신의 삽입으로 여자가 진짜 오르가즘을 느꼈다면? 축하한다. 그러나 오르가즘을 연기하는 사람도 있다고 하니 자만하지 말지어다). 2014년 임상해부학 저널에 실린 이탈리아 연구자에 따르면 모든 여성이 오르가즘을 경험할 수 있으나 그 유일한 방법은 '클리토리스 자극'이라고 말하기도 한다. 삽입만으로 그녀를 느끼게 해주겠다고 자신하지 말고 그녀를 위해 입으로 해보자. 왜냐하면 여성의 성적 쾌락의 핵심에는 '클리토리스(음핵)'가 있기 때문이다. '섹스 앤 더 시티'에서의 대화를 살펴보면 이해가 될 것이다.

캐리: 키스할 땐 정말 좋았어. 그런데 침대에선 잘 안 맞았어. 어떻게 된 건지 모르겠어.

사만다: 너의 클리토리스를 못 찾아?

그만큼 여성에게 있어서 클리토리스의 자극은 중요하다. 클리토리스의 중요성(?)을 살펴보자.

· 클리토리스의 전체적인 구조를 보면 사실 페니스와 크기가 거의 같다.
· 발기조직이 있어 흥분하면 더 커진다.
· 페니스보다 신경 말단이 두 배 더 많다.
· 계속 혈액이 몰릴 수 있어 클리토리스가 자극된다면 오르가즘을 여러 번 느낄 수 있다.
· 인체에서 오직 쾌감만을 위해 존재하는 유일한 장기이다.

그리고 또 하나, 커닐링구스를 하다보면 여성의 질에서 나오는 애액을 생각하지 않을 수 없다. 여성의 질에서 나오는 애액은 특유의 맛과 냄새가 난다. 여성은 성적 자극으로 흥분하게 되면 그 냄새도 강해지게 된다. 그렇기 때문에 여성들은 자신의 은밀한 곳에서 냄새가 나지는 않을까 불안해하고 자신의 모든 것을 오픈하여 보여주는 것이 부끄럽기도 하다. 서로 사랑한다는 것을 확인하고 둘 사이에 신뢰가 많이 쌓여야 가능하므로 충분히 오랄섹스에 대한 친밀감을 높이는 것이 중요하다. 혹시 비위가 약한 남성들은 타액을 묻히고 시작해보자. 타액에는 면역 글로블린A가 있어 세균의 침입을 막아주고 소독효과를 높여준다. 냄새도 많이 약해져 부담 없이 시작할 수 있을 것이다.

how to

시작이 중요하다. 여성이 자신의 성기를 모두 오픈하여 보여주는 것은 쉬운 일이 아니다. 그러므로 여성을 충분히 배려하여 편안하게 다리를 벌릴 수 있게 한다. 대음순을 손가락으로 만지거나 소음순 부분, 회음 부위를 골고루 만진다. 느낌을 서서히 갖도록 하는 것이 중요하다. 그런 뒤 클리토리스 부분에 가볍게 키스한다. 처음에는 너무 세게 하지 않는다. 입술과 혀의 따뜻하고 부드러운 촉감이 클리토리스에 충분히 느껴지도록 한다. 입술을 가져다대고 혀로 가볍게 핥는다. 간지럽힌다는 기분으로 하면 좋다. 여성의 반응을 살펴보며 혓바닥을 이용해서 클리토리스 주변을 훑거나 입 안으로 끌어당기는 느낌으로 빨 수도 있다. 수시로 여성의 느낌을 살펴보며 속도와 강도를 조절한다. 느리거나 빠르게, 또 규칙적이거나 불규칙적이게, 스치듯이 또는 조금 강하게 할 수 있다. 커닐링구스를 하면서 손가락으로 질 내부를 집어넣어 G-스팟을 자극할 수 있다. 단, 너무 깊숙하게 집어넣거나 빠르게 넣었다 빼는 동작을 반복하지는 않는다. 미끄러지듯 안으로 넣은 뒤 혀끝으로 클리토리스를 자극하거나 다른 손으로 가슴 등을 애무할 수 있다. 혀로 클리토리스를 자극하다보면 여자가 흥분될수록 그 크기가 커지는 것을 느낄 수 있다. 팽창하고 부풀어 오른다. 그리고 애액의 양이 많아지고 농도가 진해진다. 그 맛과 향의 변화를 느끼며 즐긴다.

이것만은 제발!

아차! 수염을 깎고 하자. 여성 허벅지 안쪽 살갗에 쓸리면 엄청 아프다. 그리고 커닐링구스 하는 동안 여성이 느낄 수 있는 틈을 주자. 여성은 그 촉감을 느끼는데 집중하고 싶은데 남성이 너무 자주 반응에 대해 물어본다면 집중이 깨질 수 있다. 너무 자주 물어보지는 말자. 그리고 진공청소기처럼 세게 빨아들이는 것도 삼가자. 무작정 흡입하는 방식은 여성에게 큰 쾌감을 주지 못한다. 페니스에는 신경이 4000개지만 클리토리스에는 8000개가 있다는 것을 기억한다면 무작정 세게 하지는 못할 것이다. 마지막으로 또 하나, 여성이 절정에 다다른 것 같으면 지속적으로 애무해주는 것이 좋다. 절정에 이르는 데에는 개인차가 있지만 절정에 다다랐을 때 금방 끝내버린다면 쩝… 너무… 아쉽다.

섹스 전 전희로 하는 경우가 많지만 오르가즘 도달 여부와 상관없이 커닐링구스 자체가 성행위이다. 충실히 커닐링구스를 했다면 여성은 뜨거워진 느낌을 간직할 수 있고 이 때 삽입한다면 좋은 결과(?)를 기대할 수 있을 것이다.

(3) 펠라티오(Fellatio)

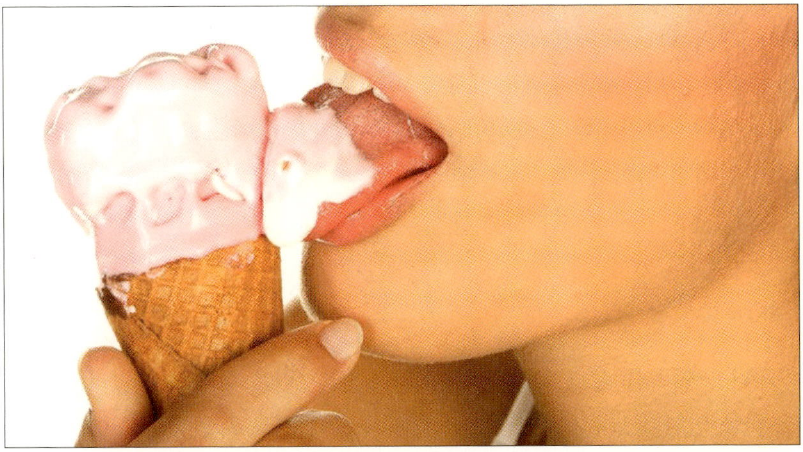

입술이나 혀로 남성의 페니스를 애무하는 것을 말한다. 즉 여성이 남성의 페니스를 입속에 넣고 혀로 핥거나 빠는 형태이다. '남자는 다리 사이에 여자를 가두고 여자는 입으로 남자를 가둔다.'는 서양속담이 있는데 그만큼 남성들은 펠라티오를 좋아한다. 왜냐하면 남성은 여성보다 훨씬 더 자신의 성기를 아주 소중하게 생각한기 때문이다(특히 페니스). 그런데 자신의 페니스를 자기 여자가 소중하게 다루어 주고, 애무해 준다면? 남성은 자기 여자로부터 충분히 사랑받는다고 생각할 것이다. 그러므로 여성은 펠라티오를 가볍게 생각해서는 안 된다. 펠라티오를 잘 하기 위해 흔히 남성의 페니스를 '아이스크림 바' 또는 '막대사탕' 라고 생각하라고 말한다. 단, 깨물어 먹지 말고 핥아먹는 규칙이 있다고 생각하자. 아주 맛있는 것을 핥아먹는다는 기분으로. 남성의 가장 소중한 보물이라고 생각하고 조심스럽고 소중하게 다루어야 한다. 특히 발기가 안 되는 날, 쉽게 흥분이 안 되는 날, 기운이 없고 컨디션이 별로인 날 시행하면 남성은 위로 받은 느낌이 들 것이고, 여자에게 고마운 마음이 들 것이다.

여성에게 애액이 있다면 남성에게는 쿠퍼액이 있다. 애액은 약산성인 반면 남성의 쿠퍼액은 약알칼리성이다. 남성도 흥분되면 쿠퍼액이 나오는데 이 미끌한 윤활액을 바탕으로 여성의 타액과 함께 입안에서 오물오물 핥아주면 된다. 여성이 펠라티오에 거부감이 있다면, 페니스에 잼이나 치즈나 아이스크림이나 초코시럽, 꿀 등을 발라서 핥아도 좋다. 그러면 정말로 맛있어질 것이다.

how to

페니스 안쪽을 잡고 약간 위로 향하게 한다. 입을 O형으로 벌리고 페니스 끝을 입안에 넣는다. 역하게 느껴지지 않을 정도로 천천히 집어넣는다. 그 상태에서 잠시 멈추다가 천천히 페니스를 입 안에서 빼듯이 입술을 페니스 위쪽으로 움직인다. 그리고 다시 혀로 페니스를 감싼다. 입천장과 혓바닥 사이에 페니스를 넣고 입술을 오므린다. 혀끝으로 페니스를 마사지하듯 빨아들이면서 조금씩 깊숙하게 집어넣는다. 페니스를 조금씩 빼었다가 다시 입안에 넣고 위아래 운동을 하면서 혀를 움직인다. 이때 단순히 위아래만 이송하는 것보다 혀를 이용해서 페니스를 애무하는 것이 훨씬 자극적이다. 즉 좌우로도 움직이고 페니스를 가볍게 물고 원을 그리듯이 움직이는 것도 좋은 방법이다. 혀의 움직임에 따라 혀끝, 혀 가장자리, 혀 아래 표면 등 느낌이 모두 다르기 때문에 타액을 충분히 묻혀가며 운동한다. 그러나 혀끝은 생각보다 날카롭다. 그러므로 처음 시작할 때에는 가능한 힘을 빼고 부드럽게 움직이면 좋다. 이는 강한 자극을 주면서도 윤활유를 바른 듯이 매끄러운 느낌을 준다. 손을 함께 이용하는 것도 좋다. 손가락으로 페니스를 살짝 쥐거나 입안에 페니스를 넣고 쥐고 있던 손과 입술이 맞닿게 하는 것도 좋은 방법이다. 페니스만 자극하는 것보다 혀나 손을 이용해서 페니스 주변을 애무하는 것이 더 자극적일 수 있다. 음낭이나 회음부를 애무하면 남성은 쾌감을 느낄 수 있다. 페니스에서 밑으로 내려와 두 고환 사이를 혀로 둥글게 핥거나 손으로 감싼다. 그리고 회음부까지 내려간다면 짜릿하게 절정에 도달할 수 있다. 고환을 입에 물고 있거나 혓바닥으로 페니스 밑을 핥으면서 귀두쪽으로 옮겨가는 것도 좋은 자극이다. 물론 남성의 반응을 살피면서 하는 것이 중요하다.

이것만은 제발!

입안에 넣은 페니스가 치아에 닿지 않도록 조심하는 것이 좋다. 특히 치아로 무는 것은 하지 말자. 아프다. 그것도 많이 아프다. 입술로 은근히 조이듯이 압박을 주는 것이 핵심이다. 남성들도 여성이 무조건 세게 빨아들이는 것보다 귀두 가장자리를 중심으로 혀를 돌려가며 하는 것을 좋아한다. 게다가 음낭을 물때는 강약 조절에 유의할 것.

내가 받아 좋은 것은 상대방에게도 해주자. 남자가 만족해하고 황홀해 한다면 그것도 여자의 기쁨이다. 삽입 섹스 못지않게 남성들의 선호도가 매우 높다. 딱딱한 남자의 물건을 부드럽고 촉촉하게 스크류바 먹듯이 츄릅츄릅 핥으며 남자의 애간장을 태워보자. 중간중간 한 번씩 페니스를 쭉 빨아주면 남자가 먼저 홍콩에 가 있을 수 있다.

5. 나는 관리한다.

(1) 케겔운동

케겔운동은 1948년 미국 의학박서 아놀드 케겔이 고안한 운동으로 치골에서 꼬리뼈까지 이어진 근육, 골반저근을 강화하는 운동을 말한다. 골반저근은 여성의 자궁과 방광, 남성의 전립선과 방광을 받치고 있어서 이곳을 강화하면 질과 항문, 요도를 수축하는 효과가 있다. 즉 여성에게는 질 근육 회복에 좋고 남성에게는 요도괄약근을 단련하여 발기능력과 사정능력이 개선되고 다양한 배뇨장애가 나아지며 치질을 예방할 수 있다.

이 운동이 무엇보다 좋은 것은 할 의지만 있다면 언제 어디서든 할 수 있다는 것이다. 게다가 운동을 해도 남들은 내가 운동하는지 모른다. 기구가 필요한 것도 아니고 별도의 공간에서 이루어지는 것도 아니다. 비용이 드는 것도 아니다. 이 운동을 열심히 한다면 성기능장애 개선은 물론 치질, 요실금 등도 좋아진다고 하니 안할 이유가 없겠다. 특히 오르가즘을 느끼는 데 좋다. 골반저근이 발달되어 있으면 골반에 더 많은 혈액을 공급해주고 흥분을 더 잘하게 되기 때문이다. 수축이 강해져 더 길게 오르가즘을 느낄 수 있다.

how to

소변 볼 때 잠깐 멈추면 느껴지는 근육이 있을 것이다. 그 부분이 강화해야 할 근육이다. 쉽게 설명하자면 소변 참듯이 근육에 힘을 주었다가 서서히 푸는 것을 말하는데, 조금 더 상세히 케겔 운동법을 소개한다(차병원에서 공개한 내용이다).[7)]

일명 엘리베이터 운동이라고도 부른다.

① 먼저 회음부가 지하실에 있다고 상상하고 승강기를 타고 1층, 2층, 3층으로 올라간다고 생각하며 회음부를 수축시킨다. 이때 숨을 들이마쉰다.

② 다시 천천히 3층으로부터 2층, 1층으로 내려온다고 생각하며 회음부를 이완시킨다. 내려올 때는 지하실까지 내려가지 말고 1층 정도까지만 왔다고 상상하고 이완시킨다. 이완시킬 때는 숨을 내쉰다.

③ 동작을 반복한다. 운동속도는 복식호흡과 같은 속도로 천천히 한다.

회음부의 근육은 대퇴부나 팔의 근육과 달리 아주 강한 근육이 아니므로 운동을 무리하게 해서는 안 된다. 한 번에 5~6회 정도 반복하다가, 차츰 하루에 운동하는 횟수를 늘리고 한 번에 20~30회까지 점차 늘려 간다.

---

7) 네이버 건강백과 '케겔운동', 차병원 임신정보 제공자료

(2) 여자의 Y존, Yes 상태인가?

Y존이 어디일까? 흔히 시크릿 존이라고 말한다. 생식기관인 질이 있고 배변 기관인 항문과 요도가 있는 부위로 쉽게 질 주변이라고 생각하면 된다. 질은 여성 특유의 분비물과 생리혈을 내보내는 역할을 한다. 또, 사랑하는 사람과 섹스를 나누는 곳이기도 하다. 항문과 요도는 우리 몸속의 찌꺼기와 노폐물을 배출하는 곳이다. 이렇다보니 관리를 소홀히 하면 Y존에서 불쾌한 냄새가 날 가능성이 높다. 실제로 많은 여자들이 자신의 Y존 냄새 때문에 말 못한 채 걱정하고 남자 역시 냄새에 고민하기도 한다. 여자의 Y존 건강은 섹스 하는데 당연히 영향을 미친다. 서로에게 만족감과 행복감을 주어야 할 섹스에 여자는 냄새 걱정하느라 안절부절 하다가 쾌감을 느끼지 못한다. 여자든 남자든 상관없다. 즐거운 섹스를 위해 여자라면 당연히, 남자여도 내 여자의 건강을 위해 확인하자. 평소에 분비물이 많거나 매일 깨끗이 씻는데도 냄새가 나는 경우, Y존에 간지러움을 느끼거나 자주 질염에 걸린다면 Y존 건강을 신경 쓸 때이다.

일본 식물요법 1인자이자 '젊고 건강한 시크릿Y' 책의 저자, 모리타 아츠코에 따르면 우리는 피부나 몸매보다 더 중요한 Y존 관리에 소홀하다고 말한다. 이 책의 서문에는 이렇게 쓰여있다(당신의 얼굴과 몸, 손발은 철저하게 관리를 받고 있을 겁니다. 얼굴에는 전용 클렌징과 세안제로 항상 깨끗하게 씻고, 몸을 씻을 때는 전용 바디워시를 쓰겠죠. 그리고 당신은 세안 후에 전용 크림과 로션을 꼼꼼하게 바를 겁니다. 하지만 그렇게 열심히 얼굴과 몸을 잘 관리하고 있어도 Y존을 제대로 관리하는 사람은 별로 없을 겁니다. 질을 포함한 여성 생식기와 요도 입구, 항문이 있는 그곳이 다른 어느 곳보다 촉촉해야 하고 윤기와 탄력이 있어야 한다는 것을 당신은 알고 있나요?).

여기서 뜨끔! 맞다. 우리는 머리 감을 때 샴푸를 사용한다. 어느 누구도 얼굴 전용 세안제로 머리 감지 않고 샴푸로 샤워하지 않는다(아, 생각해보니 있다. 어릴 때 수련회 갔을 때 친구 녀석이 바디워시 없다고 샴푸로 샤워한 적이 있긴 있었다. 물론 이것은 일반적이지 않은 경우다). 우리는 모두 신체 그 부위에 나름의 전용제품을 사용한다(여자친구 따라 네일샵에 가 본 남자들은 안다. 엄청난 종류의 손톱 전용, 발톱 전용 제품이 있다는 것을). 그렇다면 Y존에는 어떤 제품을 사용하고 바르고 있는가? 다른 어느 곳보다 촉촉해야 하고 탄력이 필요한 시크릿 존을 어떻게 관리하고 있는가? 생리하고 배변하고 섹스하는 그곳을 위해 당신은 어떤 제품을 사용하는가? 제품 브랜드를 말하는 것이 아니다. 청결하게 관리하기 위해 전용 제품을 사용하고 보습을 충분히 해주는지를 묻는 것이다. Y존의 상태에 대해 민감하게 반응하는지를 스스로에게 물어보자. 프랑스에는 백화점에서 Y존 전용 관리 용품을 살 수 있다고 한다. 젊은 여성부터 70~80대 여성까지 자신의 Y존 건강을 위해 제품을 꼼꼼하게 따져보며 구매한다고 한다. 그런데 우리나라는 어떤가. 불과 10여년 전만 해도 질염이 생겨 산부인과 진료를 봐야 여성청결제 제품을 볼 수 있거나 질세정제를 처방받았다. 그러나 지금은 홈쇼핑, 드럭스토어 등에서 다양한 종류의 여성청결제를 볼 수 있다. 그만큼 보편화되었다는 것이다. 건조에 의한 외음부의 가려움, 보습 등은 올바른 관리만으로 충분히 나아질 수 있다. 아직 여성청결제가 없다면? 가까운 드럭스토어(왓*, 올리브* 등)에 가보자. 예전에는 한 귀퉁이에 몰려있던 Y존 전용 제품들이 이제는 한 코너로 당당히 자리 잡았다. 종류도 많아졌고 제품도 많아졌다. 가서 제품설명도 읽어보고 따져보자.

(3) 촉촉한가요?

나이가 들면 얼굴도, 몸도 건조해지고 쭈글쭈글해지기 쉽다. 피부는 건조해지고 각질이 탈락하고 눈도 뻑뻑해진다(아, 생각만 해도 슬프다). 성기는 어떨까?

여성의 질도 관리하지 않으면 건조해지고 쭈글쭈글해진다.

남성의 음경도 관리하지 않으면 건조해지고 쭈글쭈글해진다.

그런데 문제는, 여성의 질 안은 촉촉한 게 정상이라는 거다. 남성의 음경이야 바깥쪽에 나와 있어 우리 몸 피부와 같은데, 여성의 질은 점막에 둘러싸인 근육이다. 점막에서는 점액을 분비해서 촉촉하게 유지시킨다. 그런데 점막에서 점액이 분비되지 않으면 건조해지게 된다. 쉽게 말하면 질의 점막이 점점 얇아지고 유연성이 잃게 돼서 촉촉함이 사라진다. 입술 안을 혀로 돌려보자. 입술 안 점막은 촉촉하다. 콧속은 어떤가? 코 안에도 콧털을 비롯하여 일정한 촉촉함을 가지고 있다. 눈의 점막은? 눈가도 일정한 촉촉함이 유지되어 우리가 뻑뻑함 없이 시력을 가지고 무엇이든 볼 수 있다. 그런데 입술 안이 마르면 어떨까? 입술이 바짝바짝 마른 상황은 생각만해도 마음까지 건조해진다. 코가 막혀 킁킁대는 상황은? 눈에 촉촉함이 없어 인공눈물을 뿌리는 상황은? 이처럼 점막은 저마다의 촉촉함을 유지하면서 세균의 침입도 막아주는 역할을 한다. 하물며 여성의 질은 어떨까? 질 뿐 아니라 회음, 요도구와 항문의 촉촉함은 건강함의 척도라고 이야기한다. 촉촉함이 사라지는 것은 갱년기나 폐경기에 더하다. 모두들 안티에이징에 신경쓰는데 나이가 들면 피부가 건조해지고 늘어지듯이 질 또한 마찬가지다. 특히 사용하지 않으면(?) 더 빨리 건조해지고 탄력을 잃는다고 하니 결혼포기, 연애포기 등으로 젊은 층에서도 건조하고 탄력을 잃은 질을 가진 여성들이 증가하고 있다.

(4) 질 마사지

질의 촉촉함 유지를 위해 질 벽이나 자궁경부를 자극하는 것이 중요하다. 그래야 혈액순환이 잘 되기 때문이다. 필요한 것으로는 이완된 몸과 마음, 그리고 약간의 오일이 필요하다. 무엇보다 오일선택이 중요한데, 하라다 준이 지은 “질 마사지를 시작하자 핑크빛이 살아났습니다.” 책에 따르면 아유르베다가 추천하는 스킨용 참기름과 스위트아몬드 오일을 가장 권한다. 두 오일 모두 구입하기 쉽고 가격도 적정하기 때문이다. 필자의 경험으로는 코코넛 오일과 스킨용 참기름을 주로 쓰는데 질감이 서로 다르다. 때에 따라, 또 기분에 따라 다양하게 써보는 것이 좋겠다. 물론 질 안에 발라도 안전한 오일을 선택하는 것이 가장 중요하다.

준비가 되었다면, 실전!

청결한 손으로 오일의 적당량을 발라 대음순, 소음순을 천천히 만진다. 너무 세지 않게 미끄러지듯 바르는 것이 좋다. 그런 뒤 천천히 질 속으로 손가락을 집어넣는다. 조금씩 천천히 질 안으로 밀어넣고 혹시 통증을 느끼거나 불편해한다면 잠시 멈추고 천천히 진행하면 된다. 손가락이 잘 들어갔으면 손가락으로 질 벽을 살짝 누른다. 질 벽을 누르면 혈액순환이 촉진되기 때문에 부드럽게 누르는 것이 중요하다. 손가락은 검지나 중지를 이용하는 것이 움직이기에 편하며 질 안으로 손가락 들어가는 것이 익숙해지면 손가락을 바꿔서 엄지손가락으로 해보는 것도 좋다(변비에도 효과가 좋다고 한다). 그리고 우리는 손이 2개이므로, 한 손으로는 질 벽을 누르고 다른 한 손의 손가락은 놀지 말고(?) 회음이나 항문을 마사지하는 것도 좋다. 이 부위 역시 오일을 발라 미끌미끌하게 만져준다면 설명하기 어려운 쾌감에 기분이 좋아지는 것은 물론 건강에도 좋다. 질 주변, 회음부위를 촉촉하게 유지하는 것! 마사지로 시작하자.

아! 상대방이 마사지 해주는 것이 아니라면 스스로 하는 것도 좋다. 여성의 건강을 위해서도 꼭 필요한 마사지이기 때문이다. 처음에는 이상할 수 있지만 편안한 마음을 가지고 천천히 마사지한다.

(5) 음경 마사지

여자만 마사지가 필요한 게 아니다. 남자도 관리 받고 싶다. 남자는 여자가 생각하는 것보다 자신의 성기를 매우 중요하게 생각하다(실제로 중요하기도 하다). 남자의 음낭과 음경을 아로마오일로 마사지 해준다면 그것만큼 기분 좋을 일도 없을 거다.

음경 마사지 역시 청결한 손으로 적당량의 오일을 바른다. 코코넛 오일을 베이스로 페퍼민트 오일을 블렌딩하여 음경, 그리고 음낭에 바르면 페퍼민트의 화~한 성분이 청량감은 물론 쿨링감까지 주게 된다. 단, 코코넛 오일과 페퍼민트 오일의 비율은?

남성성기 관리 오일을 알려드리면!~^^

코코넛 오일 30방울(3ml)과 오렌지오일 9방울과 페퍼민트 오일 3방울 섞어서 서혜부와 아랫배와 엉덩이에 바르고 마사지를 해줍니다.

그리고 블렌딩한 오일을 고환과 성기에 바르고 부드럽게 마사지 해 주면서 성기는 뿌리 부분부터 약간의 압을 주면서 누르면서 귀두까지 마사지를 3회 반복해서 해 줍니다.

마사지 해 준 후에 페니스를 들고 고환 쪽에 온가드 오일을 스포이드를 이용해 1방울을 바릅니다.

- 약간의 통증이 있을 수 있습니다.
- 온가드 오일이 강한 성질을 갖고 있어서 연한 피부에 자극이 강할 수 있습니다(너무 강하면 코코넛오일을 듬뿍 바르고 마사지를 해 주면 부드럽게 중화됩니다).

그리고 프랭킨센스 오일 1방울을 페니스 귀두에 바르고 페니스를 마사지 해 줍니다.

더 자세한 내용과 아로마오일 관련 문의는
(네이버밴드 : 빛으로 힐링 동영상) 으로 해주세요.

Epilogue

우문현답(愚問賢答). 어리석은 질문을 받고 현명하게 답하는 것을 표현하는 사자성어다. 그러나 요즘에는 "우리의 문제는 현장에 답이 있다"는 식으로 재해석되기도 한다.

사랑하는 남녀에게 우리의 현장은? 주로 침대가 아닐까 싶다(물론 차 안이거나 주방이거나, 책상 위일 수도 있다. 가끔은 현장이 그런 곳이길 바란다). '뜨겁게 사랑한 다음날에는 아내의 식탁 반찬이 달라진다'는 말도 있던데 그만큼 섹스는 사랑의 표현일 것이다. 물론 저 표현은 좀 바뀌어야 될 것 같다. 맞벌이 부부에게 여자만 식사를 준비하는 것은 아니니 어쩐지 남녀차별적인 표현 같다. 남자가 식사준비 할 수도 있지 않은가? 어쨌거나 저 표현의 요지인즉슨, 자신을 사랑해주는 남자를 위해서 기꺼이 정성스레 음식을 준비한다는 것으로 보아 서로의 만족을 위해 해주고 싶은 것을 다해주는 모습일거다.

사랑하는 사람에게 침대에서 잘 해주자. 껴안고 따뜻하게 키스하고, 그 사람이 좋아하는 방법으로 쓰다듬고, 그 사람이 느끼는 방법으로 섹스하자. 그 사람을 위해 섹스하면 나는 어떻게 하냐고? 인지상정이지, 내가 그 사람을 위하면 그 사람도 당연히 나를 위한다(만약 아니라고 한다면? 내 앞에 이 상대가 내 상대가 맞나 다시 확인해보자). 기본적으로 침대에서 잘해주는 사람은 침대 밖에서도 잘해주더라. 그런데 침대 밖에서만 잘해주는 상대 또는 남들 있을 때만 챙겨주는 상대는? 생각만 해도 별로다. 남들 보기에 그럴싸하게 보이도록 만드는 사랑은 화려하지만 생기 없는 조화 같다. 멀리서 보기에 색이 예뻐 보여도 향기 없고 메마른 가짜다. 보여주기식 사랑 말고 느껴지는 사랑을 하자. 서로를 바라만 봐도 꿀 떨어지고 온 몸이 상대를 향해있는 사랑, 생각만 해도 웃음이 나는 사랑, 그 사람의 향기가 느껴지는 사랑.

지금까지 뜨거운 사랑을 나누기 위한 탐구생활부터 오르가즘 이야기, 함께 행복한 섹스를 위해 우리가 알아야 할 비법까지 알아보았다. 누구나 저마다의 방식으로 사랑하기 때문에 섹스하는 방법에 정답이 있는 것은 아니다. 그러나 이 책을 통해 자신의 섹스를 솔직하게 바라보고 성생활의 건강에 대해서도 한번 고려하게 되는 기회가 되었으면 좋겠다.

김 민 서 코칭학 박사

- 국제 산야초 연구소 소장
- 캐나다 상담, 코칭학 박사
- 약선학 석사
- 국제 약선사
- 대한 약선협회 이사
- 다음카페 : 산야초 연구소
- 이메일 : kmoo1006@hanmail.net

최 재 용 상담학 박사

- 닥터남성상담소 소장
  (홈페이지 : www.drman.modoo.at)
- 캐나다 임상상담사
- Member of American Association of Sexuality Educators, Counselors and Therapists(AASECT)
- 이메일 : mdkorea@naver.com
- 카카오톡 아이디 : sns119
- 네이버 밴드 : 닥터남성상담소
  https://band.us/n/adabz7FdHel0U

스태미나 약선 음식과 사랑의 기술

초 판 인 쇄	2019년 04월 03일
초 판 발 행	2019년 04월 09일
공 저 자	김민서 최재용
발 행 인	정상훈
디 자 인	신아름
펴 낸 곳	**미디어북**
	서울특별시 관악구 봉천로 472 코업레지던스 B1층 102호 고시계사
	대 표 817-2400 팩 스 817-8998 **考試界·고시계사·미디어북** 817-0418~9 www.gosi-law.com E-mail : goshigye@chollian.net

저자와 협의하여 인지는 생략합니다.

판 매 처	**考試界社**
주 문 전 화	817-2400
주 문 팩 스	817-8998

정가 18,000원 ISBN 979-11-89888-08-4 03590

미디어북은 고시계사 자매회사입니다